Le guide essentiel de la diététique et de la santé

Du même auteur
aux Éditions J'ai lu

Huit semaines pour retrouver une bonne santé, *J'ai lu* 7193
Le corps médecin, *J'ai lu* 7210

ANDREW WEIL

Le guide essentiel de la diététique et de la santé

Traduit de l'américain
par Loïc Cohen

J'AI LU
Bienêtre

À mes confrères spécialistes de médecine intégrée

Titre original :
EATING WELL FOR OPTIMUM HEALTH
The essential guide to food, diet, and nutrition
publié par Alfred A. Knopf, New-York

SOMMAIRE

III. Le pire des régimes

IV. Le meilleur des régimes

V. Une affaire de poids

VI. Comment bien choisir ses aliments au marché et au restaurant

VII. Un alchimiste dans la cuisine

VIII. Les recettes

INTRODUCTION

Dans le cadre de mon travail, je suis constamment confronté à des questions sur le rapport entre l'alimentation et la santé. Il n'est pas toujours facile de trouver les réponses à ces questions, surtout de nos jours, alors que nous sommes submergés par un déluge d'informations déroutantes et contradictoires. Mon but, en écrivant ce livre, est de mettre un terme à toute cette confusion.

L'alimentation m'a toujours intéressé : j'ai toujours aimé manger et j'ai étudié les habitudes alimentaires de nombreuses sociétés de par le monde, en particulier pour découvrir les corrélations entre ces habitudes, la santé et les diverses formes de maladie. En me fondant sur ces connaissances, j'utilise, dans ma pratique médicale, les modifications alimentaires comme traitement de base, et j'enseigne aux autres médecins à faire de même.

Tout au long de ma vie, j'ai lu d'innombrables affirmations, dans la littérature médicale, sur ce qui est bon ou mauvais pour la santé. Il n'y a pas si longtemps, on disait que l'huile d'olive favorisait les maladies cardiovasculaires. Aujourd'hui, on dit le contraire. J'ai vu des régimes miracles apparaître et disparaître à plusieurs reprises. Au moment où j'écris ces lignes, les régimes pauvres en glucides connaissent un énorme succès. Je suis très réservé sur leur utilisation à long terme, et j'évoquerai dans ce livre les dangers de ces régimes.

Je ne fais jamais de promesses que je ne puis tenir, que ce soit dans ma vie personnelle, dans ma pratique médicale ou dans mes livres. Celui-ci ne fera pas exception : je ne ferai aucune promesse extravagante sur l'allongement de la durée de vie, sur des traitements miracles (même si le régime alimentaire et la nutrition peuvent jouer un rôle important dans ce que j'ai appelé ailleurs la *guérison spontanée*).

Voici ce que je suis en mesure de promettre dans ce livre :

- Je vous expliquerai les bases de la nutrition humaine.
- Je vous indiquerai les avantages et les inconvénients des régimes amaigrissants.
- Je vous apprendrai à lire les étiquettes des produits alimentaires pour que vous deveniez un consommateur plus avisé.
- J'évoquerai un certain nombre de régimes connus, leurs avantages et leurs inconvénients, et je détaillerai mon propre régime pour une santé optimale.
- Je vous fournirai des programmes de menus, des recettes et des conseils concernant vos repas, chez vous ou au restaurant.
- Je proposerai des conseils diététiques personnalisés sur une multitude de maladies communes.

Je suis convaincu que, si vous suivez les indications que je livre ici, vous et vos enfants en tirerez un grand profit, aussi bien à court terme qu'à long terme. Je souhaite qu'après avoir lu ce livre vous soyez intimement convaincu qu'une alimentation saine peut être également savoureuse.

Un mode de vie sain est toujours fondé sur une alimentation saine. Vous trouverez dans ces pages toutes les informations nécessaires à la mise en œuvre d'un tel régime.

I

LES PRINCIPES D'UNE ALIMENTATION SAINE

Pour moi, une alimentation « saine » ne vise pas uniquement à assurer santé et bien-être, mais également à satisfaire les sens, à procurer du plaisir. Outre la satisfaction des besoins fondamentaux de l'organisme en calories et en éléments nutritifs, un régime optimal devrait également réduire les risques de maladie et renforcer les mécanismes de défense et d'autoguérison. Je crois que l'alimentation est un facteur déterminant du bien-être et de la longévité. Je crois également qu'elle peut avoir des effets bénéfiques sur diverses maladies communes.

L'American Council on Science and Health, une association à but non lucratif dont l'objet est de « contribuer à faire la distinction entre les risques réels et hypothétiques pour la santé », a récemment édicté, à l'occasion de la nouvelle année, les « dix commandements » pour préserver sa santé. Certains sont évidents — ne pas fumer, boucler sa ceinture de sécurité, installer des détecteurs de fumée — mais un seul concernait l'alimentation :

• *Adoptez un régime équilibré et varié. Évitez les régimes à la mode et luttez contre l'obésité.* Le régime « miracle » n'existe pas. Si vous êtes malade, votre régime devrait être fondé sur ces notions : variété, modération et équilibre. N'oubliez pas ceci : il n'y a pas de « bons » ou de « mauvais » aliments. Le danger principal est l'excès.

Selon moi, ces conseils n'apportent rien d'utile. *Adoptez un régime équilibré ?* Qu'est-ce que cela signifie ? Je connais des gens qui pensent qu'il suffit d'accompagner un cheeseburger-frites d'une salade richement assaisonnée pour composer un repas équilibré. *Luttez contre l'obésité ?* Très bonne idée, mais comment y parvenir ? *Il n'y a pas de « bons » ou de « mauvais » aliments ?* Qu'en est-il des fèves de soja ? Elles contiennent les fibres nécessaires à la digestion, un corps gras qui peut abaisser le niveau de cholestérol sanguin, ainsi que des *isoflavones*, des composés rares qui peuvent offrir une protection importante contre certains cancers. Les fèves de soja sont pour moi un excellent aliment. Qu'en est-il de la margarine ? Cela fait des années que je conseille à mes patients de l'éviter parce qu'elle contient des acides gras *trans*, des graisses artificielles qui favorisent l'inflammation, les maladies cardiovasculaires et le cancer. La margarine est pour moi un mauvais aliment et je n'en consomme jamais, pas même en petite quantité ou pour varier mon régime.

Le danger principal est l'excès ? Je suis sûr que mes lointains ancêtres ne risquaient pas de faire des excès alimentaires. En ce qui me concerne, comment dois-je me comporter alors que, tout autour de moi, je ne vois que des produits alléchants, alors que de nombreux restaurants connaissent un grand succès en raison de la taille des portions qu'ils servent, alors que les produits alimentaires vendus en grandes quantités reviennent moins cher ? Et que faire quand mes proches m'invitent à leur table surchargée de mets, pour me témoigner leur affection ?

Les piètres conseils sur le régime et la santé que les médecins, infirmières, diététiciens et autres professionnels de la santé nous donnent trop souvent reflètent l'absence d'un enseignement nutritionnel de qualité dans notre système éducatif. Si l'on se tourne vers d'autres horizons — praticiens des médecines alternatives, librairies, magasins d'alimentation diététique, Internet, par exemple —, on trouvera une abondance d'informations sur les effets de l'alimentation sur la santé. En réalité, on sera confronté à un déluge d'informations, la plupart contradictoires, non scientifiques, et visant à promouvoir tel ou tel aliment, régime ou complément alimentaire.

Ainsi, alors que je surfais sur Internet à la recherche de sites sur l'alimentation, je suis tombé sur une publicité vantant les vertus extraordinaires de la « Super-blue-green » [1], une algue microscopique présente dans un lac de l'Oregon. Voici ce que j'ai pu lire :

> La Super Blue Green, pour un prix dérisoire, alimente les réserves de l'organisme en énergie et en éléments nutritifs hautement assimilables. Cette algue contient en moyenne 60 % d'un type de protéines appelées glycoprotéines, pour les différencier des lipoprotéines que l'on trouve dans les légumes et la viande. En conséquence, l'organisme n'est pas obligé de puiser dans ses réserves pour transformer les lipoprotéines en glycoprotéines, comme il le fait avec les autres aliments. La Super Blue Green contient presque tous les minéraux et toutes les vitamines nécessaires à l'organisme... et elle est en outre l'une des sources les plus riches en chlorophylle, laquelle favorise la régénération des cellules et purifie le sang.

Que faire ? Commander illico ce coûteux « super-aliment » ? Est-il possible que, durant toute ma vie, mon organisme ait puisé dans ses précieuses réserves pour transformer les lipoprotéines en glycoprotéines, alors qu'il aurait pu trouver tout ce qui lui était nécessaire dans l'écume d'un étang ? Quant à la chlorophylle, s'il est vrai qu'elle joue un rôle vital dans la vie des végétaux, elle n'en joue aucun, à ma connaissance, dans la nutrition humaine.

À une extrémité, des spécialistes nous disent que nous sommes ce que nous mangeons, que la santé, bonne ou

---

1. Bien qu'on l'appelle en français « algue bleu-vert », cette algue est vendue en France sous sa dénomination anglaise « super blue-green ». *(N.d.T.)*

mauvaise, dépend presque entièrement de ce que nous ingurgitons. C'est là une affirmation qui semble logique et pleine de bon sens. Pour vivre, il nous faut manger, parce que la nourriture est le carburant du moteur métabolique. La qualité du carburant que l'on brûle doit manifestement avoir des effets sur l'organisme, tout comme le type de carburant que l'on utilise pour sa voiture influe de manière positive ou négative sur ses performances, non seulement à court terme, mais également à long terme, car l'accumulation de dépôts réduit la longévité des soupapes, des segments de piston et, au bout du compte, du moteur tout entier. Mais de là à en conclure que le régime est tout...

À l'autre extrême, il y a ceux qui nous disent que tout cela n'a pas d'importance. « Mangez sainement, faites de l'exercice, de toute façon vous mourrez un jour. » « Il suffit d'avoir un régime équilibré. » « Mon oncle Jack a mangé toute sa vie des tonnes de bacon, d'œufs, de steaks et de beurre, et il est mort à quatre-vingt-dix-neuf ans. » « Il n'y a pas de bons ou de mauvais aliments. » « Prétendre que l'on peut améliorer sa santé ou guérir d'une maladie en changeant son régime alimentaire, c'est du charlatanisme. » « De toute façon, tout est génétique. »

L'alimentation — et son influence sur notre santé — est un sujet vital, extrêmement complexe et doté d'une forte charge émotionnelle. Lors de mes interventions publiques sur la santé et la médecine, les questions que l'on me pose révèlent à la fois l'intérêt de mes auditeurs et la confusion dans laquelle ils se débattent. En voici quelques exemples :

- Comment puis-je perdre du poids ? J'ai tout essayé...
- J'ai l'impression que de regarder des aliments suffit à me faire prendre du poids. Pourquoi ?
- J'ai eu le cancer. Quels aliments dois-je éviter ?
- Je n'ai plus d'énergie. Pensez-vous que mon régime alimentaire puisse être la cause de ce problème ?
- Je croyais qu'il fallait éviter les graisses alimentaires.

Maintenant, on nous dit que les graisses ne posent pas de problèmes et que les glucides sont mauvais. Où est la vérité ?

- Le soja est-il conseillé en cas de cancer du sein ?
- Si je change de régime alimentaire, pourrais-je arrêter tous les médicaments que je prends pour mon arthrite ?
- Mon fils de cinq ans souffre d'asthme. Doit-il éviter certains aliments ? Mon médecin n'est apparemment pas capable de me répondre sur ce point.
- Un spécialiste de la médecine holistique m'a dit que j'étais allergique au blé. Qu'est-ce que cela signifie ? J'adore le pain et les pâtes.
- Si mon régime est équilibré, dois-je quand même prendre des vitamines ?
- S'il faut que je mange davantage de fruits et légumes, dois-je m'inquiéter de la présence de pesticides ?
- Je n'ai pas le temps de faire la cuisine. Comment puis-je avoir une alimentation équilibrée ?
- Mes enfants n'aiment que les macaronis et le fromage. Comment faire pour qu'ils acquièrent des habitudes alimentaires plus saines ?
- J'adore le chocolat. Est-il mauvais pour moi ?
- La nourriture au restaurant de mon université est abominable. Comment puis-je persuader les responsables de l'améliorer ?
- Les œufs sont-ils déconseillés dans une famille sujette aux maladies cardiovasculaires ?
- Pensez-vous que le sucre soit mauvais ?
- Les fours à micro-ondes sont-ils dangereux ?
- Les casseroles en aluminium sont-elles dangereuses ?
- J'ai lu que les produits laitiers pouvaient être à l'origine de mes problèmes de sinus. Ne dit-on pas que le lait est l'aliment parfait ?
- Les édulcorants de synthèse sont-ils dangereux ?
- Faut-il boire de l'eau pendant les repas ?
- Quel est le meilleur régime alimentaire pour devenir centenaire ?

Je pourrais rajouter à cette liste des dizaines et des dizaines de pages. Elle nous montre le vif intérêt que ce sujet suscite, l'extrême difficulté à obtenir des réponses, et l'inquiétude que provoquent des opinions contradictoires et confuses. Les gens sentent intuitivement qu'ils peuvent améliorer leur santé grâce à une bonne information sur l'alimentation, qu'il est dangereux de s'engager dans un régime alimentaire en étant mal informé, mais ils ne savent pas où trouver une information fiable.

Les médecins sont à peine mieux lotis que le commun des mortels. Mon associé, le Dr Brian Becker, m'a révélé qu'il avait été complètement dégoûté des études sur la nutrition à l'âge de dix ans, lorsqu'il fut contraint de suivre, en classe de CM2, les explications d'une diététicienne sur une alimentation équilibrée et sur les quatre types fondamentaux d'aliments alors à la mode : « Elle était obèse, mal soignée, fumait comme un pompier et c'était la dernière personne au monde à laquelle je souhaitais m'identifier. En outre, les informations qu'elle nous livra se sont révélées erronées par la suite. Cette expérience m'a traumatisé pendant des années et, depuis, j'ai été incapable de lire ou d'écouter quoi que ce soit sur la nutrition sans éprouver de l'ennui et du ressentiment. »

Mon but, en écrivant ce livre, est d'examiner les questions et les controverses qui touchent à l'alimentation afin d'éclaircir ce sujet et de faire comprendre au lecteur ce qu'est une alimentation équilibrée. Tout d'abord, je voudrais exposer ma philosophie de l'alimentation et de la nutrition, et leur influence sur la santé, à travers sept propositions fondamentales.

Il faut manger pour vivre

L'organisme a besoin d'énergie pour assurer toutes ses fonctions — pulsations cardiaques, élimination des déchets, transmission des signaux électriques et chimiques dans le système nerveux, etc. Il puise cette énergie dans les aliments, après les avoir ingérés, digérés et métabolisés pour en extraire les composants. Cette énergie, qui provient du soleil, est captée et stockée par les végétaux, puis transmise aux fruits, aux graines et aux animaux. L'organisme des animaux supérieurs (dont l'Homme) combine les aliments à l'oxygène à travers un processus complexe qui permet de libérer, puis de recueillir l'énergie solaire stockée. Tout au long de notre vie, nous devons manger et manger souvent.

Mais sommes-nous vraiment obligés de manger ? L'histoire nous donne de nombreux exemples (non prouvés) de personnes qui ont survécu sans s'alimenter. Ce phénomène est généralement associé à la sainteté ou à la maîtrise de pouvoirs ésotériques[1]. Je peux comprendre que certains soient fascinés par la possibilité de survivre sans manger en raison d'un problème éthique : le fait de vivre aux dépens d'autres formes de vie. Qu'il s'agisse de carottes ou de viande de bœuf, c'est un fait que nous sommes incapables de survivre et de nous développer sans mettre un terme à l'existence d'autres formes de vie : nous sommes nous aussi des carnivores (les végétaux, bien entendu, ne sont pas concernés : ils utilisent la lumière ; ils élaborent, par photosynthèse, un composé carbohydrogéné, le glucose, l'aliment de base le plus répandu dans la nature. Sa genèse correspond à la réduction du gaz carbonique par l'eau. Les végétaux peuvent ensuite brûler ce glucose comme un carburant ou le transformer en amidon ou en graisses pour le stocker).

Le fait est que nous devons manger pour vivre, en général plusieurs fois par jour. Le manque de nourriture a toujours été perçu comme un grand malheur. À l'inverse, une nourriture abondante a toujours été considérée comme une bénédiction et une source de bonheur.

---

1. Voir appendice D, p. 411, pour des informations supplémentaires sur le sujet.

Manger est une source majeure de plaisir

La nourriture, dans les sociétés où elle est rare, est considérée avant tout comme une nécessité de la vie. Là où elle est abondante, elle sert à de nombreuses autres choses qu'à la simple survie. Ainsi, en Occident, on consacre beaucoup de temps, d'énergie et d'argent à la préparation et à la consommation d'aliments dans le but d'en retirer du plaisir. Cependant, le plaisir gastronomique est un phénomène complexe. Nous réagissons non seulement aux odeurs, au goût et à la consistance des aliments, mais également aux images qu'ils suscitent en nous. Si vous étiez malade, blessé ou triste, quels aliments de réconfort choisiriez-vous ? Des pommes de terre au four ? Un toast beurré ? Un steak ? Une glace ? Associez-vous ce réconfort aux plats de votre enfance préparés par votre mère quand vous étiez malade : une soupe au poulet ou du riz au lait, par exemple ? L'apparence et l'odeur de ces aliments se marient avec leur saveur pour créer une expérience agréable qui inclut aussi la satisfaction d'être nourri.

Je réagis de manière positive à des aliments préparés avec soin et attention, et de manière négative à des aliments préparés à la va-vite et mal présentés. En voyage, lorsque j'entre dans un restaurant inconnu, mes premières sensations me permettent de prédire si la cuisine sera bonne ou mauvaise. J'ai trouvé une merveilleuse cuisine dans des établissements simples et bon marché, et une cuisine décevante dans bon nombre d'établissements chers. Les plats les plus simples peuvent être extraordinairement savoureux s'ils sont préparés et servis avec soin. Je me suis aperçu que, lorsque la cuisine est vraiment délicieuse, les convives s'arrêtaient de converser pour pouvoir apprécier pleinement les plaisirs de la table.

Les psychologues disent que la nourriture peut modeler le comportement. Si vous donnez à manger à un animal lorsqu'il manifeste un comportement donné, il se comportera de cette façon plus fréquemment. La nourriture est un agent renforçateur[1] particulièrement puissant, que les dresseurs de cirque utilisent pour provoquer chez l'animal des performances apparemment contraires à sa nature sauvage. Pour que la nourriture exerce cet effet, il faut que l'animal ait faim. En d'autres termes, un état relatif de privation du stimulus renforçateur doit exister pour que ce dernier exerce son pouvoir sur le comportement. L'animal rassasié est récalcitrant, il ne réagit pas au stimulus renforçateur de la nourriture.

Chacun sait qu'il en est de même pour nous, les êtres humains, lorsque des privations amplifient tellement notre besoin de nourriture que nous ferions n'importe quoi pour en obtenir. Une singularité de la condition humaine fait que le plaisir anticipé de la consommation d'aliments est souvent plus fort que le plaisir concret de leur consommation effective.

Le plaisir ressenti est manifestement relié au cerveau. Les spécialistes des neurosciences ont identifié dans le cerveau un certain nombre de systèmes qui correspondent à des expériences agréables. Ils ont plus particulièrement étudié des neurotransmetteurs comme la dopamine, la sérotonine et la noradrénaline. Des dysfonctionnements dans ces systèmes sont sans doute à l'origine des conduites addictives, des comportements à risque et du terrifiant syndrome de l'*anhédonie*, l'incapacité presque totale de ressentir le plaisir qui accompagne souvent les dépressions graves. La découverte de déséquilibres au niveau des neurotransmetteurs et de leurs récepteurs neuronaux a permis l'élaboration de nouveaux médicaments qui sont aujourd'hui largement prescrits pour corriger ces déséquilibres, avec des réussites variables.

Il est fort possible que toutes les conduites addictives aient un rapport avec la physiologie des neurorécepteurs

---

1. En psychologie expérimentale, événement privilégié qui suit une réaction et qui est susceptible d'en modifier la fréquence, lors d'un conditionnement de type instrumental. (*N.d.T.*)

et que nous comprenions un jour suffisamment ce phénomène pour traiter efficacement les toxicomanies par un traitement médicamenteux. Ce qui est certain, toutefois, c'est que les conduites addictives peuvent se focaliser sur toutes les expériences agréables, y compris alimentaires. Ceux qui développent des comportements alimentaires addictifs cherchent ainsi, la plupart du temps, à réduire leur anxiété, à soulager leur dépression, à s'anesthésier eux-mêmes, car l'alimentation agit sur la biochimie des centres nerveux supérieurs qui régissent le plaisir, l'excitation et l'humeur. Sous cet angle, ces comportements nous semblent plus cohérents, mais aussi plus complexes qu'un simple désir irrépressible ou qu'un manque de volonté.

La plupart d'entre nous connaissent des gens qui mangent immodérément, même si bon nombre de boulimiques cachent leur pathologie. Voici le portrait d'un prodigieux mangeur, l'écrivain A.J. Liebling, brossé par son ami Brendan Gill, écrivain lui aussi, dans sa biographie, *Here at The New Yorker*.

> On dit que mon peu d'intérêt pour la nourriture est le signe d'une faiblesse de caractère. Liebling, lui, était un authentique gros mangeur, dont l'appétit me stupéfiait et me consternait. Je me rendais bien compte qu'il creusait sa tombe avec ses dents, comme on dit, mais personne n'y pouvait rien. Le plaisir qu'il tirait de sa gloutonnerie était manifestement identique à celui que certains prennent à écouter un nocturne de Chopin. À une certaine époque, Liebling faisait des efforts méritoires pour manger moins, sur l'ordre des médecins. Lors d'un déjeuner au Villa Nova, il commanda du veau aux poivrons et aux aubergines, un mets succulent servi grésillant dans sa sauce sur un plat de service en étain, suivant la tradition du Villa Nova. Liebling expédia rapidement tout le contenu du plat, puis sauça entièrement son assiette avec de gros morceaux de pain, allant jusqu'à lécher les dernières gouttes de sauce. Ce plat était tellement copieux que le seul fait d'y penser pouvait vous

couper l'appétit pendant une semaine. Liebling fit signe au serveur. J'ai pensé que c'était pour demander l'addition, mais pas du tout : « Je reprendrai la même chose », dit-il.

Manifestement, peu de gens ont un tel comportement alimentaire. Si les aliments constituent un agent renforçateur pour ceux qui ont faim, le plaisir qu'on en retire varie fortement selon les individus. Pour certains, manger est avant tout une nécessité de la vie. L'importance accordée à l'aspect sensuel de la nourriture est minime, et le plaisir est recherché ailleurs — dans l'écoute d'un morceau de musique ou dans le sexe, par exemple. Quoi qu'il en soit, la nourriture demeure une importante source de plaisir pour la plupart d'entre nous. C'est pourquoi toute recommandation diététique qui ignorerait les plaisirs de la table serait immanquablement vouée à l'échec.

UNE ALIMENTATION SAVOUREUSE N'EXCLUT PAS UNE ALIMENTATION SAINE

Mes patients se plaignent souvent ainsi : « Tout ce que j'aime manger m'est interdit. » Cette plainte est généralement associée à cette question : « Si c'est mauvais pour la santé, pourquoi est-ce si bon au goût ? » De fait, comme je vais bientôt l'expliquer, si nous sommes attirés par des aliments riches en graisses et en sucres, par des steaks imposants, si nous aimons tant grignoter, c'est qu'il y a d'excellentes raisons à cela. Ce n'est pas un problème de gourmandise, mais d'évolution de la société, car on peut aujourd'hui se procurer très facilement des aliments autrefois peu abondants.

La question suivante est plus curieuse : « Pourquoi les aliments sains sont-ils aussi fades ? » J'ai une réponse très personnelle à cette question : je pense que la plupart de ceux qui préconisent une alimentation saine n'aiment pas vraiment manger, ou, plus précisément, ne sont pas programmés au plan neurochimique pour retirer un plaisir significatif de la consommation d'aliments. Bon nombre d'auteurs d'ouvrages diététiques appartiennent à cette catégorie, tout comme de nombreux nutritionnistes, diététiciens et professionnels de la santé qui prétendent dire aux autres ce qu'ils doivent manger. Ces gens-là n'aiment pas la bonne cuisine.

Voyez cette recette tirée d'un livre intitulé *Recettes simples pour bien vivre* :

> Mélangez de la pulpe de carotte [ce qui reste d'une carotte après en avoir extrait le jus], avec des graines de lin et de tournesol moulues, du céleri, des oignons, du persil et des poivrons rouges finement hachés ; assaisonnez le tout avec de la sauce de soja ; faites-en des pâtés que vous laisserez chauffer au soleil ou au four pendant 15 minutes. Ces pâtés sont délicieux servis dans une feuille de chou : entourez les pâtés d'une feuille de chou avec tous les condiments que vous souhaitez, ou bien découpez deux carrés dans une grande feuille de chou et placez le pâté au milieu.

Que dire de plus ?

Il y a des années de cela, à l'époque où je découvrais la cuisine végétarienne, j'ai reçu chez moi un couple d'Anglais. Un soir, je leur ai servi un plat de céréales complètes et des légumes très bien préparés, du moins le pensais-je. Ils ont mangé ce plat avec curiosité et un enthousiasme relatif, mais quand l'homme est venu prendre son petit déjeuner le lendemain matin, il m'a dit en faisant la grimace et en se tenant l'estomac d'une main : « La cuisine saine donne des flatulences, n'est-ce pas ? »

Si tout ce que vous avez retenu de l'alimentation saine est qu'elle provoque des flatulences, alors il est peu probable que vous en redemandiez. Ou alors, c'est que vous faites partie de ceux qui trouvent des vertus à la souffrance, convaincus que la santé et le plaisir sont antinomiques.

Ma tâche consiste à vous convaincre que c'est l'inverse qui est vrai. J'aime manger. Cela me procure du plaisir, et je n'ai aucunement l'intention de sacrifier ce plaisir sur l'autel de la santé. J'ai passé des années à étudier la littérature médicale sur la nutrition, à traiter des patients en améliorant leur régime alimentaire, à explorer toutes les cuisines du monde, et à essayer des recettes qui respectent la diététique. Ma conviction est que la cuisine saine n'exclut pas la cuisine savoureuse. Le concept du « bien manger » doit comprendre à la fois les aspects de l'alimentation qui favorisent la santé et ceux qui procurent du plaisir. C'est là le postulat philosophique le plus important de ce livre. Si vous avez eu une très mauvaise expérience de l'alimentation « saine » — flatulences, etc. —, vous trouverez dans ce livre le moyen d'équilibrer au mieux votre régime, sans avoir à abandonner un seul de vos plats préférés.

LE REPAS EST UN ASPECT IMPORTANT DE L'INTERACTION SOCIALE

Le partage de la nourriture est un schéma de comportement que nous avons en commun avec de nombreuses autres créatures vivantes. Le mot *compagnon* vient du latin *companio* « qui mange son pain (*panis*) avec (*cum*) ». Partager le pain établit et symbolise tout à la fois un lien social fondamental. Il existe une expression japonaise pour désigner un ami intime : « Celui qui mange du riz dans le même bol. »

Pensez aux rituels qui se sont développés à partir du simple partage d'aliments de base. Pensez aux industries de service qui se sont développées pour nous concocter des petits déjeuners, des repas d'affaires et des dîners romantiques. Pensez aux fêtes qui ponctuent les calendriers des diverses religions du monde. En fait, les mots *festival, fête* et *festin* ont la même racine latine, *festa*, ellipse de *festa dies* « jour de fête », qui suggère que les événements joyeux et importants finissent toujours par un repas en commun.

L'importance sociale du repas — et du plaisir qu'il procure — doit être saluée par tous ceux qui préconisent le « bien manger ». Trop souvent, les gens qui suivent des régimes trop rigides au nom de la bonne santé se coupent eux-mêmes de l'interaction sociale, qui est elle-même un facteur important de la santé optimale. L'extrait suivant de l'article intitulé « La camaraderie est le meilleur régime » de Ronald Koetzch, publié dans *Natural Health*, est pour moi la meilleure illustration de cette observation :

> J'ai passé un mois en Russie pour enseigner à l'Université de Moscou. Lors d'un week-end, Martha, ma collègue, et moi sommes allés, en compagnie de plusieurs étudiants russes, visiter Saint-Pétersbourg... Nous sommes arrivés aux environs de onze heures du soir. Nos hôtes, un étudiant en médecine au visage poupin et sa femme, avaient préparé un banquet russe pour nous. Il y avait du bortsch, d'épaisses tranches de pain noir, des monceaux de beurre, du poisson salé, des pommes, des pâtisseries, du fromage et de la vodka. Au moment où nous nous sommes assis pour manger, il était minuit passé...
>
> J'étais fatigué et je n'avais pas particulièrement faim. En outre, je savais que le fait de manger tard me rendrait léthargique et maussade le lendemain matin. Comme les moines bouddhistes qui ne mangent plus rien après midi, je préfère me coucher le ventre vide.
>
> Aussi, lorsque le repas a commencé, j'ai expliqué poliment à mes hôtes que je ne me sentais pas bien et que je me contenterais d'un peu d'eau et de jus de pomme. Mon hôtesse m'a dit : « Si vous ne vous sentez pas bien, la meilleure chose à faire, c'est de manger. Oui, oui, il faut manger pour être en bonne santé. »
>
> Je m'en suis toutefois tenu à l'abstinence, avec un léger sentiment d'autosatisfaction. Alors que tout le

monde, y compris Martha, mangeait, buvait et s'amusait, je sirotais dans mon coin mon jus de fruits en attendant le moment où je pourrais poliment m'excuser pour aller me coucher. Environ une heure plus tard, c'est ce que je fis, mais le repas bien arrosé, les conversations et les rires continuèrent longtemps après. Une de mes dernières pensées avant de sombrer dans le sommeil fut : « Moi, au moins, demain j'aurai les idées claires et j'aurai plein d'énergie lorsque nous irons visiter la ville. »

Hélas, ce ne fut pas du tout le cas. J'étais mal fichu et de mauvais poil, et je me sentais coupé des autres. Quant à eux, bien qu'ils aient été se coucher le ventre plein, imbibés de vodka, ils étaient joyeux et débordaient d'énergie.

J'étais consterné par cette apparente injustice...

Peu après mon séjour en Russie, je suis allé en Allemagne... pour rendre visite à un ami dans un village, près de Kassel. Là, nous avons participé à un petit déjeuner qui marquait la fin d'une fête locale. Le repas fut servi dans une salle immense, dans un vacarme assourdissant, au milieu des flonflons d'une fanfare allemande de trente musiciens. Des centaines d'hommes vêtus de costumes sombres et de chemises blanches à jabots étaient assis à de longues tables. Ils buvaient de la bière, discutaient, riaient et, de temps à autre, se mettaient à chanter.

Dès que je me suis assis, on m'a apporté une grande chope remplie d'une bière mousseuse et mes voisins immédiats — le visage écarlate et le sourire aux lèvres — levèrent leurs chopes en guise de salut... je me suis dit que ce n'était pas le moment de demander une tisane de menthe poivrée... et j'ai bu une gorgée de bière. Elle était épaisse et délicieuse. J'en ai bu une deuxième gorgée et j'ai entamé la conversation avec mon voisin, un policier de la ville. Lorsque j'ai fini ma chope, une autre est apparue aussitôt devant moi...

Finalement, le petit déjeuner fut servi. Il était principalement composé d'une côtelette de porc de la taille d'un frisbee. Pour quelqu'un qui avait mangé très peu de viande et pas de porc du tout depuis plus

> de vingt ans, cette côtelette m'est apparue comme « la mère de toutes les côtelettes »... Que devais-je faire ? Demander à la Walkyrie qui nous servait de m'apporter à la place mon habituel sandwich de humus et de germes de luzerne ? J'ai attaqué le repas, et j'ai dévoré avec délectation la côtelette, la salade de pommes de terre et tout le reste. C'était absolument délicieux.
>
> Lorsque nous sommes partis, j'étais détendu, heureux et mes sens étaient tellement en éveil que j'ai remarqué que le parquet et d'autres parties de ce bâtiment allemand apparemment solide étaient en réalité branlants. Toutefois, j'avais un mauvais pressentiment : quand le couperet de la justice allait-il tomber pour me punir de mes péchés alimentaires ? Mais il n'est jamais tombé. Je me suis senti enthousiaste et débordant d'énergie durant toute cette journée et les jours suivants... J'attends avec impatience mon prochain repas de côtelette de porc, de bière et de chansons.

Et Koetzsch de conclure ainsi : « Un repas est béni lorsqu'il est partagé, lorsqu'il est consommé dans l'amitié au milieu de conversations et de rires... alors, n'importe quel aliment devient un aliment "sain". » C'est aussi mon point de vue.

Nos habitudes alimentaires reflètent et définissent notre identité culturelle et personnelle

Le jeudi soir, dans toute la Suède, les gens se réunissent pour prendre un repas identique qui commence par une soupe épaisse à base de pois cassés jaunes. Le fait de savoir qu'ils partagent ce rituel alimentaire ancestral avec leurs compatriotes est pour les Suédois une source de grand plaisir et de réconfort. Ainsi, le repas contribue à définir l'identité et le sentiment d'appartenance d'un groupe, qu'il soit ethnique, national ou familial.

Les repas rituels composés de mets particuliers contribuent à renforcer les liens amicaux, familiaux et communautaires lors des fêtes religieuses ou profanes. C'est le cas du seder de la Pâque juive, où les convives posent des questions sur les particularités du menu : « Pourquoi ce soir-là devons-nous manger uniquement du pain sans levain ? » La réponse est que leurs lointains ancêtres durent s'enfuir précipitamment d'Égypte où ils étaient esclaves. Pour aller plus vite, ils firent cuire des *matzot* (galettes sans levain) au lieu de pain. Une délicieuse pâte à tartiner, le *harosset*, à base de noix et de pommes finement hachées, arrosée de vin doux et souvent parfumée de cannelle, n'est dégustée qu'à l'occasion du seder. Elle symbolise le mortier qu'utilisaient les esclaves israélites pour construire les palais du pharaon. Les convives étalent un peu de cette pâte sur des matzot recouvertes d'une sauce piquante au raifort — parfois si piquante qu'elle fait monter les larmes aux yeux. Cette préparation, dont on dit qu'elle fut inventée par Rabbi Hillel, un grand sage juif contemporain de Jésus, est destinée à rappeler à ceux qui la mangent l'inséparabilité de la douceur et de l'amertume, de la joie et de la peine dans l'existence humaine. La Pâque juive et la Pâque chrétienne ont toutes deux pour origine des fêtes païennes très anciennes qui célébraient le retour de la lumière et de la vie à l'équinoxe de printemps. Au cours de ces deux fêtes, on voit apparaître des œufs durs sur les tables, parce que les œufs symbolisent la fertilité et le renouveau, tout comme les légumes-feuilles du printemps symbolisent la renaissance.

Chaque peuple célèbre le Nouvel An à sa manière. Ainsi, les Japonais, après avoir nettoyé leur maison de fond en comble, servent ce jour-là des *mochis*, une sorte de galette de riz doux pilonné. Ce produit est traditionnellement préparé collectivement. Il est trempé, cuit à la vapeur, écrasé avec un pilon en bois dans d'immenses mortiers, puis coupé en petits blocs (il existe depuis peu des machines à mochis électriques, mais elles suppriment tout effort et privent ce rituel d'une grande partie de son pouvoir). Dans le sud des États-Unis, le plat de fêtes est souvent constitué de doliques bouillis, supposés porter chance pour l'année nouvelle.

Bien sûr, les aliments interdits ou honnis participent eux aussi à l'identité d'un groupe. Les juifs orthodoxes ne mangent pas de porc. Les hindouistes ne mangent pas de viande. Les musulmans ne boivent pas d'alcool. Les tabous alimentaires sont courants et traduisent souvent un authentique attachement aux croyances et aux traditions religieuses. Ceux qui refusent de manger du poisson, de la volaille, de l'ail ou du sucre, par exemple, peuvent être marginalisés ; en effet, certains interdits alimentaires semblent ridicules et les tabous des uns peuvent paraître très étranges à d'autres.

La plupart des lecteurs de ce livre rejetteront avec dégoût l'idée de manger des insectes. Le fait que les aborigènes d'Australie se délectent de larves de cossidés est un signe manifeste de leur différence et de leur caractère primitif. Mais si nous voulons être acceptés par d'autres peuples sur leur territoire, il nous faudra certainement surmonter notre aversion. Mon ami Wade Davis, avec qui j'ai autrefois étudié l'ethnobotanique au Musée botanique de Harvard, consacre sa vie professionnelle à l'étude des peuples indigènes. Sa réussite est due en grande partie à sa remarquable faculté à gagner la confiance d'autrui. Selon ses propres dires, « Il suffit d'un peu de volonté pour manger ce que l'on place devant vous. Si vous arrivez dans un village indien et que vous leur disiez : “Je suis désolé, mais je ne mange pas de larves”, vous créerez certainement une barrière ».

Inversement, les émigrants peuvent créer des barrières lorsqu'ils consomment, dans leur pays d'adoption, des aliments que les habitants du cru rejettent avec horreur. En Occident, on ne mange pas les chiens, parce qu'on s'identifie à eux, parce qu'on les considère comme des animaux de compagnie, et que l'on apprécie leur intelligence, leur affection et leur loyauté. Cependant, dans certaines parties de l'Asie du Sud-Est, les gens aiment manger des chiens, dont certains — de jeunes chiens noirs, par exemple — ont la réputation d'être particulièrement savoureux et nourrissants. Lorsqu'un grand nombre d'immigrants de l'Asie du Sud-Est se sont installés aux États-Unis après la guerre du Vietnam, cette habitude alimentaire a engendré de sérieux conflits. Les Californiens n'ont pas supporté que de nouveaux arrivants leur chipent leurs chiens pour les manger, le signe évident d'une culture « barbare »[1].

L'identité sociale et culturelle peut aussi dépendre d'ingrédients particuliers ou de préparations aux consistances, saveurs et arômes immédiatement reconnaissables. Le riz à la vapeur japonais, épais, à la saveur subtile et terreuse, ne ressemble en rien à celui de l'Inde, plus sec, plus aromatique, et dont les grains sont séparés. Le *Poi*, une denrée pâteuse et acide à base de racines de taro, est un aliment spécifique de Hawaii et des autres sociétés océaniennes. Le lemon-grass, le chile, la menthe et l'ail ne se trouvent associés que dans les cuisines de l'Asie du Sud-Est. Ensemble, l'huile d'olive, les tomates, l'ail et le basilic composent les arômes caractéristiques de la cuisine du sud de l'Italie, tandis que la combinaison d'huile d'olive, de jus de citron, d'ail, de menthe et de cumin révèlent l'origine moyen-orientale d'un plat. De son côté, la cuisine de l'Afrique de l'Ouest se caractérise par l'association de tomates, de cacahuètes et de chile.

Ce sont généralement ces saveurs, odeurs et textures spécifiques dont les gens se souviennent avec nostalgie lorsqu'ils ont quitté leur pays d'origine, et qui suscitent en eux une si grande joie quand ils les retrouvent. Les Français ont la nostalgie de leur excellent pain et les Japonais de leur riz. Et souvent, lorsque l'on abandonne sa cuisine

1. Bien entendu, le tabou alimentaire suprême concerne le fait de manger un être de sa propre espèce. Bon nombre d'animaux observent ce tabou, comme la plupart des humains. Les spécialistes divergent sur l'existence de sociétés humaines qui pratiqueraient de manière régulière le cannibalisme, mais il est clair que de nombreuses sociétés ont attribué cette pratique à d'autres.

traditionnelle, que ce soit par choix ou par nécessité, on s'efforcera de la retrouver dans les moments difficiles. Ainsi, les Japonais qui ont adopté depuis longtemps les habitudes alimentaires occidentales, reviennent fréquemment, dans leurs vieux jours, au poisson, au riz, aux légumes et à la soupe miso. Leur appareil digestif est peut-être mieux adapté à ces aliments, ou bien l'association de ces aliments leur procure un sentiment de réconfort en renforçant leur identité culturelle.

Ce qui précède nous montre à quel point il peut être difficile de changer ses habitudes alimentaires. Celles-ci ont des origines sociales, psychologiques et culturelles et, si l'on ne prend pas en compte cet aspect de l'alimentation, aucun changement ne sera possible. Laissez-moi vous donner quelques exemples de ce problème. En Inde, on utilise surtout le *ghee* pour frire les aliments. Il s'agit d'un produit voisin du beurre fondu, à base de lait de vache ou de bufflesse, acidifié par des ferments thermophiles et baratté. Le ghee a un goût caractéristique de noisette qui plaît beaucoup aux Indiens, mais aussi aux Occidentaux. Il est plus stable que le beurre, et on peut donc le conserver hors du réfrigérateur. Toutefois, il s'agit d'une matière grasse butyrique pure — la plus saturée des graisses alimentaires — qui joue un rôle majeur dans le développement de l'athérosclérose et des maladies coronariennes, dont les taux sont d'ailleurs très élevés en Inde. Mais il ne servirait à rien de dire aux Indiens que le ghee est mauvais pour la santé et qu'ils devraient le remplacer par de l'huile d'olive. Le ghee est un produit de la vache et est de ce fait considéré comme une bénédiction divine par les hindous qui l'utilisent dans leurs rites religieux pour oindre des objets sacrés. Comment pourraient-ils croire que cette substance est dangereuse pour la santé ? En outre, il n'aiment pas le goût de l'huile d'olive, surtout avec le curry.

La plupart des Japonais ne montrent pas plus de penchant pour l'huile d'olive, mais leur régime traditionnel est si pauvre en lipides et en graisses saturées qu'ils n'ont aucun souci à se faire dans ce domaine. Ils auraient plutôt intérêt à consommer davantage de fibres de céréales complètes, car leur plat de base, le riz blanc, en contient très peu. Toutefois, la plupart des Japonais refusent de manger du riz complet pour plusieurs raisons. Le riz complet est depuis longtemps considéré au Japon comme l'aliment des classes sociales inférieures, tout comme les Européens rejetaient avec dédain le pain complet, tout juste bon pour les paysans. En outre, durant la Seconde Guerre mondiale, comme il était très difficile de trouver du riz blanc, de nombreuses familles ont dû consommer du riz complet et l'ont assimilé à un plat de pénurie. Enfin, de nombreux Japonais sont persuadés que leur tube digestif est plus court et plus fragile que celui des Occidentaux et qu'il est de ce fait moins apte à assimiler des aliments « frustes » comme les céréales non raffinées. Les Japonais se moquent éperdument que le riz complet soit le plat préféré des hippies, des adeptes de la macrobiotique et autres fanatiques (à leurs yeux) des régimes alimentaires.

Il n'est guère plus facile de convaincre les Américains de manger du tofu, un aliment traditionnel d'Extrême-Orient dont raffolent les Japonais, les Chinois et les Coréens. Fabriqué à partir de lait de soja par un processus analogue à celui du fromage frais, le tofu est une bonne source de protéines, avec des matières grasses bien plus saines que celles du beurre, et une quantité importante d'*isoflavones*, des composés qui semblent offrir une protection importante contre les cancers du sein et de la prostate. Cette résistance américaine au tofu est due en partie à une simple néophobie, à la peur de découvrir de nouveaux aliments, mais il est vrai aussi que le tofu a un goût très fade et une consistance molle que les Américains trouvent peu attrayants. Les Japonais, eux, adorent la saveur délicate et la consistance crémeuse du tofu frais. Ils affluent dans les célèbres restaurants de tofu à Kyoto pour manger des blocs de tofu cuits à la vapeur, sans autre assaisonnement qu'un peu de sauce de soja et de gingembre frais. J'ai connu de nombreuses Américaines qui, après avoir entendu parler des bienfaits du tofu, en ont acheté en grandes quantités et ont essayé de l'inclure dans leurs menus, avec des résultats désastreux. Leurs enfants l'ont immédiatement rejeté avec un « beurk ! » de dégoût, et leurs maris ne voulaient même pas savoir de quoi il s'agissait.

On peut contourner ces obstacles. On peut suggérer aux Indiens que le ghee est formidable pour oindre les objets sacrés, et même la peau, mais qu'il vaudrait mieux le consommer avec modération, éventuellement en le mélangeant, comme aromatisant, en petite quantité avec des matières grasses plus saines. On peut inciter les Japonais à consommer des riz moins raffinés — le riz demi-complet, par exemple — ou bien un mélange de riz blanc et de riz complet, ou encore d'introduire progressivement du riz complet dans leur alimentation. Quant au tofu, on peut masquer son goût avec des arômes susceptibles de plaire aux Américains. Ainsi, j'ai dégusté une délicieuse tarte au chocolat à base de tofu, ainsi que des pâtes à l'italienne avec une sauce à base de tofu sauté en guise de viande hachée. La plupart des Américains à qui l'on a servi ces plats ne se sont pas rendu compte qu'il s'agissait de tofu.

Bien manger implique, entre autres, de ne pas rejeter les caractéristiques culinaires qui contribuent à fonder l'identité d'un individu ou d'une société, mais plutôt de les adapter pour qu'elles se conforment aux principes d'une alimentation saine.

L'ALIMENTATION EST UN FACTEUR DÉTERMINANT DE LA SANTÉ

Comme je l'ai déjà dit, la qualité des aliments a nécessairement des effets sur la santé de l'organisme, tout comme la qualité d'un carburant a des effets sur les performances d'un moteur. La question est de savoir dans quelle mesure ces effets dépendent d'autres facteurs. Dans le titre de chapitre ci-dessus, j'ai voulu souligner le mot *un*. Les facteurs déterminants de la santé sont multiples — génétiques, environnementaux, psychosociaux et spirituels. L'alimentation n'est qu'un aspect du mode de vie, et ce dernier n'est qu'un ensemble de variables. Il est probablement impossible d'isoler d'un ensemble si complexe un seul élément pour évaluer sa contribution à la santé. Il est certainement erroné d'affirmer, comme le font certains, que le régime alimentaire est le facteur le plus important de la santé, ou bien, selon le cliché bien connu, que l'on est ce que l'on mange.

Quoi qu'il en soit, il est possible de se faire une idée de l'influence de l'alimentation en observant les effets des modifications alimentaires sur un nombre important de personnes et, grâce à l'épidémiologie, d'étudier l'incidence et la fréquence des maladies dans une population donnée.

Ainsi, durant la Seconde Guerre mondiale, le nombre de décès par crise cardiaque a chuté de manière spectaculaire au Danemark, en Hollande et dans d'autres pays occupés d'Europe occidentale, en raison de la pénurie de certains aliments très appréciés, mais riches en graisses saturées — principalement le beurre, le fromage et la viande. Lorsque ces aliments réapparurent sur les tables après la guerre, les pourcentages de décès par maladies cardiovasculaires retrouvèrent leurs niveaux d'avant-guerre. Chez les Japonaises qui suivent un régime alimentaire traditionnel, l'incidence du cancer du sein est l'un des plus faibles au monde, mais chez celles qui ont émigré aux États-Unis et ont adopté les mœurs alimentaires américaines, les taux d'incidence du cancer du sein se sont rapidement élevés. Les Japonais qui suivent un régime traditionnel sont beaucoup moins atteints par le cancer de la prostate que les Américains, et quand ils en développent un, leurs tumeurs sont beaucoup plus bénignes. Aujourd'hui, le Japon et la Chine connaissent de spectaculaires modifications alimentaires, car leur alimentation traditionnelle cède de plus en plus face à l'attrait qu'exercent les régimes occidentaux. Ainsi, les Japonais et les Chinois consomment de plus en plus de viande de bœuf, de produits laitiers et même des aliments de type fast-food. D'ores et déjà, l'incidence de l'athérosclérose et des maladies coronariennes — des « maladies occidentales » autrefois rares en Asie orientale — est en augmentation rapide.

Ces pays sont des laboratoires vivants grâce auxquels on peut observer les effets des modifications alimentaires sur la santé. De même, dans un pays donné, des sous-groupes ayant des habitudes alimentaires différentes peuvent avoir des problèmes de santé très différents. Aux États-Unis, des études ont montré que les adventistes du septième jour — une secte végétarienne — avaient des taux de maladies cardiovasculaires beaucoup moins élevés que les autres Américains. Toutefois, le rôle exact du végétarisme n'est pas clair, car les adventistes du septième jour ne fument pas, ne boivent pas d'alcool et bénéficient du soutien psychologique d'une société soudée, un soutien dont ne jouissent pas la plupart des autres Américains.

Dans le cadre du programme de médecine intégrative de l'université de l'Arizona, j'enseigne aux médecins et à d'autres professionnels de la santé la médecine du mode de vie, qui accorde une grande importance à la prévention. Nous recommandons à nos médecins d'interroger tous leurs patients sur leurs antécédents alimentaires, leur consommation de compléments alimentaires et de substances psychotropes (y compris l'alcool et la caféine) ; sur leurs activités physiques, leurs relations familiales et sociales ; sur ce qui les stresse et sur ce qui les aide à vivre, y compris la religion et la spiritualité ; sur leurs rythmes de sommeil et de repos. Mes confrères et moi évaluons ces données dans le contexte de l'histoire médicale et familiale des patients et de leurs symptômes présents, s'ils existent. J'ai découvert la valeur inestimable de cette approche dans la réduction des risques pour la santé, et je regrette que les médecins conventionnels soient si peu nombreux à procéder de la sorte. Les centres de soins préventifs et curatifs[1], qui sont à but lucratif, ne veulent pas « gaspiller » ainsi le temps précieux des médecins.

Parmi les facteurs liés au mode de vie, le régime alimentaire revêt une importance particulière parce que les gens peuvent totalement le contrôler, s'ils le souhaitent. On ne peut pas changer ses gènes, contrôler à tout moment la qualité de l'air que l'on respire, ni éviter le stress de la vie quotidienne, mais on peut choisir son alimentation, même dans un restaurant d'entreprise. Il est honteux de ne pas profiter de cet avantage en ne s'informant pas des choix à faire dans le domaine de l'alimentation.

Ma conclusion est que le régime alimentaire a une influence importante sur la santé, une influence que l'on peut bien mieux maîtriser que d'autres facteurs, et que le fait d'avoir une alimentation saine ne doit pas conduire à négliger les autres aspects du mode de vie, si l'on veut vraiment jouir d'une santé optimale.

CHANGER D'ALIMENTATION : UNE STRATÉGIE POUR GÉRER LA MALADIE ET RECOUVRER LA SANTÉ

Au ve siècle avant J.-C., Hippocrate, le père de la médecine occidentale, donnait ce conseil aux malades : « Que l'aliment soit ton médicament. » De nos jours, ce concept n'est pas très en vogue en Occident, mais il est étonnamment présent en Asie. En Inde comme en Chine, par exemple, il existe des systèmes complexes où médecine et cuisine sont intimement associées. Les modifications alimentaires sont à la base de la médecine ayurvédique et de la médecine traditionnelle chinoise. En

1. *Health maintenance organization* : Aux États-Unis, organisation qui coordonne, planifie et suit l'ensemble des services assurés à un patient. Par exemple, le même organisme offre au patient l'assurance médicale et chirurgicale et l'assurance médicaments. (*N.d.T.*)

outre, dans les cuisines chinoise et indienne, les ingrédients sont tout autant appréciés pour leurs effets bénéfiques que pour leur valeur gustative.

Le gingembre, très populaire dans ces deux pays, est apprécié par les cuisiniers chinois pour sa capacité à neutraliser les effets indésirables de la viande et du poisson, et à stimuler la digestion. Les cuisiniers indiens, eux, l'apprécient pour l'effet de chaleur qu'il produit et sa capacité à dissiper les troubles gastriques. Ses vertus médicinales — le gingembre est un puissant anti-inflammatoire et un excellent remède contre les troubles gastriques — sont aujourd'hui redécouvertes par les Occidentaux. Le curcuma, qui donne sa couleur jaune au curry, est un autre anti-inflammatoire efficace, au moins autant apprécié des Indiens pour ses propriétés curatives que pour son goût et sa couleur. La curcumine est le pigment jaune et la substance active du curcuma. Elle est utilisée comme anti-inflammatoire dans les cas d'inflammation post-opératoire, d'arthrite rhumatoïde et d'ostéoarthrite.

Cette étroite relation entre alimentation et médecine, courante dans toute l'Asie, a donné naissance à une tradition intéressante de cuisine thérapeutique dans cette partie du monde : des recettes spécifiques pour des affections spécifiques qui peuvent être préparées chez soi ou proposées dans des restaurants de spécialités. Nina Simonds, une experte de la cuisine asiatique, a décrit l'un de ces établissements dans son livre, *A Spoonful of Ginger*.

> J'étais assise en face de M. Li Xian Xing, un herboriste chinois qui s'efforçait de diagnostiquer ma maladie. Je souffrais d'un manque d'appétit et j'avais constamment froid. Il m'a pris le pouls ; il était faible et lent. Il a examiné ma langue et a remarqué qu'elle était légèrement blanche. Il a alors établi son diagnostic d'un ton solennel : « Vous êtes trop yin. » Puis il m'a prescrit du mouton braisé accompagné de lyciets de Chine et une assiettée de soupe de poulet « bouillie deux fois » (deux plats yang).

Nous ne nous trouvions pas dans une herboristerie, même si j'étais entourée de plantes médicinales chinoises. Nous étions assis à la terrasse de l'Imperial Herbal Restaurant à Singapour, dont M. Li est l'herboriste en titre. Depuis son ouverture, ce restaurant a été couvert d'éloges par sa clientèle locale et internationale pour sa synthèse magistrale des plantes médicinales et de la haute cuisine chinoise. Et M. Li a aujourd'hui une clientèle de dévoués fidèles qui viennent se faire traiter dans cet établissement. Quant à moi, j'y suis venue pour une affection bénigne et pour goûter sa cuisine légendaire...

Non seulement les chefs créent leurs propres spécialités, mais ils adaptent également des plats classiques pour les rendre plus sains : la recette du poulet du mendiant — une spécialité asiatique où le poulet est tout d'abord farci et enveloppé d'une feuille de lotus, puis entouré d'argile et cuit au four pendant plusieurs heures jusqu'à ce que l'argile se craquelle — est améliorée par l'adjonction de quatre herbes yin et de quatre herbes yang pour renforcer le sang et énergétiser l'organisme. Le canard laqué est servi avec des crêpes maison minces comme du papier à cigarette et enrichies d'une herbe insipide qui réduit le cholestérol.

La liste des soupes est particulièrement impressionnante : la soupe de tortue à carapace molle au bain-marie est un plat yin et tonique qui, selon le menu, renforce le système immunitaire et contribue à prévenir le cancer. La soupe de poulet aux lyciets de Chine favorise la circulation sanguine, tandis que le poisson d'eau douce au ginseng énergétise, combat la fatigue et « le souffle court ».

C'est bien là l'application parfaite du conseil d'Hippocrate. Les Occidentaux ne disposent pas de tels restaurants, et leurs médecins, s'ils peuvent approuver la soupe au poulet de maman pour guérir un rhume, appliquent rarement le précepte d'Hippocrate. Les choses sont différentes dans notre clinique de médecine intégrative. Nous n'avons pas encore de restaurant, mais nos médecins demandent systématiquement aux patients, dans le cadre de leur traitement, de changer leur régime alimentaire — d'éliminer certains aliments et d'en introduire de nouveaux. Ces modifications alimentaires constituent une approche thérapeutique, qui ne doit cependant pas être exclusive. Nos patients reçoivent également des conseils relatifs à l'exercice physique, à la relaxation, aux compléments alimentaires et aux plantes médicinales. En outre, nous les adressons à des praticiens de la médecine conventionnelle comme de la médecine alternative, pour des diagnostics et des traitements complémentaires. Lorsque leur état s'améliore, il nous est impossible d'évaluer le rôle exact des modifications alimentaires, même si nous sommes persuadés qu'il est important.

Récemment, j'ai vu une dame âgée de soixante-dix ans qui souffrait d'asthme depuis toujours. Elle avait reçu les meilleurs traitements conventionnels et était dépendante d'une lourde médication aux effets inhibiteurs et toxiques. Son mode de vie était exemplaire et elle voulait savoir si la médecine intégrative avait une solution à lui proposer. Son régime alimentaire était très riche en produits laitiers et, quand je lui en ai demandé la raison, elle m'a dit qu'elle avait grandi dans une ferme du Wisconsin, qu'elle avait toujours adoré le lait, le fromage et le yaourt, et qu'on ne lui avait jamais dit que le lait pouvait aggraver l'asthme. J'ai également découvert qu'elle avait souffert d'allergies tenaces, et aussi d'eczéma infantile, ce qui est souvent le signe d'une intolérance au lait. En tête de la liste de mes recommandations, je lui ai écrit ceci : « Éliminez complètement le lait et les produits laitiers de votre régime alimentaire. Vous pouvez les remplacer par du lait de soja ou du lait de riz, par des glaces sans lait, par des succédanés de fromage à base de lait de soja ou d'amandes. » Cette patiente me dit qu'il lui serait difficile de suivre ce régime : « Il s'agit de mes aliments préférés. »

Quoi qu'il en soit, elle a suivi ce régime et elle a observé une amélioration très rapide, qui a dépassé mes prévisions. Ainsi, elle a passé un excellent hiver, habituellement la pire période pour elle. Durant toutes ces années, aucun médecin ne lui avait proposé ce régime alimentaire. Elle en était stupéfaite.

Un grand nombre de patients qui viennent nous consulter à la clinique souffrent de maladies inflammatoires : arthrite, tendinite, lupus érythémateux et autres affections auto-immunes. Dans le cadre d'un programme de traitement global, nous leur recommandons de consommer des lipides alimentaires qui retardent le processus inflammatoire (l'inflammation naturelle est une composante des mécanismes d'autoguérison de l'organisme. Elle accroît la circulation et l'activité immunitaire destinée à contenir les infections et les blessures et à favoriser la réparation des tissus lésés. Une réaction inflammatoire trop intense ou qui persiste trop longtemps est un symptôme du déséquilibre des hormones qui la contrôlent). Les prostaglandines régulent cette réaction vigoureuse du système immunitaire. L'organisme synthétise les prostaglandines à partir d'acides gras. Selon la nature des acides gras qui prédominent dans l'alimentation, l'organisme peut stimuler la production de prostaglandines inflammatoires ou anti-inflammatoires. Les ajustements alimentaires offrent ainsi une opportunité thérapeutique. Si vous consommez beaucoup d'huile de carthame, de maïs, de sésame, de tournesol, ou de la margarine et d'autres graisses et huiles artificiellement hydrogénées, l'organisme produira davantage de prostaglandines pro-inflammatoires. Si vous remplacez ces corps gras par de l'huile d'olive, de noix, de lin ou de chanvre, et par des poissons gras comme le saumon, le maquereau, les sardines et le hareng, votre organisme produira davantage de prostaglandines anti-inflammatoires, avec des effets bénéfiques sur l'inflammation.

Cette approche thérapeutique est un exemple de la médecine nutritionnelle, une matière rarement enseignée dans les écoles de médecine et qui est à la base de la médecine intégrative que je préconise. Cette médecine, j'en suis sûr, révélera sa force dans les années qui viennent, parce qu'elle ouvre un grand nombre de possibilités thérapeutiques beaucoup moins toxiques que les produits pharmaceutiques. À la fin de ce livre, je montrerai comment on peut appliquer les principes de la médecine nutritionnelle aux maladies courantes[1]. J'espère que les médecins du futur honoreront la sagesse du passé en appliquant le principe d'Hippocrate.

Voici, pour résumer, les sept principes de base de l'alimentation saine — l'ébauche d'un système nutritionnel pratique — pour comprendre ce qu'est le « bien manger ».

- Il faut manger pour vivre.
- Manger est une source majeure de plaisir.
- Une cuisine savoureuse n'exclut pas une cuisine saine.
- Le repas est un aspect important de l'interaction sociale.
- Nos habitudes alimentaires reflètent et définissent notre identité culturelle et personnelle.
- L'alimentation est un facteur déterminant de la santé.
- Changer d'alimentation est une stratégie pour gérer la maladie et recouvrer la santé.

Je vais maintenant passer en revue certaines des grandes questions concernant l'alimentation et son impact sur la santé, en résumant sommairement les connaissances scientifiques dans ce domaine.

---

1. Voir appendice B, page 391.

PORTRAIT D'UNE GUÉRISON : DES FRITES AU CHOU FRISÉ

À trente et un ans, Ken Rosen finit ses études à New York pour devenir un praticien de la médecine traditionnelle chinoise, un changement majeur d'orientation quand on pense qu'il se destinait à une carrière de cinéaste. Son intérêt pour la santé et l'alimentation saine s'est développé peu à peu au cours des années. Voici son histoire :

> Durant mon enfance, je mangeais surtout des frites et des sandwichs au fromage fondu. À un moment donné, ma mère a introduit dans notre alimentation du pain complet et quelques autres aliments sains. Je n'aimais pas cela.
>
> À l'âge de douze ans, on m'a diagnostiqué une maladie de Hodgkin. J'ai subi un certain nombre de biopsies du ganglion lymphatique, une ablation de la rate, et une radiothérapie. Les médecins me dirent que j'étais guéri, mais que je devrais prendre de la pénicilline toute ma vie pour compenser le déficit immunitaire consécutif à l'ablation de ma rate. J'ai pris de la pénicilline jusqu'à l'âge de seize ans, mais ensuite, par instinct et malgré les objections de ma famille et des médecins, j'ai cessé d'en prendre. Je me suis efforcé de mieux manger. Par la suite, quelqu'un m'a parlé de l'échinacée, et j'ai commencé à en absorber chaque fois que je sentais que j'allais prendre froid. Ce fut très efficace, et cela m'a ouvert l'esprit sur les pouvoirs de la médecine naturelle.

Lorsque j'étudiais la production cinématographique à l'université de New York, je ne mangeais pratiquement que des sandwichs et des plats tout prêts, tout ce qui me tombait sous la main. J'ai travaillé dans la production de films pendant quatre ans, en tant que metteur en scène et scénariste. Ensuite, en 1994, j'ai eu un cancer de la thyroïde — une conséquence directe de la radiothérapie que j'avais suivie pour ma maladie de Hodgkin. J'ai dû subir une thyroïdectomie totale. Cela m'a ouvert les yeux : j'ai compris que je devais changer de mode de vie, surtout en ce qui concerne mon alimentation.

Après mon rétablissement, je suis allé en Inde et, pour la première fois, j'ai véritablement pris conscience de l'existence d'autres cultures, j'ai compris qu'il n'y avait pas qu'une seule vision des choses. Lorsque je suis rentré, je savais que je voulais devenir un professionnel de la santé. J'ai pensé un moment suivre des cours de médecine et de naturopathie, mais j'ai finalement choisi la médecine traditionnelle chinoise en raison de l'attrait qu'exerçait sur moi sa philosophie, surtout l'importance qu'elle accorde à l'équilibre et aux changements. J'ai suivi les cours d'une école à San Diego, puis ceux d'une autre à Manhattan.

J'ai essayé d'en apprendre le plus possible sur l'alimentation et la santé, mais j'ai été découragé par toutes les idées insensées qui prévalaient là-bas. J'ai commencé à réduire ma consommation de produits animaux et à manger davantage de légumes et de céréales complètes. Je suis passé par une période d'intellectualisation de l'alimentation, classant tout en catégories bonnes ou mauvaises. Je pense que c'était une erreur. Je pense que l'on devrait se contenter d'apprécier la nourriture, se demander si l'on a vraiment faim et se donner le temps de digérer.

J'ai appris à faire la cuisine. Je me suis aperçu qu'il était facile de cuisiner pour les autres, mais il m'a fallu deux ans avant d'être capable de cuisiner pour moi tout en éprouvant du plaisir. Ce fut une révélation.

Les Américains doivent manger plus sainement. Notre alimentation comporte trop d'aliments transformés, de féculents et de farines non raffinées, et trop peu d'aliments complets. En outre, nous mangeons beaucoup trop, surtout de la viande. Mon voyage en Inde m'a ouvert les yeux sur nos habitudes alimentaires. Il y a des jours où il faut festoyer, et d'autres où il faut manger des aliments vraiment simples. Certains jours, je me contente de quelques grands bols de chou cuit à la vapeur.

Je me sens fort et en bonne santé, et je compte utiliser la médecine nutritionnelle dans ma pratique après l'obtention de mon diplôme le printemps prochain. Aujourd'hui, mon plat favori — je suis sûr que vous aimerez ça — est composé de choux cuits à la vapeur recouverts de fines tranches de filet mignon : extraordinaire !

PORTRAIT D'UNE GUÉRISON : LA FOURCHETTE ET LE COUTEAU SONT DE PUISSANTS OUTILS

Mel Zuckerman est le fondateur de Canyon Ranch, un établissement de cure de Tucson dans l'Arizona, avec des filiales à Lennox, Massachusetts, et à Las Vegas. Promoteur immobilier célèbre, gros mangeur, sa conversion à une alimentation équilibrée et à un mode de vie sain a été soudaine. Voici son témoignage :

> À la trentaine, j'avais de quinze à vingt kilos en trop. Je souffrais également d'hypertension, une affection courante dans ma famille paternelle, j'ai eu un ulcère vers vingt ans, et je souffrais depuis toujours d'un asthme qui m'interdisait toute activité physique. Les médecins m'ont simplement conseillé de perdre du poids, mais sans me dire comment y parvenir, et ils ne m'ont jamais recommandé de faire de l'exercice. À cette époque, mes contacts avec la profession médicale n'étaient pas très encourageants.
>
> J'ai essayé toutes sortes de régimes, mais à chaque fois, je revenais à mes vieilles habitudes alimentaires — un véritable effet « Yo-Yo ». À quarante ans, je me suis soumis à un examen médical complet. Le docteur m'a dit que je ne souffrais d'aucune pathologie particulière, mais que mon organisme était celui d'une personne de vingt-cinq à trente ans plus âgée. Cela me préoccupait, mais je ne me suis décidé à agir que dix ans plus tard, lorsque mon père est mort d'un cancer du poumon, six mois après le diagnostic de son mal. C'était un fumeur et, en m'occupant de lui

durant ces six mois, en l'écoutant dire qu'il regrettait de n'avoir pas changé de mode de vie, j'ai trouvé la motivation qui me manquait. Ainsi, à cinquante ans, je suis allé passer quatre semaines dans une station thermale en Californie. Cela se passait en 1978. Vingt mois plus tard, j'inaugurais Canyon Ranch à Tucson.

Si j'ai ouvert un établissement de cure, c'est surtout pour conserver le mode de vie sain que j'avais découvert en Californie et en faire profiter mes amis. À l'origine, Canyon Ranch était un centre d'amaigrissement d'avant-garde qui mettait l'accent sur la personne globale. Dès le départ, nous avons fait appel à des diététiciens diplômés et à des physiologistes de l'exercice, en plaçant toujours la nutrition au premier rang de nos priorités.

J'ai commencé à réduire fortement ma consommation de viande et de matières grasses, à manger davantage de fruits et de légumes, et à faire régulièrement de l'exercice, et j'avais de plus en plus d'énergie. Pour la première fois, j'ai pu stabiliser mon poids. L'exercice physique m'a redonné confiance en moi-même. J'ai pu atteindre des niveaux de performances physiques dont je ne me serais jamais cru capable. Je me suis mis au jogging et, à plus de cinquante ans, j'ai même couru deux marathons.

Cependant, alors que j'approchais de mes soixante-dix ans, j'ai observé un changement. J'avais plus de mal à conserver mon poids et mon état psychique se dégradait sérieusement (j'ai souffert de dépression durant une grande partie de ma vie). J'ai alors trouvé une solution en réduisant fortement ma consommation de glucides. Jusque-là, je mangeais beaucoup de pain et de pâtes. Aujourd'hui, j'en mange beaucoup moins et j'ai pratiquement éliminé le sucre. Je prends aussi un certain nombre de compléments alimentaires. Je m'efforce en permanence de contrôler ma consommation totale de graisses afin qu'elle ne dépasse pas 20 à 25 % de l'apport calorique quotidien. Je m'efforce également de consommer moins de protéines.

Ce nouveau régime a des effets très bénéfiques.

J'ai plus d'énergie, et mon moral est bien meilleur. J'ai remarqué que la diminution de l'apport en glucides et la prise de compléments alimentaires donnent de bons résultats chez nos patients qui ont dépassé la soixantaine.

Je n'aurais jamais cru que Canyon Ranch deviendrait ce qu'il est devenu aujourd'hui, un centre où l'on pratique la médecine intégrative et l'éducation à la santé globale. Ici, la nutrition est reine. La fourchette et le couteau y sont des outils puissants qui permettent d'améliorer son bien-être. On les utilise trois fois par jour.

II

LES BASES DE LA NUTRITION HUMAINE

1. Une vue d'ensemble des macronutriments

Depuis au moins trois décennies, on entend dire en Occident que les matières grasses sont dangereuses. Les gens ont alors privilégié une alimentation pauvre en graisses. L'industrie alimentaire a vite compris que les mentions *allégé* et *sans matières grasses* sur les étiquettes faisaient grimper les ventes en flèche. Les médecins, les infirmières, les nutritionnistes et les diététiciens recommandent tous de réduire la consommation de lipides pour diminuer les risques de maladies cardiovasculaires et de cancers, pour perdre du poids et vivre plus longtemps. Les aliments riches en graisses comme le beurre, le fromage, les viandes et les poissons gras, les fruits oléagineux, les avocats et certains desserts figurent aujourd'hui sur la liste des « interdits », parce qu'ils sont considérés comme dangereux pour la santé. Mais, comme on pouvait s'y attendre, le simple fait qu'ils soient « interdits » les rend encore plus attrayants pour beaucoup.

D'un autre côté, un son de cloche très différent a semé la confusion parmi un grand nombre de consommateurs : les glucides, et non les lipides, seraient à l'origine de tous les maux — obésité, hypertension, maladies cardiovasculaires, manque d'énergie et dépression. Les régimes pauvres en glucides fondés sur cette théorie — certains encouragent les gens à manger autant de viande, de fromage et de beurre qu'ils le désirent — connaissent un grand succès, tout comme les livres de leurs promoteurs.

Le régime Atkins, conçu à New York par le cardiologue Robert Atkins il y plus de vingt-cinq ans et qui est de nouveau à la mode, en est l'exemple le plus connu aux États-Unis. En Europe, son équivalent est le régime Montignac, conçu par un Français, Michel Montignac, un non-médecin qui était directeur du personnel dans une entreprise pharmaceutique avant de se lancer dans la carrière de gourou de l'alimentation. Lors de mon voyage en Hollande, en 1997, *Le régime Montignac* [1] déferlait sur ce pays. Des restaurants spéciaux s'ouvraient pour proposer des plats pauvres en glucides et d'innombrables Hollandais racontaient, enthousiastes, à qui voulait les entendre, comment ils avaient perdu des kilos et retrouvé de l'énergie tout en mangeant tout ce qui leur avait été interdit par les régimes conventionnels. Au moment où j'écris ces lignes, la fièvre Montignac se propage en Grande-Bretagne.

Il y a dix ans, quand Montignac a publié pour la première fois ses idées, l'*establishment* médical français accusa ce régime d'être « un passeport pour la crise cardiaque ». Les médecins américains ont traité Atkins avec le même mépris, surtout ceux qui préconisent un régime extrêmement pauvre en graisses. L'Institut Pritikin, fondé par l'entrepreneur Nathan Pritikin, obtient de très bons résultats en incitant les personnes affectées d'hypertension, de maladies cardiovasculaires, de diabète non insulino-dépendant, et d'autres maladies chroniques, à suivre un régime dont l'apport lipidique ne dépasse pas 10 % des calories totales. Le régime Pritikin accorde une grande importance à la consommation de céréales (y compris sous forme de pain et de pâtes), de légumes, de fruits et, en faible quantité, de poisson et de poulet pauvres en graisses. L'Institut enseigne que les graisses sont à l'origine de tous les maux, et que les idées d'Atkins et de Montignac sont dangereuses.

Dean Ornish, le cardiologue californien qui, avec sa

1. En français dans le texte.

méthode fondée sur une alimentation saine, l'exercice physique, la gestion du stress et des thérapies de groupe, a obtenu de très bons résultats avec des malades cardiaques, considère le Dr Atkins comme un « irresponsable » : « Dire aux gens que le steak et les œufs sont des aliments sains est un excellent moyen de vendre des livres, mais c'est un mensonge. » Dean Ornish soutient, comme les diététiciens conventionnels, que les kilos perdus grâce à un régime riche en graisses et pauvre en glucides consistent essentiellement en eau, un effet diurétique produit par un métabolisme modifié. « C'est ridicule, réplique Atkins. Quand des patients obèses perdent cinquante kilos ou plus grâce à mon régime, comme cela est fréquemment le cas, vous allez me dire qu'il s'agit d'eau ? Je suis heureux que le Dr Ornish ait fait cette déclaration, parce que cela incitera les gens à s'interroger sur sa crédibilité. »

Telle est la controverse qui divise ces deux camps et, étant donné que tous deux peuvent citer des études officielles à l'appui de leur thèse, il n'est pas facile pour le public de faire un choix. En outre, d'autres régimes ont vu le jour, tel celui de Barry Sears, qui a connu un succès phénoménal sous le nom de « La Zone ». Ce régime — une variante du régime Atkins — accorde beaucoup d'importance à la nature des graisses et des glucides. Sears recommande à ses nombreux adeptes d'utiliser les aliments comme des médicaments, afin d'influer sur les hormones qui régulent le métabolisme. Il affirme qu'il y a de bonnes et de mauvaises graisses, ce qui contraste considérablement avec la thèse de la médecine conventionnelle, pour qui « un lipide est un lipide ». En outre, Sears s'efforce également de faire une distinction entre les bons et les mauvais glucides, ce qui le distingue de ceux qui mettent tous les sucres et tous les féculents dans le même panier. Vous pouvez « entrer dans la Zone » en mangeant des pommes et des haricots noirs, mais si vous mangez des carottes ou des pâtes, vous en serez expulsé et vous vous retrouverez dans l'enfer métabolique.

Alors que faire ? Se priver à jamais de beurre, de fromage, d'huile et de viande, ou renoncer pour toujours au sucre, au pain, aux pommes de terre et aux pâtes ? Suivre un régime végétarien dépourvu, ou presque, de viande et de produits animaux, ou bien un régime carnivore où tout est permis si l'on consomme les bons glucides et les bonnes graisses ?

Les lipides et les glucides représentent deux des trois types de macronutriments (« les grands aliments ») dont notre organisme a besoin. Le troisième est constitué par les protéines. Ces trois grands groupes d'aliments assurent tous les besoins caloriques et énergétiques de l'organisme. En outre, les protéines fournissent les éléments essentiels au développement et à la réparation tissulaires. L'organisme a également besoin d'autres substances pour fonctionner normalement, mais en quantités beaucoup plus petites : les vitamines et les minéraux, par exemple, ainsi que divers agents protecteurs végétaux qui renforcent les défenses de l'organisme contre les nombreux dangers qui le menacent. Le terme « micronutriments » (« les petits aliments ») fait référence aux éléments que je viens de citer. Dans ce paragraphe, je voudrais exposer les connaissances scientifiques sur les macronutriments en essayant de spécifier leur rôle dans le régime optimal.

J'examinerai le rôle joué par les lipides, les glucides et les protéines dans la santé et la nutrition pour pallier, si possible, les inconvénients évoqués plus haut, et pour déterminer si la place accordée aux macronutriments peut se concilier avec les sept principes de l'alimentation et de la santé que j'ai déjà évoqués. La nature et la quantité de macronutriments que nous devrions consommer pour conserver une santé optimale soulèvent des questions très importantes. En outre, même si les données scientifiques ne sont pas concluantes, il semble néanmoins que, dans l'ensemble, les concepts des nutritionnistes conventionnels soient erronés, ce qui pourra surprendre de nombreux lecteurs. En effet, je pense que certains principes traditionnels ont eu des effets négatifs dans l'esprit du public et sur la pensée médicale, et qu'ils ont donné naissance à un type d'alimentation probablement malsain. Manifestement, nous avons encore beaucoup de choses à apprendre sur l'alimentation et ses effets sur la santé. Personne ne détient toutes les réponses, pas plus les médecins que les diététiciens, et sur certaines questions, les experts divergent complètement. Élaborer des hypothèses sur des domaines inexplorés ne me fait pas peur, mais elles seront toujours fondées sur les meilleures preuves scientifiques à ma disposition, ainsi que sur le bon sens.

Quand un patient demande à un médecin ce qu'il devrait manger pour réduire le risque de maladies ou pour guérir d'une affection, il reçoit souvent la réponse suivante : « Cela n'a pas d'importance ; contentez-vous de suivre un régime équilibré. » Le grand public se rend parfaitement compte que la plupart des médecins en savent très peu sur la nutrition. Lorsqu'on les interroge sur ce problème, les professeurs de médecine rétorquent que les étudiants de première année de médecine reçoivent un enseignement intensif en biochimie. Mais même si cela est vrai, il n'en demeure pas moins que la connaissance de la biochimie n'implique en rien la compréhension de la nutrition, et encore moins celle d'un régime alimentaire optimal.

Pour aborder la question des macronutriments, j'ai parcouru le volumineux manuel de biochimie dont on se sert actuellement dans les écoles de médecine. La biochimie est une matière décourageante, le plus grand obstacle que les étudiants en première année de médecine aient à franchir, car elle implique d'apprendre par cœur les détails complexes d'un grand nombre de réactions chimiques qui se produisent dans les organismes vivants. Les étudiants oublient rapidement ces détails dès qu'ils ont passé leurs examens. Il est amusant de demander aux médecins combien de fois ils ont dû réapprendre le cycle de Krebs. Ce cycle, du nom de Sir Hans Krebs, biochimiste britannique d'origine allemande, professeur à Oxford, décrit les réactions biochimiques qui permettent aux cellules vivantes d'extraire l'énergie contenue dans les aliments. Je ne connais aucun médecin qui se souvienne de la séquence exacte des conversions que ce cycle comprend. Pourtant, l'enseignement de la biochimie qui aboutit à de tels résultats fait souvent office d'enseignement de la nutrition dans les écoles de médecine.

La biochimie établit une base scientifique permettant de comprendre pourquoi les acides gras « essentiels » — ceux dont l'organisme a besoin mais qu'il ne peut synthétiser et qu'il faut donc lui apporter par le biais des aliments — sont nécessaires. Mais si ces données sont noyées dans une masse de détails confus et sans rapport avec le sujet, les étudiants en médecine les oublieront aussi rapidement qu'ils oublient le cycle de Krebs. Elles ne leur seront d'aucune utilité pour élaborer leur propre régime ou pour conseiller leurs patients.

Récemment, j'ai demandé à des étudiants en deuxième année de médecine ce qu'ils savaient d'un groupe d'acides gras essentiels, les oméga 3. Il s'agit d'acides gras peu communs que l'on trouve dans un petit nombre d'aliments, en particulier dans des poissons gras originaires des mers froides et dans quelques graines et fruits oléagineux. La plupart savaient que le hareng contient des oméga 3, quelques-uns se souvenaient vaguement de la structure chimique de ces acides gras, mais aucun ne connaissait leur importance nutritionnelle ou leurs effets bénéfiques pour la santé. En fait, ces lipides demeurent fluides à basse température et contribuent au maintien de la flexibilité des membranes cellulaires (si les poissons gras des mers froides étaient protégés par les graisses saturées des animaux terrestres, ils seraient raides comme des planches et incapables de nager). Ces lipides permettent également à l'organisme de synthétiser les hormones qui empêchent la coagulation anormale du sang et qui limitent l'inflammation.

Les médecins qui préconisent un régime très pauvre en graisses doivent impérativement y inclure des oméga 3 en quantité suffisante, car ces acides gras sont indispensables à une bonne alimentation. Dans les pays industriels, la plupart des gens sont carencés en acides gras essentiels, surtout en acides gras oméga 3. Cette carence risque de s'accroître encore plus en raison de la tendance actuelle à éviter les aliments gras que l'on accuse d'être les principaux responsables de l'obésité et de diverses autres maladies. Récemment, Ornish s'est enfin décidé à recommander la prise de capsules d'huiles contenant des acides gras oméga 3, en affirmant : « Vous pourriez me dire, très bien, mais pourquoi ne pas tout simplement manger du poisson et profiter ainsi directement de son huile. Rien ne vous empêche de le faire, mais le problème, c'est que les poissons les plus riches en acides gras oméga 3 — le saumon et d'autres poissons des mers froides — sont également les plus riches en graisses et en cholestérol. »

Cela ne constitue un problème que si l'on estime que toutes les graisses sont mauvaises. Le saumon est un poisson délicieux, et sa richesse en graisses permet de le préparer sans rajouter de corps gras, par exemple en le cuisant à la vapeur, en le pochant ou en le passant au gril. Éviter le saumon à cause de sa teneur naturelle en graisses, c'est se priver d'éléments nutritifs essentiels qu'il est difficile de trouver ailleurs. Rares sont les médecins qui ont une connaissance pratique des acides gras essentiels, et c'est pourquoi ils ne perçoivent pas la dangerosité des régimes très pauvres en graisses en vogue dans les établissements de cure, les cliniques et les centres de réadaptation cardiologique.

En outre, l'enseignement de la biochimie est trop souvent inopérant. Pendant des années, les diététiciens ont enseigné aux étudiants qu'il fallait établir une distinction entre les glucides simples (les sucres) et les glucides complexes (les amidons) et modérer la consommation des premiers tout en augmentant celles des seconds. Les médecins transmettent souvent ce conseil à leurs patients, mais l'expérience prouve qu'il s'agit d'un mauvais conseil. Ce qui compte vraiment, ainsi que je vais l'expliquer plus loin, c'est la rapidité avec laquelle un aliment glucidique se transforme en glucose et élève le taux de glycémie, un phénomène mesuré grâce à l'index glycémique des aliments (I.G.). En général, les aliments à index glycémique élevé affectent le pancréas et, chez de nombreuses personnes, ils favorisent la prise de poids et une mauvaise distribution des lipides dans le sang et les tissus. Certains glucides complexes — les pommes de terre, par exemple — ont un index glycémique élevé et augmentent donc plus rapidement le taux de glycémie que des glucides simples comme le sucre raffiné. De telles différences conditionnent les effets à court et à long terme de ces aliments sur notre énergie et notre santé. Mais le manuel de biochimie que j'ai lu mentionne à peine l'index glycémique, aussi n'est-il pas surprenant que la plupart des médecins connaissent mal ce concept, et qu'ils sachent encore moins l'appliquer dans leur pratique médicale.

Voici les grandes questions que je me suis posées concernant les macronutriments :

- Quelles doivent être les proportions de lipides, de glucides et de protéines dans un régime idéal ?
- Doit-on modifier ces proportions si l'on veut perdre du poids ou en prendre ?
- Y a-t-il de bons et de mauvais glucides ? Quels aliments glucidiques devraient prédominer dans un régime idéal ?
- Y a-t-il de bons et de mauvais lipides ? Quelles doivent être les proportions des différents types de lipides dans un régime idéal ?
- Y a-t-il de bonnes et de mauvaises sources de protéines ? Quels sont les aliments riches en protéines qui devraient prédominer dans un régime idéal ?

Pour répondre à ces questions, j'aimerais vous montrer, sans vous accabler inutilement de données biochimiques, comment l'organisme utilise les glucides, les lipides et les protéines — comment il en retire de l'énergie, comment il les stocke et comment il interconvertit ces composés entre eux.

J'ai écrit plus haut que l'énergie nutritionnelle — mesurée en calories — provient de l'énergie solaire qui a été captée et stockée par les végétaux chlorophylliens. Ceux-ci accomplissent cet exploit grâce à la photosynthèse, en utilisant l'énergie lumineuse rouge et bleue du spectre pour fixer le dioxyde de carbone de l'atmosphère et l'eau de la terre sous forme de molécules de glucose, en libérant simultanément de l'oxygène. Le glucose, également appelé fructose (pour les végétaux), et glycémie (chez les animaux), est l'un des glucides les plus simples, et l'aliment le plus basique pour les plantes comme pour les animaux. C'est le carburant que les cellules préfèrent utiliser pour trouver de l'énergie.

Lorsque le soleil se couche, la photosynthèse cesse, et la machinerie cellulaire met en œuvre le processus inverse, appelé respiration cellulaire : les cellules « brûlent » ou métabolisent le glucose qui vient d'être créé en le combinant avec l'oxygène pour réduire la molécule en dioxyde de carbone et en eau et capter l'énergie qui était stockée dans ses liaisons chimiques. On peut brûler du glucose pur, cristallin, dans un tube à essai et observer un dégagement de chaleur et de lumière. La respiration cellulaire est un processus de combustion contrôlée comportant plusieurs étapes dont les dernières composent le célèbre cycle de Krebs qui génère une énergie utile sous la forme d'un composé simple appelé ATP (adénosine-triphosphate). L'ATP est la monnaie métabolique de toutes les cellules, dont la plus grande partie de l'énergie se trouve dans la liaison chimique qui attache le groupement phosphate au reste de la molécule.

Il n'y a pas si longtemps, dans les hôpitaux, les infirmières accomplissaient un rituel superstitieux à la tombée de la nuit. Elles retiraient dans toutes les chambres les fleurs et les plantes qui se trouvaient à côté des malades, persuadées que les plantes pompaient l'oxygène de l'air durant la nuit. En réalité, les plantes, comme les animaux, respirent toujours de l'oxygène au niveau cellulaire, de jour comme de nuit, pour assurer leurs besoins énergétiques. La quantité d'oxygène qu'un bouquet de fleurs ou même une plante en pot absorbe durant la nuit est insignifiante en comparaison de celle qu'absorbe le malade. En revanche, la quantité d'oxygène libérée par une plante en phase de photosynthèse est importante, et la quantité totale d'oxygène libérée dans l'atmosphère par la biomasse végétale de la planète est telle qu'elle rend possible la vie animale. Il y a donc une merveilleuse interdépendance entre ces règnes biologiques : le monde végétal comme le monde animal absorbent de l'oxygène et libèrent du gaz carbonique chaque fois qu'ils brûlent de l'énergie stockée. En outre, les plantes vertes utilisent les rejets en gaz carbonique des animaux pour le transformer en glucose, libérant en même temps de l'oxygène. Et puis, bien sûr, les animaux mangent des végétaux (ou des animaux herbivores) pour capter l'énergie solaire qu'ils ne peuvent pas assimiler directement.

Les tissus actifs des végétaux et des animaux (les germes, les feuilles, le cerveau) ont besoin en permanence de grandes quantités de glucose, et ils ont élaboré pour cela un contrôle hormonal de la distribution de ce sucre simple et de son contenu en énergie solaire. Dans l'obésité et le diabète, le métabolisme du glucose est perturbé, mais on ne sait pas vraiment pourquoi. Si le taux du glucose sanguin tombe trop bas (ce qui arrive lorsqu'un diabétique s'injecte trop d'insuline ou mange trop peu), le sujet se fatigue rapidement, puis perd conscience, mais ces symptômes disparaissent en quelques secondes après l'injection intraveineuse d'une solution de glucose. Le cerveau est tout aussi dépendant d'un apport constant, régulier en glucose. Il a également besoin d'une fraction disproportionnée de l'énergie métabolique totale de l'organisme, et il est donc un consommateur majeur du glucose sanguin.

Les glucides

Les glucides sont des composés organiques dans lesquels l'hydrogène et l'oxygène sont combinés avec le carbone. Ces composés sont intégrés dans des structures cycliques qui, reliées bout à bout, forment des molécules plus complexes. Les glucides les plus simples sont les sucres simples : glucose, fructose (le sucre des fruits), et galactose (sucre du lait). On les appelle également monosaccharides, parce qu'ils ne renferment qu'une molécule élémentaire. Les disaccharides sont des sucres formés par condensation de deux monosaccharides. Ils comprennent, entre autres, le maltose (glucose plus glucose), présent dans les céréales et dans la bière. Le saccharose, ou sucre raffiné (glucose plus fructose), est le sucre le plus répandu dans la nature. On le trouve dans les fruits et les légumes et on l'extrait aussi de la betterave et de la canne à sucre. Le lactose, le principal sucre du lait (glucose plus galactose), est également un disaccharide.

Vous connaissez peut-être des personnes qui font une intolérance au lactose. Il leur manque l'enzyme digestive nécessaire au clivage de ce disaccharide en ses composantes monosaccharides, seules utilisables à des fins énergétiques. Ces personnes sont affectées de troubles gastriques lorsqu'elles boivent du lait : éructations, borborygmes et flatulence. Tous ces troubles sont la conséquence de la digestion par des bactéries du lactose, un processus qui provoque une production importante de gaz méthane. De même, l'incapacité de fractionner les sucres plus complexes des légumineuses provoque des flatulences. Ces sucres indigestes sont souvent appelés « glucides réfractaires », parce qu'ils sont réfractaires à la digestion. Il existe un type de glucides réfractaires composés, entre autres, de très grandes molécules qui forment les constituants structurels des végétaux. La cellulose, par exemple, est le principal constituant de la paroi de toutes les cellules végétales. Ces substances sont appelées collectivement fibres, et elles jouent un rôle important dans la nutrition humaine.

Les sucres sont osmotiquement actifs, ce qui signifie qu'ils absorbent les molécules d'eau à travers leurs membranes poreuses, semblables à celles qui enveloppent les cellules. Cette propriété permet aux végétaux et aux animaux de stocker l'énergie sous forme de sucre. Si une trop grande quantité de glucose s'accumulait dans une cellule, celle-ci enflerait et exploserait rapidement. C'est pourquoi, pour stocker l'énergie, les organismes doivent convertir le glucose qu'ils produisent en quelque chose d'autre. Les végétaux transforment les sucres en amidons, des molécules glucidiques beaucoup plus grandes et d'une structure chimique différente qui n'absorbent pas l'eau à travers des membranes cellulaires et qui ont donc la capacité de stocker l'énergie pour un usage ultérieur. Les sites de stockage les plus courants pour les amidons sont les tubercules (patates douces), les tiges souterraines (pommes de terre), les fruits (courges), et les graines (légumineuses et céréales). Il existe deux types de molécules d'amidon : d'une part, l'amylose, constituée d'une chaîne continue mais ondulée (comme une couronne ou une corde) de molécules de glucose, et de l'autre, l'amylopectine, qui contient d'importantes ramifications de chaîne.

Lorsque nous mangeons des légumes, des fruits et des céréales riches en amidons, notre organisme reconvertit ces glucides complexes en glucose pour obtenir de l'énergie métabolique, mais les différences structurelles entre l'amylose et l'amylopectine affectent la vitesse de cette conversion, car l'amylopectine est beaucoup plus facile à digérer, ses nombreuses ramifications présentant une surface plus grande à l'activité enzymatique. Cette différence est importante parce qu'elle est un déterminant majeur de l'index glycémique — de la rapidité avec laquelle les aliments riches en amidons affectent notre taux de glycémie, lequel, à son tour, affecte notre énergie, notre poids et notre santé d'une manière générale. L'amylopectine est le principal amidon de l'aliment de base des Chinois et des Japonais : le riz blanc épais cuit à la vapeur qui accompagne la plupart de leurs plats. Le plat de base des Indiens est le riz blanc basmati cuit à la vapeur. Son goût et son aspect sont très différents du riz japonais, car ses grains sont séparés et plus secs à cause de la présence prédominante d'un autre amidon, l'amylose. Les « gourous de la diététique », qui déconseillent le riz blanc parce qu'il s'agit d'une céréale raffinée qui élève le taux de sucre dans le sang, négligent cette différence. On peut déguster du riz blanc même si l'on est « sensible aux glucides », en choisissant un riz à faible index glycémique comme le riz basmati.

Les animaux transforment le glucose en une substance glucidique proche de l'amidon, le glycogène, qui, stocké dans le foie et les muscles, constitue une réserve d'énergie à court terme. Le glycogène, comme l'amylopectine, a de nombreuses ramifications qui permettent sa conversion rapide en glucose. En période de jeûne, le taux de glycémie reste stable pendant un temps plus ou moins long, selon que l'on est sédentaire ou actif, grâce aux réserves de glycogène hépatique. Lorsque l'on fait beaucoup d'exercice, les réserves en glycogène s'épuisent rapidement. Dans ce cas, l'organisme devra trouver une autre source de glucose. Les athlètes d'endurance, comme les marathoniens, connaissent très bien ce phénomène et l'appellent « toucher le mur ». Il représente le temps de latence entre l'épuisement des réserves de glycogène et le moment où l'organisme commence à puiser de l'énergie dans les réserves de graisses et de protéines. Les athlètes le décrivent comme une chute brutale de l'énergie disponible. Pour gagner du temps avant qu'il ne se produise, ils absorbent souvent une « surcharge glucidique » avant une compétition, en ingurgitant de grandes quantités de pâtes, par exemple, pour maximiser les ressources en glycogène.

Les lipides

Les végétaux et les animaux peuvent condenser encore plus l'énergie en transformant le glucose en lipides pour un stockage à plus long terme. Les lipides sont un mélange de différents acides gras, des chaînes d'atomes de carbone reliés ensemble — pour la plupart attachés à des atomes d'hydrogène — avec un groupement distinct contenant de l'oxygène à une extrémité de la chaîne, l'extrémité acide fragile. Les liaisons carbone-carbone dans les acides gras sont plus énergétiques que celles des glucides. En conséquence, les lipides ont presque deux fois plus de calories que les glucides, à poids égal.

Les huiles sont des lipides liquides. Le terme *lipides* comprend l'ensemble de ces substances : les graisses, les huiles, les acides gras qui les constituent et les composés plus complexes construits à partir de ces acides. L'huile de la plupart des végétaux est stockée dans leurs graines (noisettes, graines de sésame, maïs), et très rarement dans leurs fruits (olives, avocats). Les graines fournissent l'énergie concentrée nécessaire à la croissance de l'embryon de la génération suivante. Nous stockons les lipides sous la peau sous forme de réserves énergétiques pour faire face aux temps de pénurie, ainsi que pour protéger l'organisme et les organes vitaux. Nous fabriquons aussi facilement des lipides à partir du glucose, de sorte que tout aliment qui peut être réduit en glucose puisse également être converti en graisses. Lorsque l'apport calorique excède la dépense, l'organisme stocke le surplus de lipides. À l'inverse, chaque fois que la dépense excède l'apport et que les réserves de glycogène du foie et des muscles sont épuisées, les réserves lipidiques sont mobilisées pour satisfaire les besoins métaboliques.

Les lipides stockés ne peuvent être convertis en énergie aussi rapidement ou aussi aisément que le glycogène, ce qui explique en partie le phénomène du « toucher le mur ». Pour obtenir de l'énergie à partir des lipides, l'organisme dégrade les acides gras en fragments de deux atomes de carbone (des « fragments d'acétate ») que les cellules brûlent ensuite dans leurs fourneaux métaboliques, en les combinant avec de l'oxygène et en produisant des déchets de gaz carbonique et d'eau. La plupart des cellules — mais pas toutes — peuvent mener à bien ce processus, appelé oxydation des acides gras. Ainsi, les cellules musculaires qui n'ont plus de glycogène puisent leur énergie dans les acides gras. Au cours d'un jeûne prolongé, la plupart des tissus font de même, mais certains en sont incapables, comme les neurones du cerveau, qui peuvent par contre brûler certains des produits de dégradation intermédiaires des acides gras que le foie libère dans le flux sanguin. Ces molécules, appelées corps cétoniques, jouent un rôle important en cas de privation de nourriture, car elles s'accumulent en quantité suffisante dans le sang pour que le cerveau puisse les absorber et les utiliser comme une source d'énergie alternative — un processus appelé cétose.

N'oubliez pas que les cellules hautement spécialisées du cerveau préfèrent utiliser le glucose — le carburant le plus simple — comme source d'énergie. Cependant, si l'organisme humain peut transformer facilement le glucose en lipides, il est incapable de retransformer ces lipides en glucose. Cette limitation biochimique fondamentale a des implications profondes pour les gens qui ne mangent pas à leur faim ou pour ceux qui suivent un régime pauvre en glucides. Les médecins ont observé que ceux qui font l'expérience d'une cétose se sentent bien et n'ont pas faim. Le Dr Atkins et ses imitateurs pensent que les régimes pauvres en glucides engendrent le même phénomène (sensation de faim diminuée et énergie mentale et physique accrue).

Je ne suis pas sûr qu'ils aient raison, parce que les régimes pauvres en glucides sont très riches en protéines et — comme je vais l'expliquer plus loin — parce que l'organisme peut synthétiser du glucose à partir de protéines lorsqu'il est privé de ses ressources habituelles. Je pense que le cerveau peut toujours assurer ses besoins énergétiques dans les régimes du type Montignac ou Atkins, mais je crains qu'ils n'induisent à long terme des effets nocifs.

Il y a trois types d'acides gras. Dans les acides gras saturés (AGS), toutes les liaisons carbone-carbone sont occupées — ou saturées — par des atomes d'hydrogènes. Les AGS sont les molécules lipidiques que l'organisme décompose en fragments d'acétate pour couvrir ses besoins énergétiques, aussi n'est-il pas surprenant que les réserves lipidiques animales soient surtout constituées d'AGS (gardez ces fragments d'acétate à l'esprit. J'en parlerai à nouveau plus loin lorsque j'aborderai la question du cholestérol, car l'organisme les utilise comme matériaux de base pour fabriquer cette substance. Ils constituent le lien de cause à effet entre le régime alimentaire et les maladies cardiovasculaires). Les acides gras monoinsaturés (AGMI) comportent non pas une liaison simple, mais une double liaison entre deux atomes de carbone. Cette double liaison constitue un point de tension dans la chaîne de l'acide gras qui affecte sa forme et sa nature chimique. On trouve les AGMI dans de nombreuses huiles de graines oléagineuses ainsi que dans l'huile d'olive et les avocats. Notre organisme contient également des AGMI, qu'il peut brûler comme source d'énergie.

Dans les acides gras polyinsaturés (AGPI), il existe au moins deux doubles liaisons entre atomes de carbone. Les AGPI prédominent dans les huiles extraites des graines de carthame, de tournesol, de sésame, de maïs et de soja. L'organisme peut convertir des AGPI en AGS, mais il a un autre usage très particulier des AGPI, qu'il est important de comprendre : il les incorpore dans les membranes cellulaires et dans les organites intracellulaires (mitochondries, ribosomes) en profitant de leur flexibilité et de leurs propriétés hydrofuges pour maintenir et protéger le contenu aqueux de ces structures. En outre, l'organisme synthétise des hormones importantes à partir des AGPI, parmi lesquelles les hormones stéroïdiennes et les prostaglandines.

Toutes les matières grasses et toutes les huiles sont des mélanges d'acides gras, et l'on peut spécifier les pourcentages respectifs des trois types d'acides gras. Par exemple, l'huile d'olive contient 14 % d'AGS, 77 % d'AGMI, et 9 % d'AGPI, et c'est pourquoi elle est classée parmi les huiles monoinsaturées. Dans le gras de bœuf, les pourcentages sont les suivants : 51 pour les AGS, 44 pour les AGMI, et 5 pour les AGPI, ce qui en fait une graisse saturée. Les graisses saturées ont tendance à se solidifier à température ambiante. Les huiles végétales polyinsaturées restent liquides à basse température, tandis que les AGMI se situent entre les deux. Je reviendrai sur le sujet des graisses alimentaires et du métabolisme lipidique, parce qu'ils ont des effets importants sur la santé et la longévité.

Les protéines

Pour synthétiser le troisième type de macronutriments — les protéines — les végétaux combinent des sucres simples avec l'azote atmosphérique pour les transformer en amino-acides, lesquels constituent la structure primaire des protéines. Les protéines sont beaucoup plus grandes et complexes que les glucides et les lipides, avec leurs structures tridimensionnelles typiques. En outre, chaque organisme a ses protéines spécifiques qui établissent son identité biologique et d'autres qui sont communes à de nombreuses formes de vie (c'est grâce à la chimie des protéines que le système immunitaire peut décider si les substances qu'il rencontre appartiennent ou non à l'organisme. Ce sont les protéines spécifiques d'un organisme qui reconnaissent ce qui est « soi » et ce qui est « non-soi ». Les protéines représentent plus de 50 % du poids sec des cellules du corps humain.

Les animaux décomposent les protéines qu'ils ingèrent en acides aminés, puis ils réarrangent ces éléments de base en molécules protéiques indispensables pour couvrir les besoins d'entretien et de croissance. Ils peuvent également synthétiser de nombreux acides aminés, mais pas tous. Chez l'homme, dix acides aminés sont « essentiels », c'est-à-dire qu'ils doivent être apportés par l'alimentation pour que l'organisme puisse s'en servir pour synthétiser les protéines dont il a besoin. Sans eux, l'organisme peut être affecté de malnutrition ou d'une carence en protéines parce qu'il est incapable de stocker l'azote ou les acides aminés comme il stocke les glucides et les lipides.

On peut se représenter les vingt acides aminés qui ont formé les structures protéiniques de tous les êtres vivants comme les vingt lettres qui suffiraient à composer tous les « mots » constitués par les protéines. Les cellules contiennent de minuscules usines à protéines (les ribosomes) qui reçoivent des instructions codées de l'ADN dans le noyau cellulaire de façon à séquencer les acides aminés entre eux pour former de longues chaînes. Une fois complètes, ces chaînes s'ordonnent en structures complexes, hélicoïdales et torsadées, déterminées par les caractéristiques chimiques et électriques et la séquence des acides aminés. L'utilité des protéines dans l'organisme dépend de ces structures tridimensionnelles typiques. Ainsi, par exemple, l'actine et la myosine, les protéines des fibres musculaires, ont des formes uniques qui leur permettent de glisser les unes sur les autres en réaction aux signaux émis par les nerfs, ce qui provoque la contraction musculaire. Le collagène et l'élastine donnent à la peau ses remarquables qualités de résistance et d'élasticité.

Les enzymes représentent une autre catégorie importante de protéines. L'alchimie grâce à laquelle les végétaux comme les animaux transforment le produit de base de la photosynthèse, le glucose, en une gamme de sucres, d'amidons, de lipides et de protéines, dépend des enzymes — des substances protéiques qui contrôlent les réactions biochimiques. Les enzymes peuvent transformer les sucres en amidons, les amidons en glucose, les glucides en lipides, les lipides en fragments d'acétate pour couvrir les besoins énergétiques, les fragments d'acétate en cholestérol, les glucides en protéines et elles peuvent aussi retransformer les protéines en glucides, selon les besoins de l'organisme. Bon nombre de ces conversions sont identiques dans les deux règnes, végétal et animal, les principales différences étant que les végétaux peuvent fabriquer du glucose à partir de gaz carbonique, d'eau et de la lumière du soleil, et qu'ils peuvent synthétiser des acides aminés et des protéines avec l'azote présente dans le sol. Les enzymes contrôlent toutes ces réactions.

Voici comment j'ai décrit les enzymes dans mon livre *Le corps médecin* :

> Les enzymes catalysent les réactions chimiques vitales — c'est-à-dire qu'elles accélèrent les vitesses auxquelles ces réactions atteignent un équilibre sans être elles-mêmes modifiées par le processus. Les enzymes sont nécessaires parce que, sans elles, les réactions n'auraient pas lieu suffisamment vite pour maintenir les fonctions vitales ; les chimistes peuvent accélérer les réactions lentes en les soumettant à des températures et des pressions élevées et en créant des conditions extrêmes d'acidité ou d'alcalinité (pH). Ils peuvent aussi ajouter des catalyseurs chimiques, mais ceux-ci agissent dans des conditions physico-chimiques très éloignées de celles des cellules vivant naturellement à température et à pression atmosphérique relativement basses, et à un pH presque neutre. En revanche, les enzymes des cellules sont capables de catalyser des réactions dans des conditions biologiques ordinaires et le font avec beaucoup plus d'efficacité que leurs analogues inorganiques. On peut les envisager comme des machines moléculaires extrêmement complexes et puissantes.

Comment fonctionnent les enzymes ? La réponse est en rapport avec leur configuration tridimensionnelle qui leur donne la possibilité de se lier avec une grande spécificité à d'autres molécules — les substrats — et d'accélérer leur réaction. La liaison a lieu en un endroit précis de l'enzyme, qui est à la fois géométriquement et électroniquement complémentaire d'une partie du substrat. De nombreuses enzymes se lient à un substrat spécifique et pas à d'autres, même s'ils sont extrêmement proches, une fois lié à l'enzyme, le substrat peut se trouver physiquement proche d'un autre réactif, ou bien il peut adopter une nouvelle configuration qui favorise des liens chimiques particuliers, les rendant plus susceptibles de se rompre ou de se transformer de manière à faciliter la réaction désirée. Les enzymes possèdent divers mécanismes par lesquels elles amènent les substrats à se transformer. Elles fonctionnent comme des machines ingénieuses qui ont le pouvoir de modifier les substrats : en les divisant, en les assemblant, en leur enlevant des parties spécifiques ou en en ajoutant d'autres, tout cela avec une précision et une vitesse incroyables.

C'est le déficit en lactase qui entraîne chez certaines personnes une intolérance au lactose. Si la lactase produite par l'organisme dévie ne serait-ce que légèrement de la configuration normale, l'organisme sera incapable de lier les molécules de lactose et de catalyser leur digestion en monosaccharides, glucose et galactose.

Les récepteurs constituent une autre catégorie importante de protéines. Comme les enzymes, ces molécules ont la capacité de se lier spécifiquement à d'autres molécules, mais au lieu d'accélérer les réactions biochimiques, leur fonction est de véhiculer l'information entre et à l'intérieur des cellules. De nombreux récepteurs existent à l'intérieur des membranes lipidiques qui enveloppent les cellules. Par exemple, les récepteurs de l'insuline sont présents à la surface de la plupart des cellules. Lorsque le pancréas sécrète l'insuline dans le sang, il se lie aux récepteurs de l'insuline, et le changement de la conformation du récepteur engendre d'autres changements dans la cellule qui permettent au glucose de pénétrer dans celle-ci pour procéder à des réactions d'oxydation qui fournissent de l'énergie. La déficience en récepteurs de l'insuline ou leur perte est le corrélat biochimique de l'insulino-résistance, laquelle, sous sa forme extrême, est la cause immédiate du diabète non insulino-dépendant. Dans cette maladie, le pancréas sécrète de l'insuline, mais les cellules sont insensibles ou presque insensibles à cette insuline. En conséquence, le taux de glycémie est continuellement élevé, et l'activité métabolique et énergétique de l'organisme est complètement perturbée.

Ce qui précède n'est pas un inventaire exhaustif des fonctions des protéines dans l'organisme, mais je pense que cela donne une bonne idée du rôle essentiel qu'elles jouent dans le maintien de la vie. Il est également important de savoir que, si le régime alimentaire fournit à l'organisme davantage de protéines qu'il n'en a besoin pour sa croissance et son entretien, les protéines en excédent vont dans le four métabolique pour contribuer aux besoins énergétiques. La digestion décompose les protéines alimentaires en acides aminés, et bon nombre de ces derniers sont facilement transformés en glucose, lequel peut être brûlé, transformé en glycogène, ou converti en lipides de réserve, selon les besoins énergétiques. Vous devez également savoir que le métabolisme des protéines, dans son rôle de producteur d'énergie, est très différent du métabolisme des lipides et des glucides, en raison du contenu en azote des protéines. Les lipides et les glucides sont des carburants brûlant sans résidus qui ne dégagent que du gaz carbonique et de l'eau comme sous-produits d'oxydation. En outre, les protéines, après dégradation, laissent un résidu d'ammoniac, une combinaison gazeuse simple d'azote et d'hydrogène que nous connaissons tous sous la forme de produits détachants ou d'engrais. L'ammoniac est extrêmement toxique, surtout pour les neurones du cerveau, et sa production lors du processus d'oxydation des amino-acides crée un problème majeur d'élimination pour l'organisme. Je traiterai à nouveau de cette question plus loin dans ce chapitre lorsque j'aborderai le problème de la quantité nécessaire de protéines dans un régime optimal.

J'ai dit plus haut que l'organisme ne peut pas synthétiser du glucose à partir des lipides, mais qu'il peut en synthétiser à partir des protéines. De nombreux acides aminés peuvent servir de substrats pour la synthèse du glucose dans le foie, un processus appelé gluconéogenèse, ce qui signifie en grec « création de glucose de A à Z ». En cas de manque de nourriture, la demande du cerveau en glucose oblige l'organisme à sacrifier ses propres tissus musculaires afin de soutenir la gluconéogenèse. Ainsi, la perte de poids causée par une privation de nourriture est due non seulement au métabolisme des réserves lipidiques, mais aussi à la diminution de la masse maigre de l'organisme. Il est possible que le même phénomène se produise dans les régimes hypoglucidiques, auquel cas il faudrait s'en inquiéter. Ces régimes, très pauvres en glucides alimentaires, peuvent forcer l'organisme à chercher dans ses propres tissus musculaires une source d'acides aminés, afin que la gluconéogenèse nourrisse le cerveau.

Je vous ai donc donné un aperçu des éléments fondamentaux qui permettent, selon moi, de comprendre la nature des macronutriments et leur rôle dans la biologie humaine. Je vais maintenant les passer en revue avant d'examiner plus en détail chaque type de macronutriments.

Les glucides — sucres et amidons — sont principalement utilisés pour la production d'énergie à travers la conversion du glucose et l'oxydation qui s'ensuit. Les glucides sont des carburants rapidement utilisables et qui brûlent sans résidus. Le glucose peut être brûlé immédiatement, converti en amidon animal — le glycogène — pour un stockage à court terme dans le foie et les muscles, ou bien converti en acides gras pour un stockage à long terme. L'organisme peut s'adapter à une large gamme d'apports glucidiques, mais, avec le temps, un apport trop important provoquera chez la plupart des gens un accroissement préjudiciable des réserves lipidiques, tandis qu'un apport insuffisant favorisera la cétose, un mode de production alternatif de l'énergie qui peut être néfaste à long terme. Tous les tissus de l'organisme peuvent utiliser le glucose comme carburant et certains, notamment le cerveau, l'utilisent exclusivement, sauf dans des circonstances exceptionnelles (la privation de nourriture, par exemple). Selon leur nature, les divers aliments glucidiques sont plus ou moins rapidement digérés et convertis en glucose (un reflet de l'index glycémique), ce qui oblige le pancréas à produire plus ou moins d'insuline pour agir sur le taux d'accroissement du glucose dans le sang. Dans le diabète comme dans l'obésité, le métabolisme des glucides est perturbé.

Les graisses et les huiles sont des réserves d'énergie à long terme, constituées de molécules, les acides gras, qui contiennent plus d'énergie que les glucides, qui brûlent elles aussi sans résidus, mais qui ne sont pas utilisables aussi rapidement. Outre le fait qu'ils constituent une structure de stockage pour l'énergie, les lipides sont des constituants des membranes cellulaires et servent de substrats pour la synthèse d'hormones. Les acides gras présentent des structures différentes : ils sont soit saturés (ACS), soit monoinsaturés (AGMI), soit polyinsaturés (AGPI). La prédominance d'une de ces structures dans une huile ou une graisse détermine ses caractéristiques physiques et chimiques. L'organisme brûle les ACS et les AGMI pour couvrir ses besoins énergétiques, tandis que les AGPI lui servent de composants membranaires et de substrats pour la synthèse d'hormones. Pour rester en bonne santé, il faut impérativement que certains AGPI figurent dans le régime alimentaire.

De nombreuses cellules utilisent les acides gras comme source d'énergie, mais certaines (les neurones du cerveau) en sont incapables. Ces neurones peuvent utiliser des produits de dégradation intermédiaires des acides gras (les corps cétoniques) que le foie sécrète quand les glucides ne sont pas disponibles. Même si l'organisme transforme facilement le glucose en acides gras, il peut inverser ce processus et synthétiser du glucose à partir d'acides gras. La consommation excessive de matières grasses conduit, chez la plupart des gens, à une surcharge adipeuse et à une circulation excessive des lipides dans le sang, ces deux phénomènes pouvant nuire à la santé (les graisses alimentaires sont converties plus efficacement en tissus adipeux que les glucides). Une consommation insuffisante de corps gras accroît le risque de déficience en acides gras essentiels, et entraîne de nombreux effets nocifs pour la santé.

Les protéines, à l'inverse des glucides et des lipides, contiennent de l'azote en plus du carbone, de l'hydrogène et de l'oxygène. Les molécules protéiniques sont constituées de chaînes d'acides aminés qui présentent des structures tridimensionnelles spécifiques. Ces configurations déterminent leurs fonctions. L'organisme a besoin d'un apport régulier en protéines pour assurer sa croissance et son entretien. Les protéines sont des composantes essentielles de la structure du corps, y compris des muscles et de la peau, ainsi que de l'appareil régulateur (enzymes, récepteurs). Toutes les protéines de l'organisme sont formées à partir de vingt acides aminés différents, dont dix sont dits « essentiels », car l'organisme est incapable de les synthétiser et ils doivent donc être régulièrement apportés par les protéines des aliments. L'organisme peut synthétiser les dix acides aminés non essentiels à partir du glucose, et il peut fabriquer du glucose à partir d'un certain nombre d'acides aminés.

Les protéines excédentaires sont utilisées comme carburant par l'organisme. Mais les résidus azotés que les protéines rejettent sous forme d'ammoniac sont toxiques et doivent être éliminés. Le foie, lorsqu'il n'a pas accès aux sources glucidiques du glucose, peut en fabriquer à partir des protéines (la gluconéogenèse), qu'il va souvent chercher dans les tissus musculaires. Une consommation excessive de protéines peut accroître la charge de travail du foie et des reins. Dans les pays du Tiers Monde, les carences en protéines entraînent couramment malnutrition, amaigrissement, susceptibilité accrue à la maladie et mort prématurée.

Voilà qui conclut cette vue d'ensemble des macronutriments. J'aimerais à présent examiner plus en détail chaque type de macronutriments pour expliquer son rôle dans le régime optimal.

2. Les glucides revisités : soutiens de vie ou vecteurs de maladie ?

Une marque populaire de fécule de maïs vendue aux États-Unis utilise comme logo l'image d'une jeune Indienne dont le corps est un épi de maïs doré. Les ménagères américaines la connaissent depuis plusieurs générations, et les Indiens d'Amérique depuis la nuit des temps, car il s'agit de la déesse du maïs symbolisant l'esprit de cette plante qui a contribué à la survie des hommes dans le Nouveau Monde. Le maïs est une céréale particulière parce que sa survie dépend totalement de l'intervention humaine. L'épi de maïs est enfermé dans une enveloppe qui empêche les graines de germer. Le maïs est donc une invention humaine, le produit de croisement complexes au fil des siècles.

Comme d'autres céréales, les graines de maïs contiennent des glucides, des protéines et des lipides. La fraction la plus importante de leurs calories totales est constituée d'amidon que la graine peut convertir en glucose et brûler pour couvrir ses besoins de croissance, jusqu'à ce qu'elle produise suffisamment de jeunes feuilles pour photosynthétiser sa nourriture. Que les Indiens d'Amérique aient déifié cette plante témoigne de la place importante qu'elle tenait dans leur société. Tout au long de l'histoire des Amériques, une récolte abondante de maïs a signifié santé, bonheur et l'assurance de stocks suffisants de nourriture pour l'hiver. À l'inverse, une mauvaise récolte annonçait la famine et, en fin de compte, la mort.

Dans d'autres parties du monde, des peuples éprouvaient le même respect pour d'autres céréales, parce que leur santé et leur survie dépendaient également de ces graines. Au Japon, la culture du riz était, et est encore pour bon nombre de gens, un acte religieux par lequel on invoque l'aide de Ta No Kami, le dieu shinto des rizières, afin qu'il protège les plantes et assure une bonne récolte. La culture de l'orge — une céréale à cycle court — inspire la même révérence aux Tibétains.

Ces cultures sont généralement appelées cultures de base parce qu'elles constituent les éléments fondamentaux de notre nutrition, et parce que les produits que l'on en tire — qui fournissent la plupart des calories sous la forme d'amidons — contribuent souvent à définir l'identité culturelle. Pensez au bol de riz en Asie, aux tortillas au Mexique, au pain de seigle du nord de l'Europe, et au pain de blé dans le reste de l'Europe et en Amérique du Nord. Lors d'un séjour en Éthiopie, j'ai dégusté le *wat* (sorte de ragoût), avec l'*injera*, sorte de grande crêpe de farine de *tef*, la céréale de base locale. J'ai appris à accompagner cette viande en sauce très épicée de cet aliment de base, symbole de la cuisine éthiopienne. Dans d'autres sociétés, les racines et les tubercules — et non les céréales — constituent les aliments glucidiques de base. Les Indiens des Andes consomment plus de quatre-vingts variétés de pommes de terre aux formes et aux couleurs éblouissantes, tandis que les Indiens d'Amazonie dépendent de la *yucca*, dont on extrait le tapioca. Mais qu'il s'agisse de graines ou de tubercules, tous ces aliments de base sont des sources d'amidon — de glucides — qu'ils contiennent ou non des protéines et des lipides.

Dans notre propre culture, le pain, habituellement fabriqué avec de la farine de blé raffinée, accompagne la plupart des repas. Nos ancêtres n'avaient pas pour habitude de manger délicatement de petits pains beurrés en attendant les entrées. Ils devaient plutôt couper de gros morceaux de pain dans d'énormes miches, qu'ils trempaient dans leurs sauces et leurs jus de viande, comme le font les Éthiopiens avec leur *Wat*. Durant les périodes de vaches maigres, il est fort possible qu'ils n'aient rien eu à saucer, et qu'ils aient dû se contenter de pain. Si le pain est honoré comme « soutien de la vie », c'est parce que nos ancêtres, en Occident, ont longtemps survécu grâce à lui.

Mais le pain est une invention relativement récente dans l'histoire de l'humanité, qui remonte seulement à la domestication du blé, il y a environ neuf mille ans, dans le Croissant fertile, au Moyen-Orient. Que mangeaient donc nos ancêtres pour assurer leur subsistance avant l'apparition de l'agriculture ?

Ces dernières années, un certain nombre d'experts en médecine ont émis des hypothèses sur l'alimentation humaine de l'âge de la pierre. Ils pensent que le régime alimentaire de nos lointains ancêtres du paléolithique était supérieur au nôtre. Je lis toujours ces articles avec intérêt et je comparerai plus loin les bienfaits du régime paléolithique avec ceux du régime optimal.

Toutefois, ces articles me semblent entachés d'un certain romantisme. Selon ces experts, nos ancêtres chasseurs-cueilleurs étaient plus heureux et en meilleure santé que nous, ils avaient beaucoup plus de temps libre et ne connaissaient pas les inégalités sociales et le stress de la vie moderne. Bien sûr, la réalité quotidienne à l'âge de la pierre n'était probablement pas aussi rose. Les décès dus à la violence, aux accidents et aux infections devaient être très fréquents. Rares étaient les individus dont l'espérance de vie dépassait la trentaine, aussi la plupart d'entre eux ne vivaient-ils pas assez longtemps pour développer les maladies dégénératives qui sont courantes à notre époque et que l'on attribue souvent à nos habitudes alimentaires.

Des rescapés de ces sociétés de l'âge de la pierre existent encore dans notre monde — en Amazonie, dans les déserts du sud de l'Afrique, dans les forêts tropicales de Papouasie-Nouvelle-Guinée, et dans quelques autres endroits du monde. Récemment, j'ai rencontré des membres d'une tribu de Bochimans en voie de disparition qui étaient venus, à contrecœur, se réfugier dans une réserve de chasse namibienne. J'ai passé une matinée à les suivre dans la savane tandis qu'ils me faisaient une démonstration de leurs méthodes de chasse avec leurs lances et qu'ils fourrageaient dans la terre à la recherche de quelques tubercules comestibles au pied d'arbustes desséchés. Cela ne m'avait pas semblé une méthode facile pour trouver de la nourriture, mais les anthropologues affirment que les peuples vivant de chasse et de cueillette ont beaucoup plus de temps libre que nous et qu'ils sont bien nourris.

Leur nourriture est avant tout composée de gibier sauvage (animaux, oiseaux) et de poisson, complétée occasionnellement par des baies, des fruits oléagineux et des tubercules. Il est probable que la différence la plus significative entre leur alimentation et la nôtre est qu'aucun de leurs aliments n'est raffiné ou transformé. Une autre différence est l'absence relative de glucides.

Les anthropologues et les médecins qui décernent des éloges dithyrambiques au régime paléolithique me font penser aux tenants des régimes pauvres en glucides. Ils affirment que l'avènement de l'agriculture et l'introduction des céréales dans l'alimentation humaine nous ont condamnés à l'obésité, au diabète, à l'athérosclérose, et à tous les maux de la civilisation moderne[1].

Le raisonnement qui sous-tend cette affirmation est le suivant : la culture des céréales, et accessoirement des tubercules et des racines riches en amidons, a introduit de grandes quantités de glucides dans l'alimentation quotidienne de l'homme. Avant cette évolution, les hommes ne consommaient du sucre qu'occasionnellement sous forme de fruits sauvages ou de miel, et rarement des amidons sous forme de fruits oléagineux ou de tubercules. Ce

1. L'invention de l'agriculture est accusée par divers experts d'être à l'origine de l'urbanisation et des malheurs qui lui sont associés (surpeuplement, pollution, criminalité, inégalité des sexes, mauvaise répartition des richesses et diminution du temps libre).

changement a contraint le pancréas à fournir beaucoup plus d'efforts, parce que l'organisme a besoin d'insuline pour gérer l'arrivée massive de glucose dans le flux sanguin. Les taux élevés de glucose sanguin (hyperglycémie) sont toxiques et ils doivent être abaissés rapidement pour que l'organisme puisse fonctionner normalement. L'excès de glucose dans le sang induit le phénomène de *glycation* par lequel des molécules de glucose réagissent avec des protéines pour créer des structures non fonctionnelles. La glycation est sans doute à l'origine des maladies dégénératives constatées chez les diabétiques — troubles vasculaires, lésions rétiniennes, etc. Comme toutes les hormones, l'insuline a des effets multiples et variés sur l'organisme, même si les médecins ne s'intéressent généralement qu'à l'un d'entre eux : la capacité de l'insuline à augmenter l'absorption du glucose sanguin par les cellules. Nous savons aujourd'hui que l'insuline est impliquée dans le mécanisme de stockage des graisses, qu'elle augmente le risque d'accidents artériels et qu'elle favorise sans doute la croissance des tumeurs. En outre, chez certaines personnes, de fréquentes décharges d'insuline par le pancréas peuvent diminuer la sensibilité des cellules à cette hormone. En synthétisant moins de récepteurs de l'insuline, ils développent une résistance à l'insuline. La résistance insulinique est associée à une obésité rebelle, à des taux de triglycérides sanguins élevés, à l'hypertension, au diabète non insulino-dépendant, et aux maladies cardiovasculaires, avec un risque accru de mort par crise cardiaque ou attaque cérébrale. Est-il possible que tous ces aliments riches en glucides, nourrissants et essentiels au maintien de la vie — auxquels nous avons pu avoir accès après la domestication des plantes riches en amidons — puissent être la cause profonde de toutes ces calamités ?

On peut éclaircir cette question grâce à l'index glycémique (IG). L'index glycémique est une mesure qui permet d'estimer la vitesse de passage dans le sang des glucides contenus dans les aliments. Plus l'IG est élevé, plus le taux de glycémie (taux de sucre dans le sang) s'élève rapidement, plus la sécrétion d'insuline est importante, et plus l'organisme est susceptible de subir les effets toxiques de l'hyperglycémie et les effets néfastes sur la santé de l'insuline. L'index glycémique est un concept relativement nouveau, dont l'utilité est reconnue depuis peu par les nutritionnistes et par les médecins européens, mais qui ne connaît pas un grand succès aux États-Unis, où le rôle des glucides est aujourd'hui encore évalué par des méthodes démodées et peu efficaces.

Pour mesurer l'index glycémique, les chercheurs donnent des portions mesurées d'un aliment riche en glucides à un groupe de volontaires dont on mesure ensuite périodiquement le taux de glycémie à partir d'échantillons sanguins. Voici comment un scientifique décrit ce processus :

> 1. Un aliment contenant 50 g de glucides est donné à un volontaire pour qu'il le mange. Ainsi, pour tester un plat de spaghetti, on donnera au volontaire 200 g de pâtes, lesquelles fournissent les 50 g de glucides (pour calculer la teneur en glucides des aliments, nous utilisons les tables de composition des aliments). 50 g de glucides équivalent à trois cuillerées à soupe de glucose pur en poudre.
>
> 2. Au cours des deux heures suivantes... nous prélevons un échantillon de son sang toutes les 15 mn pendant la première heure, et toutes les 30 mn par la suite. Le taux de glycémie de ces prélèvements sanguins est mesuré au laboratoire, puis enregistré.
>
> 3. On trace un graphique de la quantité de glucose dans le sang en fonction du temps, après son ingestion. On calcule ensuite la surface située sous la courbe obtenue à l'aide d'un programme informatique.
>
> 4. La réaction du volontaire aux spaghetti (ou à n'importe quel autre aliment testé) est comparée à sa réaction glycémique à 50 g de glucose pur (l'aliment de référence).
>
> 5. L'aliment de référence est testé à deux ou trois reprises et une valeur moyenne est calculée. On pro-

cède ainsi pour réduire les effets des variations quotidiennes des réactions glycémiques.

6. L'index glycémique moyen trouvé chez huit à dix volontaires constitue l'index glycémique de cet aliment.

On a attribué arbitrairement un IG de 100 au glucose. Tous les autres glucides ont un IG inférieur à 100 (à l'exception du maltose, un disaccharide formé de molécules de glucose liées, dont l'IG est fixé à 105). On considère que les aliments ayant un IG inférieur à 55 ont un index glycémique faible. Au-delà de 70, les aliments ont un index glycémique élevé, et les aliments entre 55 et 70 sont considérés comme intermédiaires. Les scientifiques ont aujourd'hui mesuré l'index glycémique d'un grand nombre d'aliments riches en glucides. Vous trouverez une table d'index glycémique aux pages 91-93[1].

En général, les aliments à index glycémique élevé provoquent de violentes décharges d'insuline, ce qui expose encore plus l'organisme aux effets néfastes pour la santé de cette hormone, alors que ce n'est pas le cas pour les aliments à faible indice. Ces derniers fournissent l'énergie de manière lente et régulière, apaisant la faim et facilitant l'utilisation et le stockage des calories. Les aliments à index glycémique élevé entraînent de brusques décharges d'énergie, rapidement suivies par une sensation d'épuisement et de faim. Cela ne signifie pas nécessairement que ces aliments soient mauvais et que les aliments à faible indice soient bons, mais sans doute la proportion d'aliments à indice élevé constitue-t-elle une variable importante dans un régime trop riche en glucides.

---

1. Sachez qu'il existe un autre index glycémique qui utilise le pain comme aliment de référence et qui apparaît parfois dans la littérature médicale. Si l'on attribue un index glycémique de 100 au pain, alors celui du glucose sera de 130. Si vous rencontrez des valeurs supérieures à 100 pour des aliments comme les pommes de terre ou le riz, sachez qu'elles sont calculées avec cet index alternatif. J'espère que nous parviendrons bientôt à une uniformité dans ce domaine. Il me semble plus logique d'avoir un index glycémique allant de 0 à 100 avec le glucose au sommet.

Plusieurs facteurs affectent la rapidité avec laquelle un glucide élève le taux de glycémie. L'un d'eux est la nature chimique du glucide en question. L'organisme utilise de manière très efficace le glucose, son carburant préféré, mais sa capacité à traiter le fructose — un monosaccharide présent dans les fruits et le miel — est plus limitée. Le fructose a un index glycémique très bas (23). Souvenez-vous que le sucre de table ordinaire, le saccharose, est un disaccharide constitué d'une molécule de glucose associée à une molécule de fructose. L'index glycémique du sucre blanc est de 65, presque exactement à mi-chemin entre 23 et 100, dans la gamme des aliments intermédiaires. Comme je l'ai dit plus haut, l'amylose et l'amylopectine, les deux principaux amidons, ont des vitesses de digestion différentes. L'amylopectine a un index glycémique plus élevé que celui de l'amylose, parce que ses nombreuses ramifications présentent une surface plus grande à l'activité enzymatique.

La nature physique des glucides revêt une importance encore plus grande. La plupart des pains ont un indice glycémique élevé, non pas à cause de la nature chimique de l'amidon de blé, mais pour deux raisons mécaniques. En premier lieu, la finesse des particules de la farine de blé procure aux enzymes digestives une aire de travail plus grand et, en second lieu, la structure éclatée du pain, conséquence du travail de panification des levures, accroît encore plus l'étendue de la surface de l'aliment. Par contraste, les pâtes ont un indice glycémique bas, que l'on peut abaisser encore plus en les cuisant moins longtemps. Les pâtes *al dente* [1], dont les Italiens raffolent, mais que les Américains n'apprécient pas, résistent davantage aux enzymes digestives que les pâtes cuites plus longtemps, et elles ont donc un indice moins élevé.

Si vous examinez un tableau des index glycémiques d'aliments courants, vous serez probablement surpris. Certains aliments qui ont la réputation d'être des aliments

1. Cuisson qui conserve leur fermeté aux pâtes. (*N.d.T.*)

« de régime » — les galettes de riz ou le pain grillé suédois, par exemple — ont des indices très élevés, tandis que bon nombre d'aliments sucrés ont des indices moins élevés. Les galettes de riz ont un indice très élevé à cause de la nature chimique des amidons qu'elles contiennent, ainsi qu'en raison de leur structure fortement dispersée qui présente une surface plus grande à l'activité enzymatique, tandis que le sucre a un indice faible parce que la moitié de ses molécules sont des molécules de fructose, que nous avons du mal à métaboliser.

D'autres facteurs affectent également l'index glycémique. Les fibres alimentaires, et la cellulose, qui constitue la paroi des cellules végétales, résistent aux sucs digestifs de l'homme et restent donc dans le tube digestif. Elles favorisent le transit intestinal et sont éliminées dans les selles. Les fibres du blé complet sont insolubles. Les grains de blé complet ou le blé concassé présentent une barrière physique à la digestion, mais si le blé est finement moulu, ce phénomène disparaît. C'est pourquoi le pain complet a à peu près le même index glycémique que le pain blanc. Il y a sans doute des avantages à utiliser de la farine intégrale de blé (elle contient plus de vitamines et de minéraux, et ses fibres insolubles accroissent le volume du bol intestinal), mais le fait qu'elle modère les effets de la digestion des amidons du blé au niveau du sang n'en est pas un.

La présence de lipides dans un aliment abaisse l'index glycémique en ralentissant la vidange de l'estomac ainsi que la digestion des amidons. De ce fait (et aussi à cause de la présence de sucre), les biscuits aux flocons d'avoine ont un index glycémique inférieur à celui de la bouillie d'avoine. Ils n'en sont pas pour autant meilleurs. Cet effet des lipides est trompeur. Ajouter des lipides aux aliments riches en amidons n'est pas le meilleur moyen de modifier son apport glucidique pour se protéger des effets nocifs de l'hyperglycémie et d'une sécrétion excessive d'insuline. Il vaudrait mieux introduire des aliments acides dans son alimentation — vinaigre, jus de citron ou fruits acides —

parce que l'accroissement de l'acidité gastrique a également pour effet de ralentir la vidange de l'estomac et la digestion.

L'index glycémique nous permet de comprendre l'impact des aliments glucidiques sur la nutrition humaine, et de déterminer la quantité et le genre de glucides du régime optimal. Avant d'expliquer plus en détail ce concept, il faut que j'expose comment des auteurs à succès l'ont dénaturé et corrompu.

Tout d'abord, les gens ne mangent pas que des aliments uniquement composés de glucides. Ils mangent des mets complexes, composés d'aliments fournissant, à des degrés variés, des glucides, mais aussi des protéines, des lipides, des fibres et d'autres micronutriments. L'index glycémique correspond à la partie glucidique d'un repas, et l'index glycémique d'un repas peut être calculé assez facilement, même si plusieurs aliments contiennent des glucides. Il faut d'abord additionner tous les glucides du repas, puis déterminer le pourcentage de chaque aliment dans ce total. Ensuite, on multiplie ce pourcentage par l'IG de l'aliment. Par exemple, si votre petit déjeuner contient 60 g de glucides et comprend deux tranches de pain grillé (13 g de glucides chacune), le pain grillé représentera 43 % du total (26 divisé par 60, puis multiplié par 100). 43 % de 70, l'IG du pain, égale environ 30. En procédant au même calcul pour les autres sources de glucides du petit déjeuner, et en additionnant les résultats obtenus, on déterminera l'index glycémique du repas.

Je ne vous demande pas de vous munir à chaque repas d'une table des index glycémiques, d'un compteur de glucides et d'une calculatrice. Je veux seulement souligner que l'index glycémique d'un repas reflète à la fois l'indice de chacun des aliments qui le composent et leur contribution respective aux glucides totaux. Notez que si l'unique aliment glucidique d'un repas a un indice élevé, alors l'index glycémique du repas tout entier sera élevé. Ainsi, si le pain est l'unique aliment glucidique d'un repas, l'index glycémique de ce repas sera de 70. Mais vous pouvez compenser les effets d'un aliment à IG élevé en incluant dans votre repas un aliment à faible IG comme un plat de haricots ou des fruits rouges.

Les régimes du type Montignac ou « La Zone » ignorent ce simple fait. Leurs auteurs chargent les aliments à IG élevé de tous les péchés, recommandent aux gens d'éviter le pain et les pommes de terre, sans leur indiquer qu'il suffit d'inclure dans leur repas des aliments à faible indice pour réduire les effets nocifs des aliments à IG élevé.

En outre, ces auteurs omettent de signaler des différences essentielles entre les aliments à IG élevé : ainsi, le riz basmati et le riz précuit ont des indices moins élevés que ceux des riz japonais et chinois cuits à la vapeur, et les pommes de terre nouvelles ont un indice moins élevé que les grosses pommes de terre « farineuses ». Il est vrai que le pain complet et le pain blanc provoquent une augmentation brusque de la glycémie, mais le pain intégral aux grains entiers, dense, difficile à mâcher, a un index glycémique nettement moins élevé.

INDEX GLYCÉMIQUE DE CERTAINS ALIMENTS COURANTS

CLÉ : (Glucose = 100)

- * Aliments contenant des lipides en excès selon les critères de l'*American Heart Association*.
- (my) indique que l'index glycémique est une moyenne obtenue à partir de plusieurs études.

Aliments à faible index glycémique .... IG inférieur à 55.
Aliments à index glycémique intermédiaire... IG entre 55 et 70.
Aliments à index glycémique élevé .... IG supérieur à 70.

CÉRÉALES POUR PETIT DÉJEUNER	
Kellogg's All Bran	51
Kellogg's Corn Flakes™	84
Kellogg's Rice Krispies™	82
porridge	49

CÉRÉALES/PÂTES	
gruau de sarrasin	54
boulgour	48
riz basmati	58
riz complet	55
riz blanc long (my)	56
riz blanc rond	72
nouilles à cuisson instantanée	46
fettuccine	32
raviolis (à la viande)	39
spaghetti (my)	43
spirales	68
coquillettes	68

PAINS/GÂTEAUX	
petit pain	72
croissant *	67
pita	57
pain noir (céréale complète)	51
pain de seigle	76
pain au levain	52
pain intégral (my)[1]	53
gaufres	76
pain blanc (my)	70
pain complet (my)	69

CRACKERS / PAIN GRILLÉ SUÉDOIS	
Kavli™	71
Ryvita™	69

BISCUITS	
biscuit sec (type Petit Beurre)	55
sablé *	64
gaufrette	77
crackers	74

LÉGUMES	
betteraves	69
carottes	49
panais	97
petits pois	48
pommes de terre :	
au four (my)	93
nouvelles (my)	62
frites	75
citrouille	75
rutabaga	72
maïs doux	55
patates douces	54
igname	51

LÉGUMINEUSES	
fèves (my)	79
haricots de Lima (my)	31
pois chiches (my)	33
haricots secs (my)	27
lentilles (my)	30
haricots blancs (my)	38
soja (my)	18

1. À la farine intégrale de blé entier biologique moulue sur meule de pierre. (*N.d.T.*)

FRUITS	
pomme (my)	38
abricot (sec)	31
banane (my)	55
cantaloup	65
cerises	22
dattes (sèches)	103
pamplemousse	25
raisin	46
kiwi	52
mangue	55
orange (my)	44
papaye	58
pêches en boîte	30
fraîches	42
poire (my)	38
ananas	66
prune	39
raisins secs	6
pastèque	7

PRODUITS LAITIERS	
Lait :	
entier (my)	22
écrémé	32
chocolaté	34
glaces (my)	61
glaces allégées	50
yaourt, aromatisé, allégé	33

BOISSONS	
jus de pomme	40
sirops aromatisés (dilués)	66
Fanta™	68
Gatorade™	78
jus d'orange	46

EN-CAS	
cacahuètes	14
pop-corn	55
chips *	54
bretzels	83

BARRES ÉNERGÉTIQUES	
barres de céréales au chocolat	70

SUCRERIES	
chocolat *	49
barre Mars *	68
chewing-gum	70

SUCRES	
fructose	23
glucose	100
miel	58
lactose	46
maltose	105
saccharose	65

Dans leur zèle à condamner les féculents, Barry Sears, Robert Atkins et Luc Montignac mettent le pain et les pâtes dans le même sac, alors que les scientifiques ont clairement établi que les pâtes ont un index glycémique moins élevé que la plupart des pains, un IG que l'on peut abaisser encore plus en les préparant *al dente*.

Certaines des recommandations de ces auteurs me semblent révéler une conception fondamentalement erronée de la pertinence réelle de l'index glycémique. Ils déconseillent les carottes, par exemple, parce qu'elles ont un indice élevé — aussi élevé que 95 dans certaines études. Mais rappelez-vous que l'on calcule l'index glycémique avec des portions de 50 grammes de glucides. Les carottes ne contiennent qu'environ 7 % de glucides, aussi, pour obtenir 50 grammes de glucides avec ce légume, il faudrait en manger *en grande quantité*. En fait, la quantité utilisée pour le test fut d'environ 750 grammes. Je connais peu de personnes capables d'ingurgiter une telle quantité de carottes en une seule fois, et les quantités habituellement consommées élèvent peu le taux de glycémie. En outre, les carottes constituent une source importante d'éléments phytochimiques protecteurs, en particulier de caroténoïdes qui réduisent les risques de cancer. Recommander aux gens de les éviter parce qu'elles affectent la glycémie n'est pas un bon conseil nutritionnel.

Enfin, la condamnation du sucre par les auteurs d'ouvrages sur les régimes pauvres[1] en glucides me paraît totalement hors de propos. Comme je l'ai déjà dit, le sucre n'est pas plus dangereux que les féculents, car ces derniers produisent exclusivement du glucose, tandis que le sucre (le saccharose) produit en quantités égales du glucose et du fructose, un monosaccharide à index glycémique très bas.

Le rejet du sucre par les fanatiques de l'alimentation naturelle et biologique me fascine depuis longtemps. Selon moi, cette hostilité est surtout due au fait que le sucre et les sucreries sont une source majeure de plaisir et qu'ils doivent donc être nécessairement mauvais pour la santé. Cela dit, je ne cherche pas pour autant à disculper tous les aliments sucrés ou à excuser leur consomma-

1. Notamment *Sugar Blues*, « Le roman noir du sucre blanc », de William Dufty, Guy Trédaniel Éditeur, ou *Le mal du sucre*, de Danièle Starenkyj, Éd. Orion, diffusion Éditions Vie et Santé. (*N.d.T.*)

tion immodérée, un comportement largement répandu aujourd'hui. Les fabricants rajoutent une grande quantité de sucre à des aliments transformés — par ailleurs riches en lipides malsains, en amidons à index glycémique élevé, et pauvres en micronutriments — pour leur donner bon goût, une recette qui ne favorise ni la santé, ni la longévité. Mais le sucre lui-même n'est pas le véritable coupable. La cause du problème se trouve davantage dans l'incorporation de cet aliment dans un très grand nombre d'aliments très appréciés du public.

Les bébés viennent au monde avec une forte prédilection pour la saveur sucrée et une certaine aversion pour la saveur amère. Le goût pour toutes les autres saveurs s'acquiert, semble-t-il, à travers un processus de conditionnement social et culturel. Les philosophes chinois ont identifié cinq saveurs de base : acide, amère, douce, piquante et salée, représentant les cinq éléments (bois, feu, terre, métal et eau) qui composent toutes choses. Ils disent que l'équilibre nutritionnel est fondé sur la présence de toutes ces saveurs, mais les Américains, comme la plupart des Occidentaux, évitent la saveur amère [1]. Les Chinois diraient que ce rejet de la saveur amère engendre le déséquilibre qui nous incite à manger trop de sucreries (le café, le thé, des salades comme la chicorée ou la scarole, certaines olives et certains légumes cuits comme la bette, la moutarde et les feuilles de brocolis ont des saveurs amères qui atténuent le besoin de sucreries).

Mais d'où vient notre prédilection pour la saveur sucrée ? Pourquoi le mot *sucrerie* est-il synonyme de *bon* ? C'est que le sucre produit une énergie instantanée qui fournit du glucose au cerveau, aux muscles et maintient les réserves de glycogène en exigeant moins d'efforts digestifs de l'organisme. Le penchant pour le sucre pourrait bien être un produit de la sélection naturelle, car ceux de nos ancêtres qui appréciaient les fruits mûrs et le miel

1. Les Italiens constituent une exception notable. Ils apprécient divers légumes amers ainsi que des apéritifs étonnamment amers.

et qui avaient la ténacité et l'intelligence nécessaires pour en trouver étaient sans doute plus aptes à vaincre leurs prédateurs et leurs ennemis, et donc à transmettre leurs gènes. Si vous désirez vivre d'énergie cosmique plutôt que de nourritures terrestres, vous devriez probablement commencer par consommer davantage de sucre, car c'est l'aliment le plus proche de la Source.

Par ailleurs, il faut savoir que les index glycémiques des diverses formes naturelles du sucre sont fondamentalement identiques. Prenez du miel si vous aimez son goût, mais sachez qu'il n'est pas meilleur pour votre santé que le sucre blanc (il est en réalité pire pour les dents, parce qu'il reste plus longtemps en contact avec l'émail dentaire du fait de sa nature collante). Il contient sans doute des micronutriments qu'on ne retrouve pas dans le sucre blanc, mais il affecte de manière identique le taux de sucre dans le sang. Les divers sucres « naturels » ou « bruts » que l'on trouve sur le marché, parmi lesquels un produit nouveau appelé « jus de canne à sucre séché », sont à cet égard tout aussi impossibles à distinguer du sucre blanc que la farine complète finement moulue de la farine blanche.

À franchement parler, je m'inquiète tout autant de l'omniprésence de la farine dans l'alimentation moderne que de celle du sucre. L'amidon, sous sa forme finement pulvérisée, a un index glycémique plus élevé que le sucre et se retrouve dans un très grand nombre d'aliments, parmi lesquels le pain et les pâtisseries qui, selon moi, sont les principaux responsables de l'augmentation inquiétante de la fréquence de l'obésité et des maladies cardiovasculaires dans la société moderne.

Mais ne mettons pas la charrue avant les bœufs, et remontons dix mille ans en arrière pour découvrir les changements qui ont affecté l'alimentation humaine lorsque l'agriculture a commencé à fournir régulièrement des végétaux riches en amidons. Les hommes ont vite appris à préparer les céréales, tout d'abord en faisant griller les graines entières, puis en les transformant en gruau et en pain (et probablement aussi en bière). L'organisme s'est rapidement adapté à ces nouveaux aliments, parce qu'il pouvait en tirer très facilement du glucose, améliorer ainsi les performances du cerveau et bénéficier d'une énergie accrue pour l'activité physique. C'est la raison pour laquelle les populations des sociétés primitives ont fortement augmenté et ont connu une grande prospérité.

Pensez à toutes les sources de glucides dans l'alimentation humaine qui, au fil des siècles, ont suivi la domestication des plantes de grande culture. Cette liste comprend les céréales complètes ou concassées, les gruaux et les porridges, le pain noir fait avec des céréales concassées et moulues grossièrement, les légumineuses, les légumes (y compris les tubercules et les légumes-racines), et les fruits, qui sont tous des aliments à faible index glycémique. Voici ce qu'en dit un expert :

> La préparation des aliments était un processus simple : ils étaient broyés entre des pierres et cuits sur le feu. Grâce à ce processus, les aliments étaient digérés et absorbés lentement et l'élévation de la glycémie était graduelle et prolongée. Ce régime était idéal parce qu'il fournissait une énergie libérée lentement qui retardait la sensation de faim et qui permettait aux muscles d'être actifs longtemps après un repas. En outre, ce régime avait des effets bénéfiques sur le pancréas.

Considérons maintenant les sources de glucides dans notre alimentation. Voici la liste des vingt principaux aliments glucidiques consommés par les Américains, établie par un chercheur de la Harvard School of Public Health :

1. Pommes de terre (en purée ou au four)
2. Pain blanc
3. Céréales pour petit déjeuner
4. Pain noir
5. Jus d'orange
6. Bananes

7. Riz blanc
8. Pizza
9. Pâtes
10. Muffins
11. Punch
12. Coca-Cola
13. Pommes
14. Lait écrémé
15. Crêpes
16. Sucre de table
17. Confiture
18. Jus de canneberge
19. Frites
20. Bonbons

Vous constaterez comme moi que quelque chose a changé depuis onze mille ans. Les experts pourront pinailler sur la composition d'un petit déjeuner mésopotamien, mais on peut dire à coup sûr que les repas des premiers agriculteurs, nos ancêtres, ne comprenaient pas de frites ou de pizzas arrosées de Coca-Cola et de punch. Aujourd'hui, les gens tirent la plus grande partie de leurs glucides d'aliments à IG élevé qui ont des effets néfastes sur le pancréas. Il est encore plus intéressant de constater que ce changement est très récent, car il s'est surtout produit au cours des deux derniers siècles.

Selon moi, le problème des aliments glucidiques n'est pas lié au développement de l'agriculture, mais plutôt à la baisse spectaculaire de la qualité de ces aliments due aux traitements que leur impose la technologie moderne, surtout le raffinage et leur transformation en aliments à IG élevé. Voyons, par exemple, deux innovations : la farine et le sirop de glucose.

De nos jours, la farine provient des moulins à grand rendement qui ont remplacé les traditionnelles meules de pierre au début du XVIIIe siècle. Les nouveaux moulins étaient beaucoup plus efficaces, mais comme ils généraient beaucoup plus de chaleur, la farine qu'ils produisaient s'altérait plus rapidement. Le rancissement (l'oxydation) de l'huile contenue dans le germe de la graine altère la mouture et les hautes températures accélèrent l'oxydation. La solution fut de dégermer les céréales — c'est-à-dire d'en extraire les germes — et d'enlever le péricarpe (le son) dont les fibres gênaient le bon fonctionnement des nouveaux moulins. On obtient ainsi de la farine blanche — des particules extrêmement fines d'amidon présentant une très grande surface d'exposition et un index glycémique très élevé.

Les meuniers pouvaient produire ce nouvel aliment à meilleur marché que la mouture à la meule de pierre, et ils pouvaient le stocker beaucoup plus longtemps. En outre, la farine blanche connut rapidement un grand succès. Avec elle, on pouvait faire des pains et des gâteaux plus moelleux, plus légers et ce produit issu d'une technologie nouvelle attira les gens par sa modernité. En Europe, les citadins au palais délicat préférèrent rapidement le pain blanc, et le pain noir d'antan, démodé et grossier, fut rejeté comme un produit tout juste bon pour des « culterreux ignorants ».

Durant mon enfance dans l'Amérique du milieu du XXe siècle, nous mangions presque exclusivement du pain de mie en tranches à base de farine blanche pure, un pain tellement dépourvu de substance que l'on pouvait facilement réduire une tranche, en la comprimant, aux dimensions d'une bille — un divertissement très populaire au petit déjeuner, à l'époque. Aujourd'hui, je vois toujours ce « pain » dans les magasins, accompagné d'une variante légèrement plus foncée appelée pain de mie au blé complet, un pain blanc auquel on a rajouté un peu de son pour lui donner des couleurs, mais qui est tout aussi carencé que ce dernier. Le pain que l'on me sert dans la plupart des restaurants américains ne vaut guère mieux, et je suis horrifié par le succès que rencontre cet aliment déprimant en Europe, dont les habitants auraient dû faire preuve de plus de discernement. Récemment, je suis allé en Roumanie où, il n'y a pas si longtemps encore, les gens consommaient un pain noir fruste. Je n'ai pu trouver que du pain de mie, et l'on m'a dit que le pain traditionnel ne se trouvait plus qu'en magasin diététique.

Qu'il s'agisse de petits pains, de muffins, de pâte à pizza, de crackers, enrichis ou non en vitamines et minéraux, ou mélangés à des farines d'autres céréales, ces produits à base de farine blanche sont tous le produit d'une des inventions les plus malsaines de la technologie alimentaire. Les aliments à base de farine blanche sont omniprésents et élèvent systématiquement l'index glycémique des repas à des niveaux tels qu'ils provoquent l'hyperglycémie et l'hyperinsulinisme (sécrétion exagérée d'insuline).

Le sirop de glucose est une invention plus récente qui s'est répandue comme un raz de marée. Au début du siècle, les industriels de l'agroalimentaire ont appris à fabriquer un sirop à partir de fécule de maïs en la faisant bouillir sous pression avec un acide. La teneur maximale en sucres obtenue avec cette méthode était de 42 %, et le sucre extrait était surtout du glucose. Aujourd'hui, un nouveau procédé par voie enzymatique produit un sirop à haute teneur en fructose. Ce produit, le sirop de glucose à haute teneur en fructose, dont le goût sucré équivaut à celui du saccharose, est moins cher que le sucre extrait de la canne à sucre ou de la betterave. Les fabricants l'apprécient tellement qu'ils en mettent des quantités énormes dans les boissons non alcoolisées, les jus de fruits, les sauces pour salade, le ketchup, les confitures, les crèmes glacées, et bien d'autres aliments. Examinez attentivement les étiquettes des aliments sucrés, et vous découvrirez que le sirop de glucose à haute teneur en fructose est omniprésent.

Je m'interroge sur les effets métaboliques de cette augmentation de la consommation de fructose, sans précédent dans l'histoire de l'humanité. La Food and Drug Administration (FDA) estime que ces sirops sont inoffensifs, parce que l'organisme décompose le saccharose en glucose et en fructose. En réalité, l'organisme n'est pas capable d'assimiler le fructose en grandes quantités. On peut maintenir un malade en vie en lui administrant du glucose par injection intraveineuse, mais jamais du fructose, car cela entraînerait de graves dysfonctionnements de la fonction hépatique. Il a été également démontré qu'un apport élevé en fructose augmente le taux des triglycérides dans le sang, ce qui accroît les risques de maladie cardiaque et d'accidents artériels.

Les effets désastreux de l'introduction d'aliments glucidiques raffinés et transformés dans l'alimentation de certaines populations humaines ont été mis en évidence en raison de la rapidité du phénomène. Les indigènes d'Hawaii et les Indiens d'Amérique constituent à cet égard deux exemples remarquables. Avant l'arrivée des Occidentaux, les Polynésiens qui s'étaient installés dans les îles Hawaii étaient très actifs et ignoraient les maladies dégénératives qui les accablent aujourd'hui. Leur régime glucidique était exclusivement composé d'aliments à faible index glycémique : le *poi*, une pâte modérément fermentée à base de racines de taro riches en amidons, le fruit de l'arbre à pain, riche en fibres et en micronutriments ; et les patates douces. Ils mangeaient de la viande (surtout du porc), du poisson, des mollusques et crustacés, ainsi que des fruits et légumes. Aujourd'hui, ils consomment en grandes quantités des produits de fast-food américains, surtout du pain, du riz, des boissons non alcoolisées, des « snacks », des pâtisseries et des friandises. Leur lourdeur congénitale s'est transformée peu à peu en une obésité pathologique accompagnée de maladies invalidantes comme l'hypertension, le diabète non insulino-dépendant et les maladies cardiovasculaires.

Dans le sud-ouest des États-Unis, un destin semblable a frappé deux tribus, les Pima et les Papago, de paisibles agriculteurs dont l'alimentation traditionnelle composée de légumineuses, de maïs, de courges, de piments, de glands, et de racines riches en amidons, a été remplacée par les pires produits fast-food, en particulier par des aliments glucidiques à IG élevé. Ces Indiens sont aujourd'hui très gros, et 80 % d'entre eux souffrent de diabète non insulino-dépendant. Plus effrayant encore, cette maladie commence à frapper les enfants, dont beaucoup sont d'ores et déjà affectés d'une obésité pathologique au début de leur scolarité. Le diabète non insulino-dépendant apparaît d'ordinaire chez des personnes d'un certain âge, et on ne l'avait pas observé jusque-là chez les enfants.

L'étude de ces deux peuples est particulièrement intéressante parce qu'ils sont étroitement apparentés aux Pima des montagnes, les seuls Indiens de la région qui ont échappé à ce sort tragique. Ces Indiens vivent dans des régions montagneuses et reculées, dans les États mexicains de Sonora et de Chihuahua, et ont été jusqu'à présent épargnés par les aliments transformés du monde moderne. Ils sont restés minces, actifs, et exempts des maladies de la civilisation occidentale, alors que leurs cousins dotés du même patrimoine génétique sont aujourd'hui obèses, hypertendus et diabétiques, comme de nombreux autres Indiens du sud de l'Arizona et du nord du Mexique.

Lorsque des chercheurs ont rendu certains de ces Indiens à leur régime traditionnel, on a pu observer un phénomène encore plus intéressant : l'obésité, les diabètes et l'hypertension dont ils étaient affectés disparurent. Cela montre bien l'importance des modifications alimentaires et souligne les effets bénéfiques pour la santé des aliments traditionnels riches en amidons, non raffinés et non transformés. Des expériences similaires, conduites chez les indigènes de Hawaii, ont donné des résultats analogues.

Pour quelle raison les Indiens du sud-ouest des États-Unis et les indigènes de Hawaii sont-ils aussi sensibles aux effets néfastes de l'alimentation moderne ? La raison est probablement d'ordre génétique. Le diabète non insulino-dépendant est dû en partie à un facteur génétique, mais de nombreux gènes sont impliqués, et sa transmissibilité n'est pas systématique. Chez certains peuples — les Indiens d'Amérique, les tsiganes, les Juifs d'Europe de l'Est, par exemple —, on retrouve ces gènes avec une haute fréquence, et ils héritent souvent d'une sensibilité particulière à cette maladie, mais les exemples des Hawaiiens et des Papago montrent qu'au-delà des facteurs génétiques, des facteurs environnementaux sont également à l'origine du diabète non insulino-dépendant. On peut avoir les gènes de la maladie, mais, tant que l'on évite les facteurs déclenchants, on ne développera pas cette maladie. Nous savons que l'obésité et le mode de vie sédentaire accroissent le risque de diabète non insulino-dépendant, vraisemblablement chez les personnes qui ont cette susceptibilité génétique, et que le fait de perdre du poids et de faire de l'exercice entraîne souvent une rémission de la maladie. L'opinion générale est que l'obésité provoque l'insulino-résistance, mais il n'est pas interdit de penser que celle-ci — comme l'obésité — soit due à une sensibilité aux aliments glucidiques à IG élevé.

La notion de sensibilité aux glucides, qui connaît depuis peu une grande popularité, est confortée par l'identification d'un ensemble de symptômes qui pourraient agir comme un marqueur de cette sensibilité. Appelé syndrome X, ou bien, plus précisément, syndrome de l'insulino-résistance, et identifié pour la première fois par Gerald Reaven, aujourd'hui professeur émérite à la Stanford University School of Medicine, ce syndrome est associé à une obésité rebelle, à l'hypertension et à des taux élevés de triglycérides sanguins. Les populations affectées par ces symptômes — les indigènes de Hawaii ou les Papago, par exemple — semblent être très sensibles aux effets néfastes des aliments glucidiques à IG élevé, et fortement susceptibles de développer un diabète non insulino-dépendant, à moins qu'elles n'adoptent un régime alimentaire et un mode de vie qui fassent obstacle à cette tendance héréditaire.

Quelle est la prévalence de cette susceptibilité aux glucides ? Certains experts, comme Reaven, estiment que, dans un échantillon représentatif de la population générale, 25 à 30 % des sujets y sont très sensibles. Manifestement, si vous appartenez à certains groupes ethniques, le risque est plus élevé. Nombreux sont ceux qui ne présentent pas cette caractéristique, mais sa prévalence soulève une autre question intéressante : pour quelle raison un facteur génétique serait aussi étroitement associé à une maladie grave et très répandue dans le monde ? La sélection naturelle n'aurait-elle pas dû éliminer du patrimoine génétique humain une caractéristique aussi préjudiciable ?

Selon moi, cette caractéristique n'est devenue préjudiciable que parce que l'environnement a changé, en particulier parce que les aliments hautement raffinés et transformés ont envahi l'alimentation humaine depuis quelques années. Avant l'irruption de ces aliments, ce caractère génétique constituait sans doute un bienfait, en particulier chez des populations qui connaissaient souvent la faim et parfois la famine. Certains scientifiques appellent ces gènes des « gènes prévoyants », parce qu'ils donnent aux individus une capacité accrue à tirer profit des aliments. Si vous possédez ce type de gènes, vous pouvez plus facilement stocker des calories sous forme de lipides, et vous prémunir ainsi contre les périodes de « disette » calorique. Les gènes prévoyants ne deviennent préjudiciables que lorsque la nourriture est abondante et surtout quand elle est composée principalement d'aliments qui produisent une énergie à libération rapide.

Que faut-il faire lorsqu'on est sensible aux glucides ? Une des stratégies consisterait à cesser définitivement de consommer des aliments glucidiques, et c'est exactement le conseil que l'on trouve dans certains ouvrages de diététique très en vogue actuellement. Mais considérons à nouveau les études sur les indigènes de Hawaii et sur les Papago. Ce n'est pas un régime pauvre en glucides qu'on leur a recommandé de suivre, mais leur régime traditionnel composé d'aliments glucidiques à faible index glycémique : le *poi*, le fruit de l'arbre à pain et les patates douces dans le premier cas, et des légumineuses, des courges et du maïs dans le second. Ce changement d'alimentation a permis de résoudre leurs problèmes métaboliques. C'est là une observation importante, parce qu'elle étaye la thèse selon laquelle c'est le type de glucides que l'on consomme qui pose un problème, et non la consommation de glucides. Les individus génétiquement programmés pour l'insulino-résistance et le diabète non insulino-dépendant peuvent rester en parfaite santé en suivant un régime composé d'aliments à faible IG et riches en amidons, à condition qu'ils soient non raffinés et non transformés. Certains peuvent aussi tolérer des quantités modérées d'aliments sucrés à faible IG, en particulier les fruits.

La déformation la plus facile et la plus pernicieuse des preuves scientifiques par les auteurs « anti-glucides » à la mode est de suggérer que la consommation de sucre et d'aliments raffinés riches en amidons est la *cause* directe de l'insulino-résistance, et donc de l'obésité, du diabète et des maladies cardiovasculaires. C'est tout simplement faux. L'insulino-résistance est surtout déterminée par des facteurs génétiques et elle est fortement affectée par la forme physique et le poids corporel. Si vous avez les gènes de l'insulino-résistance, vous pouvez prévenir ou ralentir son développement en faisant régulièrement de l'exercice et en conservant un poids normal. Dans les années qui viennent, nous apprendrons certainement beaucoup d'autres choses sur l'insulino-résistance, parce qu'il s'agit d'un champ passionnant de la recherche nutritionnelle et médicale. Entre-temps, méfiez-vous des gourous de l'alimentation qui s'efforcent de justifier l'élimination ou la réduction drastique des aliments glucidiques. Le fait de consommer ce type d'aliments en grande quantité aggravera votre état si vous êtes insulino-résistant, mais ce n'est pas cela qui vous rendra insulino-résistant (on dispose même de certaines données expérimentales suggérant qu'un régime très riche en glucides accroîtrait légèrement l'efficacité de l'insuline).

Vous pourriez vous poser la question suivante : si les régimes pauvres en glucides sont fondés sur une théorie en grande partie erronée, pourquoi perd-on du poids quand on les suit ?

Laissez-moi vous raconter les expériences de deux amis qui ont suivi un régime alimentaire très pauvre en glucides. La première, une femme d'une cinquantaine d'années, est très active et son mode de vie est généralement sain. Même si elle est loin d'être obèse, elle a lutté pendant des années pour perdre les cinq à sept kilos qu'elle pensait avoir en trop, en essayant vainement divers régimes amaigrissants associés à des exercices physiques. Récemment, elle m'a dit qu'elle avait suivi un régime pauvre en glucides pendant trois semaines et qu'elle avait perdu trois kilos : « C'est la première fois que j'ai pu perdre du poids, et je ne me prive ni de bacon, ni de sauces, ni de fromage, toutes choses que je m'interdisais depuis des années. Comment est-ce possible ? » me demande-t-elle. Elle évite totalement le pain, les pâtes et les autres aliments riches en amidons, ainsi que le sucre. « J'adore le sucre et les friandises, dit-elle, mais maintenant, je m'aperçois, après avoir supprimé le sucre de mon régime, que les fruits apportent un plaisir incroyablement sensuel : une tranche de pastèque est tout simplement voluptueuse. »

Mon autre ami, un homme d'affaires, lui aussi dans la cinquantaine, est un véritable obèse. C'est un fanatique de la gymnastique, et un adepte de longue date des régimes pauvres en graisses servis dans les établissements de cure. Toutefois, il s'est récemment mis au régime Atkins. Un dimanche, je suis allé avec lui dans une station climatique en Californie. Lorsqu'il eut fini ses trois heures d'exercices et de musculation, nous sommes allés dans la salle où était servi un buffet. Il est revenu à table avec un plateau (le premier d'une longue série !) regorgeant de jambon, de bacon, de saucisses, de steaks, de fromage et d'œufs brouillés, qu'il dévora avec délectation et avec la certitude qu'il perdrait bientôt du poids. « C'est vraiment bon », me dit-il entre chaque plat. Il mit un édulcorant de synthèse dans son café et il évita soigneusement tout aliment glucidique.

J'ai dit à ma première amie de me tenir informé de

ses progrès. Aux dernières nouvelles, elle suivait toujours son régime pauvre en glucides et elle continuait à perdre du poids (ses vêtements ont maintenant diminué d'une taille), et les friandises lui manquent toujours. J'aimerais bien savoir combien de temps elle pourra suivre ce régime et ce qui se passera lorsqu'elle s'en écartera. Mon autre ami ne voulait rien entendre sur ses choix alimentaires (l'apport calorique de son régime constitué exclusivement de graisses et de protéines était colossal), mais quand je l'ai revu un mois plus tard, il avait abandonné le régime Atkins, il n'avait pas perdu de poids et il passait sans cesse, comme avant, d'un régime pauvre en graisses à un régime pauvre en glucides. Il ne savait plus à quel saint se vouer.

Je consacre un chapitre entier à la perte pondérale dans ce livre, mais je vous livre tout de suite mon opinion sur ce type de régimes : il ne fait aucun doute que l'on peut perdre du poids en éliminant les glucides. Les raisons en sont à la fois intéressantes et complexes. Lorsqu'on cesse de consommer des glucides, l'organisme puise aussitôt dans les réserves de glycogène du foie afin de maintenir le taux de sucre dans le sang pour assurer l'activité cérébrale, et dans celles des muscles pour assurer l'activité physique. Le glycogène est hydrophile, c'est-à-dire qu'il adore l'eau et qu'il se lie à des molécules d'eau dans le tissu de stockage. En fait, pour être stocké, 1 g de glycogène est associé à 2,7 g d'eau, ce qui signifie que, lorsque les réserves de glycogène sont pleines, plusieurs litres d'eau sont stockés avec lui. Cette eau est libérée et évacuée par les urines au fur et à mesure que les réserves de glycogène s'épuisent. Ce phénomène est rapide, et ceux qui suivent ces régimes sont ravis de constater qu'ils obtiennent les résultats escomptés tout en continuant à consommer des aliments dont on leur avait toujours dit qu'ils faisaient grossir. Toutefois, il est important de garder à l'esprit que les kilos perdus grâce aux régimes pauvres en glucides — environ trois kilos, en moyenne — ne sont constitués que d'eau et que vous les reprendrez aussitôt que vous recommencerez à consommer des aliments riches en amidons ou en sucre.

Dans ces régimes, la perte de poids qui n'est pas liée à la perte en eau implique divers mécanismes. Il se peut que la transformation des lipides — et surtout des protéines — en sources d'énergie soit moins efficace que celle des glucides, autrement dit que l'organisme doive dépenser davantage de calories pour obtenir des calories à partir des lipides et des protéines qu'à partir des glucides. Mais je pense que l'explication la plus probable est que l'apport calorique diminue en raison de la monotonie de ces régimes et de l'effet rassasiant des plats riches en graisses.

N'importe quel régime monotone entraîne une perte de poids, parce que l'alimentation devient ennuyeuse et que l'on a moins envie de manger. Je suis sûr qu'un régime composé exclusivement de gâteaux au fromage donnerait de bons résultats. Au bout d'un certain temps, la seule idée de s'attabler pour avaler une autre part de gâteau serait si peu attrayante que l'on n'en mangerait qu'un tout petit morceau. L'apport calorique chuterait, et l'on perdrait automatiquement du poids. Selon mon expérience, les aliments riches en graisses deviennent plus rapidement ennuyeux que les aliments riches en glucides, aussi le gâteau au fromage serait un bon choix pour ce régime, en particulier parce qu'il fait partie des aliments habituellement interdits par les régimes amaigrissants standard.

Je ne peux prouver que cette lassitude soit la raison pour laquelle les adeptes des régimes pauvres en glucides continuent à perdre du poids après la phase de perte hydrique, mais je peux vous relater une expérience personnelle qui fut pour moi très convaincante. Au printemps 1961, je finissais ma première année à l'université de Cambridge, dans le Massachusetts. À cette époque, je ne me souciais pas de ma santé, je ne faisais pas d'exercice, je mangeais n'importe quoi et j'étais obèse. Un matin, peu avant le début des examens de fin d'année, alors que je me dirigeais vers Harvard Square, je suis passé devant la vitrine d'une librairie remplie d'exemplaires d'un nouveau livre : *Les calories ne comptent pas* d'Herman Taller. Comme j'étais persuadé que la seule façon de perdre du poids consistait à consommer moins de calories, ce livre suscita en moi une vive curiosité. Je suis entré dans la librairie pour acheter l'ouvrage et suis retourné dans ma chambre. Je l'ai lu d'une traite.

Taller était un précurseur de la méthode « anti-glucides ». À cette époque, personne ne parlait d'insulino-résistance ou d'index glycémique, mais Taller avait un « truc ». Il pensait que certains lipides étaient mauvais et d'autres bons, un avis que je partage comme je l'expliquerai au chapitre suivant. Le corps gras qui avait sa préférence était pratiquement inconnu à l'époque : l'huile de carthame. Cette huile, issue des graines d'une plante originaire de l'Inde de la famille des synanthérées (comme les marguerites), est une huile polyinsaturée. En fait, elle a la plus haute teneur en acides gras polyinsaturés de toutes les huiles comestibles. En 1961, les milieux médicaux s'accordaient à dire que les graisses saturées étaient mauvaises et commençaient à préconiser la consommation d'huiles polyinsaturées et de margarines fabriquées avec ces huiles. Taller interpréta cela à sa façon. Il pensait que l'huile de carthame avait la faculté particulière, presque magique, d'inciter l'organisme à brûler les lipides stockés, et que sa consommation régulière permettait une élimination rapide des graisses superflues.

Le régime qu'il préconisait était pauvre en glucides, riche en protéines et invariablement accompagné d'huile de carthame. Il fallait tout cuire avec cette huile, en mettre dans la salade, la prendre sous forme de capsules, et même — si on en était capable — en boire par verres entiers pendant les repas. Les librairies, fort à propos, proposaient avec l'ouvrage des bouteilles et des capsules d'huile de carthame, un exemple précurseur des campagnes promotionnelles associant livres et produits, devenues aujourd'hui monnaie courante. Bien sûr, je suis retourné dans cette librairie pour me procurer cette huile magique, car j'étais bien décidé à essayer ce régime. Il me semblait facile, car la perspective de consommer autant de matières grasses que je voulais était fort séduisante.

La mise en pratique de ce régime fut beaucoup moins facile que prévu, en partie à cause des limitations inhérentes à la vie dans un vieux collège. Je n'avais aucun équipement pour faire la cuisine, seulement une plaque de cuisson, et les épiceries du coin ne m'étaient pas d'un grand secours. Dans l'incapacité de préparer un plat élaboré, j'ai conçu le plan suivant : pour le petit déjeuner, je mangeais du thon en boîte assaisonné d'huile de carthame et, pour le déjeuner comme pour le dîner, je mangeais des saucisses frites accompagnées de salade verte noyée dans une mare d'huile de carthame et de vinaigre. Consciencieusement, je buvais un grand verre d'huile de carthame au déjeuner et au dîner. Si vous n'avez jamais essayé de boire un verre entier d'huile végétale, vous n'avez aucune idée de la difficulté que cela représente.

Après trois jours de ce régime, j'ai observé un certain nombre de changements. Tout d'abord, mes relations avec mes camarades de chambre se sont fortement détériorées, car ils se plaignaient de l'odeur des saucisses frites et du voile de fumée graisseuse qui flottait en permanence dans notre appartement. Deuxièmement, mon appétit déclina rapidement. En fait, dès le troisième jour, la seule pensée de m'attabler pour prendre un autre repas me dégoûtait, et je commençais à avoir la nausée rien qu'en voyant le verre rempli d'huile de carthame. Troisièmement, mes mains étaient si huileuses que je devais faire attention pour ne pas tacher tout ce que je touchais. Quatrièmement, toutefois, j'ai bel et bien perdu du poids — plusieurs kilos — ce qui était extrêmement encourageant et qui m'encouragea à persévérer. Manifestement, le Dr Taller avait découvert quelque chose qu'ignorait la science médicale conventionnelle.

À ce moment-là, je me trouvais en pleine période d'examens, je veillais tard le soir pour potasser ferme, je dormais mal, et j'étais dans l'incapacité d'avoir une vie sociale car, la plupart du temps, mes amis ne faisaient que boire et manger des choses qui m'étaient interdites. J'ai vécu ainsi pendant une semaine, à la fin de laquelle j'avais perdu plus de cinq kilos. En outre, j'étais d'une humeur effroyable, apathique, maussade, et saisi de nausées à la simple idée de reprendre un verre de cette huile. Mes copains m'abreuvaient d'injures. Après mon dernier examen, un vendredi en fin d'après-midi, en rendant mon manuel, je fus horrifié de constater que la couverture et les pages intérieures étaient translucides à cause de mes doigts huileux. « Ça suffit comme ça », me suis-je dit. J'ai emmené mes camarades de chambre dans un de mes restaurants favoris, où j'ai dévoré tout ce que j'ai pu, en finissant par une coupe glacée. En rentrant chez moi, j'ai sombré dans un sommeil hébété. À mon réveil, le lendemain matin, je me suis aperçu que j'avais repris mes cinq kilos — du jour au lendemain !

Selon mon expérience, la plupart des gens suivent le régime Atkins pour perdre rapidement du poids — pour entrer dans un nouveau maillot de bain, par exemple, ou pour compenser les effets des goinfreries des vacances. Dans ce dessein, et pour une courte durée, je pense que ce régime est inoffensif, sauf dans la mesure où il contribue à ce qu'on appelle l'effet « Yo-Yo », dans lequel chaque cycle de perte et reprise de poids rapproche encore plus sûrement de l'obésité. Mais, pour une stratégie à long terme, que ce soit pour contrôler son poids ou pour rester en forme, je considère qu'il est malsain de supprimer les glucides de son régime, ou de les réduire à un niveau minimal. J'aborderai aux chapitres suivants la question des effets nocifs du remplacement des glucides par une quantité excessive de lipides et de protéines.

Le fait de priver l'organisme de ce carburant de très grande qualité réduit l'efficacité de la digestion et du métabolisme, rend plus difficile le réapprovisionnement des réserves de glycogène, et pourrait affecter le tissu musculaire. En outre, on élimine ainsi des aliments d'une grande valeur nutritive qui fondent l'identité culturelle, renforcent les liens sociaux et sont source de plaisir. Pensez au grand nombre d'aliments glucidiques qui procurent plaisir et réconfort : pain grillé, pommes de terre au four, riz au lait, etc.

Toutefois, si je rejette les théories et la philosophie nutritionnelles d'Atkins, de Montignac, de Sears et consorts, la quantité et la nature des aliments glucidiques d'un régime optimal m'importent au plus haut point.

La plupart des diététiciens disent que les glucides doivent représenter entre 50 et 60 % de l'apport calorique quotidien, mais, à part cela, ils recommandent seulement d'augmenter la portion de glucides complexes et de diminuer la portion de glucides simples. Je suis d'accord avec les pourcentages généraux qui, dans la pratique, se traduisent par environ 125 à 150 g de glucides par jour pour 1 000 calories. Une femme modérément active âgée de dix-huit à quarante-quatre ans consomme environ 1 800 calories par jour, dont 900 à 1080 devraient provenir des glucides, c'est-à-dire 225 à 270 g de glucides par jour. L'homme a besoin d'environ 2 300 calories par jour, dont 1 150 à 1 380 devraient provenir des glucides, ou 288 à 345 g de glucides par jour.

Je tiens également à faire les importantes recommandations suivantes :

- La majeure partie des calories d'origine glucidique devraient provenir d'aliments moins raffinés et moins transformés, à faible index glycémique. Les aliments transformés sont généralement malsains, pour diverses raisons : ils sont pauvres en fibres et autres micronutriments protecteurs, et souvent riches en sodium et en mauvaises graisses, aussi il vaut mieux en consommer moins.
- Il est préférable de consommer, à chaque repas ou presque, des glucides à faible index glycémique — céréales complètes, légumineuses, légumes, ainsi que des fruits à faible indice (généralement des fruits des pays tempérés comme les fruits rouges, les pommes et les

cerises, plutôt que des fruits tropicaux — mangues, papayes, ananas, etc.)

- Si vous consommez des aliments à IG élevé, mangez-en en quantités modérées et équilibrez votre régime en incluant des aliments à faible indice dans votre repas.
- Réduisez les effets des aliments à indice élevé en incluant dans votre repas des aliments fibreux et acides (jus de citron et vinaigre).
- Diminuez au maximum les aliments et les boissons contenant du sirop de glucose à haute teneur en fructose. Ce sont en général des aliments de mauvaise qualité et, moins vous en mangerez, mieux vous vous porterez. En outre, ne remplacez pas le sucre de table par du fructose pur cristallisé.
- Efforcez-vous, autant que possible, de remplacer le pain blanc et le pain complet par un pain intégral aux grains entiers, dense, difficile à mâcher.
- Préférez les pâtes *al dente*, cuites moins longtemps et plus fermes.
- Mangez davantage de pommes de terre nouvelles, plus petites, et moins de grosses pommes de terre « farineuses ».
- Mangez davantage de riz basmati et de riz précuit, et moins de riz ordinaire ou de riz blanc épais.
- Consommez davantage de légumineuses. Il s'agit d'aliments de haute qualité qui fournissent des glucides à faible IG, ainsi que d'autres éléments nutritifs.

Ces recommandations s'appliquent à chacun d'entre nous, mais elles revêtent une importance particulière en cas d'insulino-résistance, de diabète non insulino-dépendant, de maladie cardiovasculaire, de taux élevé des lipides sanguins (lipides sériques ou triglycérides), ou d'antécédents familiaux de ces affections.

Enfin, même si les régimes pauvres en glucides peuvent être efficaces pour maigrir rapidement, ils ne constituent pas la méthode la plus saine pour perdre du poids, et je vous déconseille fortement d'en faire votre régime alimentaire quotidien. Cela ne signifie pas que j'approuve les régimes pauvres en graisses. Ces régimes posent des problèmes différents, que j'expliquerai au prochain chapitre. Mais, tout d'abord, je voudrais vous proposer quelques données sur les corps gras en général.

3. Les lipides revisités : la meilleure part des aliments ou la pire ?

Le mot *graisse* a si mauvaise réputation de nos jours que l'on imagine difficilement que les lipides puissent avoir un aspect positif, même si j'ai entendu un jour un critique musical décrire avec justesse le magnifique troisième mouvement du *Double Concerto* de Brahms en le qualifiant de « corpulent et ensoleillé ». La plupart des gens dans le monde occidental considèrent les graisses corporelles comme quelque chose dont il faut se débarrasser, et les peuples qui ont un point de vue différent, comme les Hawaiiens, sont en voie de disparition. Les tsiganes assimilent, eux aussi, un physique corpulent avec le bonheur et la prospérité. Ils se situent résolument en dehors du courant culturel dominant des pays où ils sont installés.

Les lipides étant les macronutriments les plus caloriques, ils ont un potentiel très positif, surtout en période de pénurie alimentaire. Pensons à nos ancêtres du paléolithique, régulièrement confrontés à des périodes de famine. La graisse des grands animaux qu'ils chassaient faisait partie des meilleurs morceaux de la viande et constituait une « assurance calorique » contre les périodes de vaches maigres. J'ai eu l'occasion de rendre visite à un groupe d'Inuits dans l'arctique canadien à l'extrême nord de l'île de Baffin et j'ai pu les observer alors qu'ils chassaient des phoques et de petites baleines. Ils découpaient simplement la graisse, puis la mangeaient avec délectation. La prédilection des Inuits pour les graisses crues des mammifères marins est unique, mais ces graisses sont probablement indispensables à leur survie dans ces contrées rudes et glaciales. C'est là un exemple pittoresque de l'attrait pour les graisses que nous avons hérité de nos ancêtres chasseurs-cueilleurs.

Si nous aimons les corps gras, c'est surtout parce qu'ils donnent leur saveur aux aliments. En outre, ils contribuent à la qualité des « sensations tactiles buccales », auxquelles les nutritionnistes accordent la plus grande importance. Si le chocolat nous plaît tellement, c'est en partie à cause des sensations buccales voluptueuses que procure le beurre de cacao. Les cuisiniers hindous commencent la préparation de la plupart des plats en faisant frire des épices séchées dans du beurre clarifié (le *ghee*) pour libérer leurs arômes. La plupart des composés aromatiques des épices sont liposolubles, et ce sont les corps gras qui les conduisent à nos papilles gustatives. Rares sont ceux qui peuvent résister à cette combinaison de sensations agréables en bouche et de concentration d'arômes. Lorsque nous appelons « riche » un aliment que nous aimons, nous décrivons généralement le plaisir que nous procure sa teneur en matières grasses. Des chips pauvres en graisses ne pourront jamais vous procurer autant de plaisir que des chips traditionnelles.

Je crois que notre prédilection pour les matières grasses est due à la sélection naturelle. Tout comme l'attrait de la saveur sucrée guidait les premiers hommes vers les aliments glucidiques qui accroissaient leurs chances de survie, de même l'attrait des lipides les poussait à rechercher des aliments riches en calories qui offrent le même avantage. La plupart d'entre nous ont hérité d'un penchant pour les matières grasses et pour la saveur sucrée, et ce, pour les mêmes bonnes raisons évolutionnistes. Conclusion : nous aimons les matières grasses et ceux qui nous recommandent d'en consommer moins se heurtent au fait incontournable qu'elles jouent un rôle capital dans le plaisir de manger. Il est difficile, mais pas impossible, de préparer des versions sans matières grasses ou allégées de nos plats favoris aussi savoureuses que ces derniers. Les personnes qui suivent un régime pauvre en graisses n'éprouvent pas, en mangeant, le même plaisir social que les autres. En outre, le corps gras que nous avons l'habitude d'utiliser est un élément essentiel de notre identité culturelle « alimentaire » — le ghee pour les hindous, l'huile d'olive pour les peuples du pourtour méditerranéen, le beurre pour les Européens du nord et de l'ouest.

Est-il possible que des aliments si appréciés soient nocifs ? Les lipides sont-ils les grands coupables de l'alimentation moderne, la cause principale de l'obésité, des maladies cardiovasculaires et du cancer ? À mon avis, comme dans le cas des glucides, ce ne sont pas les lipides en eux-mêmes qui constituent un problème, mais les types de lipides qui prédominent aujourd'hui dans notre alimentation. Pour déterminer le type et la quantité de matières grasses que devrait contenir un régime optimal, examinons de plus près la question des lipides et de leur rôle dans l'organisme.

Les acides gras libres ne représentent qu'une très petite portion des lipides de l'organisme. La plupart des acides gras sont liés par trois à une molécule porteuse, le glycérol. Le glycérol est un composé simple de carbone, d'hydrogène et d'oxygène que l'on obtient facilement par dégradation métabolique du glucose. Ses trois atomes de carbone servent d'épine dorsale à laquelle les chaînes d'acides gras peuvent être liées. Ces combinaisons sont appelées triglycérides[1]. Les lipides sont stockés dans les cellules adipeuses sous la forme de triglycérides, tout comme la plupart des lipides qui circulent dans le courant sanguin (95 % des lipides que nous consommons sont des triglycérides).

Les atomes de carbone extérieurs d'une molécule de glycérol préfèrent se lier aux acides gras saturés (AGS), tandis que les atomes de carbone du milieu préfèrent se

---

1. Les biochimistes rejettent ce terme parce qu'il est inexact du point de vue chimique. Ils préfèrent employer le terme *tryacylglycérols*. Cependant, l'usage médical du terme *triglycérides* est universel, et c'est donc ce terme que j'emploierai.

lier aux acides gras insaturés (AGMI ou AGPI), mais cela varie selon les aliments. Les corps gras artificiellement hydrogénés (comme les graisses végétales), que j'aborderai beaucoup plus en détail ailleurs, ont des AGS dans toutes ces positions, tandis que certaines huiles de graines ont des AGPI dans toutes ces positions. Étant donné la variabilité de longueur et de degré des différentes molécules d'acides gras, et les trois positions possibles pour les liaisons, il existe un grand nombre de permutations possibles. Les graisses et les huiles sont presque toujours des mélanges de différents triglycérides. Lorsque nous les consommons, l'organisme libère les acides gras de leurs molécules porteuses (le glycérol) et les synthétise à nouveau en triglycérides pour son propre usage. Les triglycérides stockés dans les tissus adipeux de l'organisme constituent avant tout des réserves de calories. Pour assimiler ces calories, l'organisme sépare à nouveau les acides gras (surtout les AGS et les AGMI) du glycérol, puis les expédie vers les sites d'oxydation cellulaire, où ils sont brûlés pour couvrir ses besoins énergétiques. Les triglycérides stockés constituent également des réserves d'acides gras essentiels (AGE), les AGPI qui jouent un rôle structurel et régulateur indispensable dans l'organisme.

Graisses et huiles saturés (AGS)	huiles monoinsaturées (AGMI)	huiles polyinsaturées (AGF)
Graisses animales	huile d'avocat	huile de maïs
Beurre	huile de colza	huile de coton
Huile de coco	huile d'olive	huile de lin
Huile de palmiste	huile d'arachide	huile de pépins de raisin
Huile de palme		huile de carthame
		huile de sésame
		huile de soja
		huile de tournesol
		huile de noix

L'un des tests de diagnostic les plus couramment prescrits aujourd'hui est le profil des lipides sériques qui sert à mesurer les taux des lipides sanguins (cholestérol et triglycérides). Les excès alimentaires sont responsables des taux élevés, en particulier la consommation excessive d'aliments glucidiques raffinés à IG élevé. Les taux de triglycérides sanguins élevés sont associés à des risques accrus de maladie cardiaque (surtout chez la femme), parce qu'ils sont souvent le signe d'un métabolisme lipidique anormal et d'accidents artériels.

Le profil des lipides sériques concerne surtout le cholestérol, une substance dure et cireuse que l'on retrouve dans de nombreux produits animaux (en particulier dans la viande, le lait entier et le jaune d'œuf). Le cholestérol est également synthétisé par les cellules du foie. Il joue un rôle vital dans l'organisme. Il constitue la matière première utilisée dans la synthèse d'hormones importantes — des hormones sexuelles comme les œstrogènes et la testostérone, et des hormones surrénaliennes comme la cortisone, intervenant dans la régulation des métabolismes. À partir du cholestérol, l'organisme synthétise la vitamine D, nécessaire pour l'utilisation du calcium, et les acides biliaires. Ceux-ci contribuent à la digestion des lipides alimentaires en les transformant en particules plus petites, et l'organisme peut se débarrasser de l'excès de cholestérol qui est éliminé dans la bile, elle-même excrétée dans l'intestin grêle au cours de la digestion. Le cholestérol est également présent dans les sécrétions des glandes sébacées qui protègent la peau de la déshydratation et d'autres formes d'irritations dues à l'environnement.

Enfin, le cholestérol est un constituant indispensable des membranes cellulaires. Comme je l'ai déjà dit, les membranes cellulaires sont surtout composées de lipides. Les acides gras insaturés rendent les membranes cellulaires plus flexibles, alors que les acides gras saturés les rendent plus rigides. Les variations dans l'apport quotidien en acides gras rendent difficile le maintien de la flexibilité des membranes cellulaires dans les limites étroites nécessaires à une santé optimale. L'organisme utilise le cholestérol pour compenser ces variations, en en rajoutant pour durcir les membranes trop fluides, et en en éliminant un peu pour assouplir celles qui sont trop rigides.

Si le cholestérol joue, à de nombreux égards, un rôle important dans l'organisme, pourquoi a-t-il si mauvaise réputation ? C'est parce qu'il est également le principal composant de la plaque athéromateuse, le signe distinctif de l'athérosclérose, responsable du durcissement des artères qui provoque crises cardiaques, attaques cérébrales et autres calamités cérébrales. Il ne fait aucun doute que l'athérosclérose est pathologique, qu'un trouble de la production et du transport du cholestérol en est le principal responsable, qu'il s'agit d'une maladie du monde moderne, et que l'alimentation joue à cet égard un rôle central. Mais de nombreuses questions demeurent, parmi lesquelles celle-ci : quelles sortes d'excès ou de carences alimentaires dérèglent la production et le transport du cholestérol ?

J'ai indiqué plus haut que le foie synthétise le cholestérol sous la forme d'un composant de la bile. Les glandes surrénales et les glandes sexuelles en synthétisent aussi pour fabriquer leurs hormones, et presque toutes les cellules en synthétisent en petite quantité pour assurer le bon fonctionnement de leurs membranes. Pour fabriquer du cholestérol, l'organisme commence par les deux fragments carbones — les fragments d'acétate — produits par l'oxydation des acides gras (la dégradation et la combustion des lipides pour obtenir de l'énergie). Étant donné que les AGS sont les molécules lipidiques préférées de l'organisme pour couvrir ses besoins énergétiques, ils sont la source principale de fragments d'acétate, mais la combustion des glucides en fournit également sous la forme de produits de dégradation intermédiaires, avant qu'ils ne soient transformés en gaz carbonique et en eau.

Les régimes riches en graisses saturées et les glucides à index glycémique élevé favorisent une production accrue de fragments d'acétate dans l'organisme. Un excès de fragments d'acétate, chez la plupart des gens, stimule la production de cholestérol (je dis « la plupart des gens » parce que la production de cholestérol, comme d'autres aspects du métabolisme, est également influencée par des facteurs génétiques. Certains individus chanceux ont hérité des « gènes de Mathusalem » qui les préservent d'une production excessive de cholestérol, et de l'athérosclérose, quelles que soient les quantités de graisses saturées et d'aliments glucidiques raffinées qu'ils consomment). Notre alimentation nous fournit également du cholestérol en quantités plus ou moins grandes, selon le pourcentage de produits animaux dans notre alimentation, mais le cholestérol que nous ingérons affecte relativement peu le profil des lipides sériques, en comparaison des effets des graisses saturées, des sucres raffinés et des amidons. Des années durant, les producteurs d'œufs se sont plaints de la mauvaise image des œufs consécutive aux campagnes médiatiques sur les dangers du cholestérol, et ils ont raison. Le jaune d'œuf contient du cholestérol, mais la consommation d'œufs représente une contribution insignifiante au cholestérol sérique. En outre, ils peuvent constituer une source importante d'acides gras essentiels.

La production excessive de cholestérol ne représente qu'un des facteurs de l'athérosclérose. Tout aussi importante est la façon dont cette substance se déplace dans l'organisme. Les triglycérides et le cholestérol parcourent ensemble le courant sanguin à l'intérieur des lipoprotéines, des molécules résultant de l'union d'une protéine et d'un corps gras et caractérisées par des dimensions et des fonctions diverses. Les lipoprotéines sont les véhicules conçus par le foie pour transporter les lipides. Les minuscules gouttelettes de graisse issues de la digestion des graisses alimentaires qui pénètrent dans le courant sanguin après un repas sont capturées par un type de lipoprotéines, les lipoprotéines de haute densité, ou HDL. Les HDL transportent les triglycérides et le cholestérol jusqu'au foie. Le foie peut les envoyer dans d'autres parties de l'organisme, ou bien, dans le cas du cholestérol, l'éliminer dans la bile. Lorsqu'il les envoie dans d'autres parties de l'organisme, il utilise un autre type de véhicules, les lipoprotéines de basse densité, ou LDL.

Vous avez peut-être entendu parler de *bon* ou de *mauvais* cholestérol à propos des HDL et des LDL. En fait, les HDL et les LDL sont simplement des véhicules de transport, non seulement pour le cholestérol, mais également pour les triglycérides, et les deux sont nécessaires pour véhiculer ces substances dans l'organisme. Toutes les cellules ont des récepteurs spécifiques pour les LDL dans leurs membranes, des ports d'attache où elles peuvent décharger leur cargaison. C'est de cette façon que les cellules se procurent les lipides et le cholestérol dont elles ont besoin pour fonctionner. Lorsque ces besoins sont satisfaits, les docks se ferment et les graisses et le cholestérol en excès poursuivent leur chemin dans le sang sous forme de LDL jusqu'à ce qu'ils soient stockés dans les cellules adipeuses ou transférés vers les HDL pour retourner vers le foie.

Un taux sanguin élevé de cholestérol LDL, un faible taux de HDL et un rapport HDL/LDL bas sont associés à l'athérosclérose et à un risque accru de crise cardiaque. Le patrimoine génétique détermine dans une large mesure notre profil lipoprotéique, certains individus malchanceux souffrant d'hyperlipidémie familiale (taux élevé des lipides sanguins), une affection sur laquelle le régime a peu d'effets, tandis que les rares personnes qui ont la chance d'avoir les gènes de Mathusalem ont la faculté d'éliminer efficacement les graisses et le cholestérol de leur sang, quel que soit leur régime alimentaire.

Pour la plupart d'entre nous, le fait de consommer trop de mauvaises graisses et de mauvais glucides élèvera les taux sériques de triglycérides et de cholestérol et les graisses et le cholestérol, sous forme de LDL, seront transportés en trop grandes quantités vers les cellules. En outre, la capacité des HDL de ramener le cholestérol en excès vers le foie sera entravée. Sous la forme de LDL, le cholestérol peut léser les parois internes des artères, mais, pour cela, il faut que d'autres facteurs interviennent. Je mentionnerai certains d'entre eux pour démontrer que l'athérosclérose demeure en grande partie une maladie mystérieuse.

Tout d'abord, je pense qu'une détérioration des parois artérielles a forcément dû intervenir préalablement pour que le cholestérol puisse se déposer sur les parois. La plupart des experts médicaux pensent aujourd'hui que le problème sous-jacent est une inflammation provoquée par un déséquilibre des hormones qui gèrent la réaction inflammatoire, ou même par une infection bactérienne[1]. Certains suggèrent même que la présence de cholestérol dans la plaque athéromateuse constitue une réaction thérapeutique défectueuse, une tentative de l'organisme de réparer les parois vasculaires affectées. Une autre possibilité est que certaines formes de cholestérol détériorent directement les artères. Des macrophages itinérants (cellules de grande dimension dérivant du monocyte du sang) ingèrent et digèrent le cholestérol oxydé et se transforment ainsi en « cellules spumeuses » qui se déposent sur les parois artérielles et peuvent initier un processus inflammatoire et dégénératif. La susceptibilité du cholestérol à l'oxydation est influencée par la nature des lipides qui sont transportés avec lui dans les LDL. Si, par exemple, vous consommez principalement de l'huile d'olive, votre LDL contiendra des triglycérides riches en acide oléique, les AGMI de cette huile. Ainsi, le cholestérol est relativement protégé de l'oxydation. Dans ces conditions, si la corrélation entre la teneur en cholestérol des LDL et le risque de cardiopathies est évidente, tout comme le sont

1. Les bactéries *Chlamydiae pneumoniae*, trouvées en grandes quantités dans la plaque athéromateuse, sont aujourd'hui soupçonnées d'être à l'origine du problème. S'il s'avère que l'athérosclérose et les coronaropathies sont d'origine infectieuse, ce sera une révolution majeure dans la pensée médicale. On pourra alors envisager de prévenir et de traiter ces affections avec des agents antimicrobiens spécifiques.

les effets bénéfiques d'un abaissement du taux sérique de cholestérol LDL grâce à des médicaments ou à un changement de mode de vie, la séquence de la relation de cause à effet entre un cholestérol LDL élevé et l'athérosclérose ne l'est pas. Dans certaines circonstances, et chez certains individus, des taux élevés du prétendu mauvais cholestérol ne provoquent apparemment aucun trouble.

Étant donné cette incertitude, il est hasardeux d'accuser l'alimentation d'être la seule responsable de l'épidémie d'infarctus du myocarde qui ravage de nos jours les pays développés, mais il est important d'examiner la possibilité d'un lien pour déterminer la quantité et la nature des lipides que nous devrions consommer. Au début du siècle, les décès par infarctus du myocarde étaient rares. C'est dans les années 40, 50 et 60 que cette maladie a connu une forte extension, terrassant bon nombre d'hommes d'âge mûr et de femmes postménopausées. Le même phénomène s'est produit dans d'autres pays industrialisés, mais, en règle générale, on ne l'a pas constaté dans les pays du Tiers Monde. Depuis la fin des années 60, l'épidémie d'infarctus du myocarde a diminué, pour des raisons tout aussi mystérieuses que son déclenchement.

Il est possible que l'usage accru d'antibiotiques ait éliminé des artères bon nombre d'infections bactériennes non diagnostiquées. Une autre théorie indique que l'usage accru d'aspirine a protégé de nombreuses personnes de la formation de caillots sanguins qui sont la cause immédiate de l'obstruction des artères coronaires (le sang a tendance à coaguler sur la surface de la plaque devenue rugueuse, surtout en cas de rupture de plaque). Autres possibilités, l'émergence de médicaments efficaces contre l'hypertension, un facteur de risque connu de maladies cardiovasculaires, et le déclin du tabagisme chez l'homme. Cependant, de nombreux épidémiologistes continuent de chercher des explications alimentaires à l'apparition comme à la diminution des infarctus du myocarde au XXe siècle.

Nous constatons que lorsque d'autres peuples se mettent à manger comme nous, la fréquence des maladies coronariennes croît rapidement. Ce phénomène est indéniable au Japon et en Chine, par exemple. Il doit donc y avoir quelque chose dans les habitudes alimentaires occidentales qui favorisent les maladies artérielles.

Les graisses saturées sont, semble-t-il, les grandes responsables de ces maladies, surtout celles de la viande, du lait, de la crème fraîche, du beurre et du fromage, des aliments absents de l'alimentation traditionnelle de la Chine, du Japon et d'autres pays asiatiques, où l'infarctus était autrefois si rare qu'il était considéré comme une curiosité médicale. Au Japon, le petit déjeuner traditionnel était composé de soupe miso, de riz cuit à la vapeur, d'un morceau de poisson grillé (souvent du saumon), de légumes en pickles ou cuits, d'algues séchées et de thé vert. Aujourd'hui, les Japonais préfèrent les œufs brouillés au bacon, le pain blanc grillé avec du beurre, les pâtisseries et le café au lait sucré — un changement assez radical... Comme je l'ai dit plus haut, on sait qu'en Hollande, au Danemark et en Norvège, durant l'occupation allemande, la mortalité due aux infarctus du myocarde a chuté en raison de la rareté des produits animaux. La paix revenue, elle devait remonter aux taux d'avant-guerre lorsque ces aliments furent à nouveau abondants.

Mais l'histoire ne s'arrête pas là : les Américains, tout au long du XIXe siècle et au début du XXe, consommaient beaucoup de graisses saturées, mais ne faisaient pas d'infarctus. Ils consommaient également de grandes quantités de farine et de sucre raffinés. Qu'est-ce qui a changé ? Pour quelle raison les Inuits n'ont jamais été affectés de maladies coronariennes alors que leur consommation quotidienne de graisses animales était énorme ?

Certains experts, et le camp « anti-graisses » unanime, affirment que l'apport lipidique total est le principal déterminant de la santé et de la longévité. Plus le pourcentage de calories d'origine lipidique est élevé, plus la durée de la vie est courte et plus les risques de maladie en général sont grands, et pas seulement les risques de maladies cardiaques. Mais la recherche scientifique comme les études épidémiologiques n'ont pu démontrer ces affirmations. La science a établi une corrélation entre l'apport en graisses saturées et le taux de cholestérol LDL dans le sang. La plupart des gens qui consomment trop de graisses saturées auront davantage de cholestérol LDL et, à moins d'être protégés par d'autres facteurs (patrimoine génétique, exercice physique, aspirine, entre autres), ils présenteront des risques plus élevés de maladies cardiovasculaires. Par contre, la science n'a établi aucune corrélation semblable entre l'apport lipidique total et les risques de maladies.

Si vous recherchez ces corrélations en Europe, de nos jours, vous aurez quelques surprises, surtout si vous êtes un adepte de la philosophie Ornish/Pritikin qui règne dans bon nombre d'établissements de santé. L'Écosse, avec la consommation la plus élevée en graisses totales et en graisses saturées, a des taux de maladies cardiovasculaires vertigineux, exactement ce à quoi vous vous seriez attendu (la dernière contribution de l'Écosse à la cuisine est une barre chocolatée plongée dans de la pâte à frire, et servie comme dessert dans les boutiques de fish-and-chips). Cependant, dans certaines régions d'Italie, d'Espagne et de Grèce, les gens mangent des quantités comparables de lipides totaux et n'ont pas un taux de mortalité par crise cardiaque particulièrement élevé (ou par d'autres maladies dégénératives, ou encore par le cancer). 40 % des calories consommées par les Crétois sont des lipides — un pourcentage équivalent à celui des Américains et des Écossais — et ils sont en bien meilleure santé. Toutefois, les matières grasses qu'ils consomment sont très différentes.

Ces observations laissent supposer que le type de lipides consommés est plus important que les graisses totales. Les graisses saturées sont peut-être malsaines, mais il en est de même pour d'autres corps gras. Et certains corps gras pourraient en fait avoir des effets bénéfiques sur la santé. Mon intention est d'examiner les différences entre les bonnes et les mauvaises graisses, ainsi que les changements intervenus, au cours de ce siècle, dans les proportions de ces graisses. Sachez toutefois que le simple fait d'évoquer des bonnes et des mauvaises graisses provoque la colère des adeptes de la philosophie Ornish/Pritikin, qui pensent que les lipides sont toujours mauvais.

Dans les années 50, quand les milieux scientifiques s'accordaient pour dire que les graisses saturées élèvent les taux de cholestérol et les risques de crise cardiaque, les médecins et les diététiciens déconseillèrent la consommation de viande de bœuf, de beurre, de crème fraîche et de fromage, et recommandèrent vivement la consommation d'huiles végétales polyinsaturées, car ils étaient persuadés qu'elles étaient bonnes pour le cœur. C'est à cette époque que la popularité de la margarine à base d'huile de maïs connut son apogée et que diverses huiles végétales — parmi lesquelles l'huile de coton et l'huile d'arachide — se vendirent comme des petits pains. Le bon sens semblait étayer ces recommandations en ce que les graisses saturées sont solides ou demi-solides à température corporelle, tandis que les huiles polyinsaturées restent liquides. On s'attendrait à ce que les graisses solides laissent des résidus « vaseux » et à ce que les huiles liquides se déplacent librement dans les vaisseaux sanguins. Malheureusement, cette logique ne nous a pas mis en garde contre les dangers inhérents aux huiles végétales. Pour expliquer ces dangers, je dois auparavant vous livrer quelques données supplémentaires sur la chimie des graisses et des huiles.

Vous vous souvenez que les acides gras sont des chaînes d'atomes de carbone reliés à des atomes d'hydrogène. Une des extrémités d'une molécule d'acide gras, considérée généralement comme le début parce que la synthèse commence là, est un groupe méthyle (un atome de carbone et trois atomes d'hydrogène). L'autre extrémité est un groupe carboxyle, la partie de la molécule contenant de l'oxygène qui lui donne une nature faiblement acide. Par convention, les atomes de carbone d'une molécule d'acide gras sont numérotés, à partir de l'extrémité méthyle. Les AGS sont identifiés très simplement en spécifiant le nombre d'atomes de carbone dans la chaîne. Étant donné que les AGS se caractérisent par une absence de double liaison, la structure de la molécule est connue. C'est ainsi que l'acide stéarique, présent dans les graisses de nombreux animaux, est désignée en « sténo » chimique par cette formule : C18 : 0, ce qui signifie qu'il a une chaîne d'acides gras dotée de dix-huit atomes de carbone et de zéro double liaison, et qu'il s'agit donc d'un AGS.

Dans la notation chimique, la présence d'une double liaison est indiquée par la lettre grecque ω (oméga), et sa position dans la chaîne par le nombre du premier atome de carbone qui en fait partie. L'acide oléique, le principal acide gras de l'huile d'olive, a la même longueur que l'acide stéarique, mais il contient une double liaison entre les atomes de carbone 9 et 10. C'est pourquoi on le désigne par C18 : 1ω9 — un AGMI (acide gras *mono*insaturé, caractérisé par une double liaison) appartenant au groupe des oméga 9, une petite famille d'acides gras dont la première double liaison se trouve entre les atomes de carbone 9 et 10. L'acide linoléique, l'un des acides gras essentiels, est une autre chaîne C18, mais il s'agit d'un AGPS (acide gras *poly*insaturé, caractérisé par plus d'une double liaison) avec deux doubles liaisons, l'une en position 6-7, et l'autre en position 9-10. Il s'agit de C18 : 2ω6 dans le groupe des oméga 6, une famille importante, dont j'aurai beaucoup à dire (en ce qui concerne les AGPI, il suffit de spécifier la position de la première double liaison, pour des raisons qu'il est inutile d'expliquer ici). L'autre acide gras essentiel, l'acide linoléique, est C18 : 3ω3. Cette appellation indique que l'acide linoléique est un AGPI de 18 atomes de carbone, contenant trois doubles liaisons, la première entre les atomes de carbone 3 et 4. L'acide linoléique est donc un acide gras oméga 3. J'ai déjà évoqué l'importance de cette famille.

Lorsque les végétaux et les animaux synthétisent des acides gras à partir du glucose, ils commencent par synthétiser des AGS, en ajoutant deux atomes de carbone bout à bout jusqu'à ce que la chaîne, terminée par un groupe carboxyle, soit à la longueur désirée. Les enzymes peuvent ensuite occuper des positions particulières dans la chaîne pour créer des AGMI et des AGPI. Mais il y a des différences importantes entre ces deux règnes biologiques en ce qui concerne la synthèse des acides gras : alors que les végétaux insèrent des doubles liaisons près du début des chaînes d'acides gras (aux positions oméga 3 et oméga 6, par exemple), les animaux en sont incapables. Ils peuvent insérer des doubles liaisons plus loin dans la chaîne, mais pas au début, car il leur manque des enzymes pour ce faire. Pourtant, leur organisme a besoin des acides gras oméga 3 comme des oméga 6 pour assurer d'importantes fonctions et, sans eux, ils tomberaient malades ou mourraient. C'est pourquoi l'acide linolénique et l'acide linoléique sont essentiels : ils doivent être régulièrement présents dans votre alimentation pour que vous puissiez rester en bonne santé.

Attendez une minute, me direz-vous, n'avez-vous pas dit que le saumon et les sardines sont des sources importantes d'acides gras oméga 3 et que le jaune d'œuf peut fournir des acides gras essentiels ? Le poisson et le poulet ne font-ils pas partie du règne animal ? Bien sûr qu'ils en font partie, et ils sont tout autant incapables que nous de synthétiser les acides gras oméga 3. Mais ils peuvent en trouver dans leur alimentation et les stocker. Les saumons et les sardines les absorbent en mangeant des algues et d'autres végétaux simples, puis les stockent dans leurs graisses. Les poulets trouvent dans la nature des végétaux riches en oméga 3 que l'on retrouve dans le jaune d'œuf.

La teneur en oméga 3 des produits dérivés des saumons et des poulets d'élevage dépend de ce qu'on leur donne à manger. Si les salmoniculteurs ne font pas l'effort de fournir des aliments riches en oméga 3 à leurs saumons, la chair de ces poissons sera bien moins riche en acides gras essentiels que celle du saumon sauvage. Les poulets confinés dans des cages et nourris avec une alimentation standard auront des œufs dont la teneur en oméga 3 sera très inférieure à celles des poulets fermiers élevés en liberté, qui picorent dans le sol pour trouver leur nourriture. Récemment, un nouvel œuf est apparu sur le marché américain, un œuf enrichi en acides gras oméga 3 [1]. Les aviculteurs ont obtenu ce résultat en ajoutant à l'alimentation des poulets un produit à base d'algues. De même, les animaux qui mangent des végétaux riches en acides gras essentiels, soit directement, soit indirectement (poisson, œufs), auront des niveaux élevés d'AGE dans leurs graisses. Le tissu adipeux des végétariens contient généralement plus d'AGE que celui des mangeurs de viande, par exemple.

Les animaux privés d'acide linoléique développent un syndrome parfois mortel caractérisé par une inflammation de la peau, une perte de poils, une dégénérescence du foie et des reins, un affaiblissement des mécanismes d'autoguérison, une susceptibilité accrue aux infections, des problèmes cardiovasculaires, des troubles du comportement, de l'arthrite et un ralentissement de la croissance. Tous ces symptômes disparaissent si l'on réintroduit de l'acide linoléique dans leur alimentation. L'élimination de l'acide linolénique de leur alimentation entraîne un syndrome de déficience différent qui se caractérise par un ralentissement de la croissance, un affaiblissement, une mauvaise coordination, des troubles du comportement et une dégradation de la capacité d'apprentissage. L'acide linoléique a été beaucoup plus étudié que l'acide linolénique, mais, en réalité, nous ne comprenons toujours pas complètement le rôle de ces deux acides gras essentiels dans le maintien de la vie et de la santé. Par contre, nous savons qu'ils jouent tous deux un rôle capital dans la production d'énergie à partir des aliments, dans le transport de l'énergie vers tous les systèmes de l'organisme, dans le

1. Ces œufs ne sont ni produits, ni vendus en France, mais les œufs fermiers ou biologiques sont naturellement riches en acides gras oméga 3. (*N.d.T.*)

transport de l'oxygène et dans le bon fonctionnement des membranes. Nous savons également qu'ils constituent la matière première utilisée dans la synthèse des prostaglandines, des hormones qui contrôlent bon nombre de processus vitaux fondamentaux, parmi lesquels les mécanismes d'autoguérison de l'organisme.

Le corps médical est de plus en plus convaincu que les carences en acides gras essentiels sont largement répandues et qu'elles ont des effets très néfastes sur le bien-être physique et mental. On ne rencontre pas chez l'homme les syndromes de déficience totale qui se manifestent chez l'animal privé d'AGE, mais les maladies humaines qui seraient provoquées ou aggravées par une déficience relative en acides gras essentiels sont très courantes et comprennent l'athérosclérose et les maladies coronariennes. À ce sujet, il existe une preuve indirecte qui doit fortement embarrasser le camp « anti-graisses ». Il s'agit d'une découverte récente du Harvard Nurses' Health Study[1], une étude commencée en 1976 et toujours en cours qui examine la relation entre l'alimentation et la maladie. Dans cette étude, les femmes qui consommaient régulièrement de la mayonnaise et des sauces pour salade à base d'huile ont fortement réduit leurs risques de maladies coronariennes mortelles par comparaison avec les femmes qui consommaient rarement ces aliments. L'explication des chercheurs est que la mayonnaise et les sauces pour salade peuvent être des sources d'acide linolénique, l'acide gras essentiel aux effets bénéfiques pour le cœur.

Au lieu d'évoquer la déficience en acides gras essentiels, les nutritionnistes devraient surtout s'intéresser au déficit en oméga 3, parce que l'acide linoléique, l'acide gras oméga 6, abonde dans la nature comme dans notre alimentation. Non seulement on en trouve dans un grand nombre de graines et de fruits oléagineux, mais également dans les huiles que l'on extrait de ces aliments, y compris

1. Étude longitudinale portant sur 89 000 infirmières. (*N.d.T.*)

toutes les huiles végétales polyinsaturées vendues dans le commerce. En outre, cet acide s'accumule dans les graisses de certains animaux, en particulier celles des porcs. De son côté, l'acide linolénique, l'acide gras essentiel oméga 3 de la même famille que l'oméga 6, n'est présent que dans quelques rares graines et fruits oléagineux (graines de lin, de chanvre, de potiron, et noix) et dans un nombre encore plus petit d'huiles (huile de colza et huile de soja). Ainsi, bon nombre de végétaux produisent des graines regorgeant d'acides gras oméga 6, mais très peu produisent des graines riches en oméga 3. Par contre, ces derniers abondent dans des végétaux microscopiques, comme les algues. En ce qui concerne les plantes supérieures, on en trouve surtout dans les feuilles, en général à faible concentration. (Voir tableau page 133.)

Le pourpier (*Portulaca oleracea*) est l'une des rares plantes riches en acides gras oméga 3. C'est une petite plante à feuilles charnues et succulentes que de nombreux jardiniers considèrent comme nuisible. Les peuples méditerranéens apprécient particulièrement le pourpier, dont les feuilles sont un ingrédient de leurs soupes. Les Mexicains, qui l'appellent *verdolagas*, font sauter les feuilles de pourpier avec des oignons, ou bien les servent en salades avec des tomates, des oignons et des piments. Le pourpier est facile à cultiver, et on trouve des semences améliorées de cette plante chez les fournisseurs spécialisés.

Les légumes verts à feuilles contiennent également une faible concentration d'acides gras oméga 3. C'est sans doute pour cela qu'ils ont des effets bénéfiques, mais aussi en raison de leur teneur en acide folique, une vitamine essentielle du groupe B, et en d'autres micronutriments. L'herbe sauvage constitue une autre source de ces lipides indispensables que nous retrouvons dans la chair d'animaux qui en broutent en grandes quantités. Examinons à présent la manière dont l'alimentation moderne s'est fortement dégradée.

Nos ancêtres du paléolithique consommaient de

grandes quantités de produits animaux — poisson, volaille, grands mammifères, etc. Les graisses de ces animaux regorgeaient d'acides gras essentiels, surtout d'acides gras oméga 3 provenant des herbes sauvages et d'autres végétaux présents dans leur alimentation. Les scientifiques passionnés par les vertus du régime paléolithique estiment qu'il fournissait les deux types d'acides gras essentiels — oméga 6 et oméga 3 — à peu près en proportions égales. De nos jours, les produits animaux sont très différents parce que l'alimentation de la plupart des animaux élevés pour leur chair — poulets, porcs, vaches, moutons, etc. — n'a plus rien de naturel. On les engraisse avec des céréales (maïs, etc.) qui fournissent de l'acide linoléique (oméga 6), mais pas d'acide linolénique (oméga 3).

SOURCES D'OMÉGA 3	SOURCES D'OMÉGA 6
huile de poisson	huile de maïs
huile de lin	huile de coton
graines de lin	huile de pépins de raisin
huile de chanvre	viande
hareng	huile d'arachide
maquereau	volaille
pourpier	huile de carthame
saumon	huile de sésame
sardines	huile de soja
huile de soja[1]	huile de graines de tournesol
haricots de soja	
huile de noix	
noix	

En outre, les huiles végétales — et leurs produits dérivés comme la margarine — représentent la plus grande partie des graisses consommées. La plupart de ces

1. L'huile de soja est plus riche en acides gras oméga 6 que la plupart des huiles oméga 3, et c'est pourquoi on la retrouve dans les deux catégories.

produits, là encore, fournissent des oméga 6, mais pas d'oméga 3. Les estimations du rapport oméga 6/oméga 3 dans l'alimentation moderne se situent entre 20/1 et 40/1, un changement énorme par rapport à ce que mangeaient nos lointains ancêtres. Cela a certainement des conséquences sur la santé et la longévité de l'homme.

J'ai dit que l'organisme doit absorber régulièrement ces deux types d'acides gras essentiels. Dès lors qu'il a un acide gras avec une double liaison en position 6-7 — un oméga 6 — il peut synthétiser d'autres acides gras indispensables de ce type en changeant la longueur de la chaîne ou en lui ajoutant d'autres doubles liaisons. Il peut faire de même avec un acide gras contenant une double liaison en position 3-4 — un oméga 3. Ainsi, l'acide eicosapentanoïque (EPA) — un composant essentiel des huiles de saumon et de sardine qui a un effet protecteur sur le cœur — peut être synthétisé à partir de l'acide linolénique. Toutefois, l'organisme ne peut le synthétiser qu'avec une matière première dotée d'une double liaison à la position 3-4, et seulement si le régime alimentaire ne contient pas trop d'acides gras oméga 6.

Le problème est que lorsque le rapport oméga 6/oméga 3 augmente, l'efficacité des oméga 3 disponibles décroît, parce que les deux types d'acides gras se disputent le même nombre limité d'enzymes. Dans ces conditions, le rapport oméga 6/oméga 3 pourrait fortement affecter le comportement des acides gras essentiels dans l'organisme. Ce rapport apparaît comme extrêmement important pour la synthèse des prostaglandines — une fonction essentielle.

Il n'entre pas dans les limites de ce livre de détailler la synthèse des prostaglandines et leurs effets. Il suffit de dire qu'elles contrôlent la croissance et la différenciation cellulaires, la coagulation sanguine et des aspects essentiels de la fonction immunitaire. Contrairement à l'insuline et à d'autres hormones du système endocrinien, les prostaglandines ne sont pas synthétisées dans des organes spécifiques comme le pancréas, où elles sont stockées jusqu'à ce que l'organisme en ait besoin. En fait, toutes les cellules de l'organisme (à l'exception des globules rouges) les synthétisent chaque fois que c'est nécessaire, à partir des acides gras essentiels.

Il y a un siècle, en Allemagne, la société pharmaceutique Bayer inventait l'aspirine, un dérivé semi-synthétique de l'acide salicylique que l'on trouve à l'état naturel dans l'écorce du saule (les Indiens d'Amérique utilisaient l'écorce de saule blanc en tisane pour traiter les fièvres et l'arthrite). Ce nouveau médicament fit rapidement ses preuves comme remède contre la fièvre, la douleur et l'inflammation, mais on ne connaît ses mécanismes d'action que depuis quelques années. L'aspirine a tellement d'effets apparemment distincts sur l'organisme que personne ne pouvait comprendre ses mécanismes d'action... jusqu'à la découverte des prostaglandines. L'aspirine module ces hormones, dont les effets sont innombrables.

Il y a peu, des médecins ont découvert que l'aspirine fluidifie le sang et ont alors recommandé à leurs patients d'en prendre tous les jours pour réduire leurs risques de crise cardiaque (je prends 162 milligrammes d'aspirine par jour, soit l'équivalent d'un demi-comprimé). La plupart des médecins s'accordent sur le fait que cette prescription est efficace parce qu'elle réduit la tendance du sang à se coaguler. Ainsi, lorsque les artères coronaires se durcissent et se rétrécissent dans l'athérosclérose, les caillots sanguins sont moins susceptibles de se former en leur sein. Cependant, certains experts suggèrent aujourd'hui que l'action anti-inflammatoire de l'aspirine est la véritable explication de ce phénomène, en se fondant sur l'hypothèse que l'athérosclérose est fondamentalement un trouble inflammatoire des artères. Entre-temps, on s'est aperçu que l'aspirine, à faible dose, réduisait les risques de deux graves maladies du tube digestif : le cancer du côlon et le cancer de l'œsophage. Tous ces effets bénéfiques (et probablement d'autres encore) sont dus à l'action de l'aspirine sur la synthèse et le déploiement des prostaglandines, ce qui donne une idée, je pense, de l'ampleur de leur influence sur notre santé et notre bien-être.

Comme d'autres systèmes de régulation de l'organisme, les prostaglandines ont des effets ambivalents. Ainsi, elles peuvent aussi bien intensifier que diminuer l'inflammation, accroître ou diminuer la tendance du sang à se coaguler. Pour que l'organisme reste en bonne santé, ces effets opposés doivent être équilibrés. En cas de blessure, l'organisme a besoin de la réponse inflammatoire pour guérir : l'inflammation attire le sang et les cellules immunitaires vers la zone blessée. Lorsque cette phase du traitement est achevée, il est important que l'inflammation cesse.

Il existe de nombreuses familles de prostaglandines, chacune avec des actions différentes, mais on peut dégager un principe simple : en règle générale, les prostaglandines dérivées des acides gras oméga 6 favorisent la prolifération cellulaire, l'inflammation et la coagulation sanguine, tandis que les prostaglandines dérivées des acides gras oméga 3 ont des effets opposés. Encore une fois, les deux sortes de prostaglandines sont nécessaires et doivent agir de concert pour maintenir la santé. Un nombre insuffisant des premières entraverait la croissance et la différenciation cellulaire, accroîtrait le risque d'hémorragie, et finirait par affaiblir les défenses immunitaires. Un nombre insuffisant des secondes pourrait accroître les risques de cancer, de coagulation sanguine et de maladies auto-immunes et inflammatoires.

Plusieurs expériences semblent indiquer que l'apport alimentaire en acides gras essentiels peut affecter cet équilibre. Un rapport oméga 6/oméga 3 élevé bloquera la production de prostaglandines inhibitrices, même si l'acide linolénique, un oméga 3, est présent dans l'alimentation. Il est certain que l'alimentation moderne occidentale est fortement carencée en oméga 3. En outre, elle fournit beaucoup trop d'acides gras oméga 6, surtout avec les huiles végétales polyinsaturées et leurs produits dérivés, ce qui crée un rapport oméga 6/oméga 3 totalement différent de celui dont la plupart des gens bénéficiaient autrefois.

— La consommation des huiles végétales polyinsaturées s'est généralisée au début du XXe siècle, tout comme la consommation de viande provenant d'animaux qui n'étaient plus nourris avec des fourrages verts riches en oméga 3. Dans ces conditions, on peut raisonnablement penser que l'épidémie de maladies coronariennes et d'infarctus du myocarde qui a marqué le XXe siècle n'est pas due à certains excès alimentaires, mais plutôt à l'absence des facteurs protecteurs qui, autrefois, neutralisaient les effets nocifs d'une trop grande consommation de graisses saturées et de glucides à index glycémique élevé.

En avril 1999, le National Institute of Health (NIH) a réuni un groupe de travail sur l'apport recommandé en oméga 3 et en oméga 6. Les participants sont parvenus à un consensus sur l'importance qu'il y a à réduire l'apport en oméga 6, et à augmenter l'apport en oméga 3, y compris chez le nouveau-né. Ils soutenaient que ce changement alimentaire était essentiel au bon fonctionnement cérébral et cardiovasculaire.

Lors d'un autre colloque du National Institute of Health, en septembre 1998, les intervenants ont évoqué le rôle important que jouent les acides gras oméga 3 dans la protection du système nerveux et de la santé mentale. À ce propos, l'acide docosahexaénoïque (ou DHA), un acide gras oméga 3 à chaîne longue présent dans l'huile de poisson, est apparu particulièrement intéressant. L'organisme peut synthétiser cet acide à partir de l'acide linolénique, mais, là encore, si l'alimentation est trop riche en acides gras oméga 6, les deux types d'acides gras se disputeront un nombre limité d'enzymes, ce qui bloquera la synthèse du DHA (c'est pourquoi il vaut sans doute mieux consommer du poisson pour obtenir des acides gras indispensables préformés, plutôt que de recourir aux sources végétales d'acide linolénique comme les graines de lin ou l'huile de colza. Je vous ferai des recommandations spécifiques à la fin de ce chapitre). Le DHA est le composant structurel principal des membranes cellulaires du cerveau. Un déficit en DHA, en particulier à la fin du développement fœtal et au début de la vie du nourrisson, peut entraîner un affaiblissement de l'architecture du système nerveux central, qui entravera les capacités d'apprentissage et d'autres aspects de la fonction mentale.

Certains scientifiques recommandent aujourd'hui de rajouter du DHA aux préparations pour nourrissons, tandis que les obstétriciens avertis conseillent aux femmes enceintes de manger du saumon et des sardines, surtout durant le dernier trimestre de la grossesse et pendant l'allaitement. D'autres chercheurs explorent actuellement le lien entre la déficience en acides gras oméga 3 et des maladies comme l'autisme, les troubles de l'attention et la dépression. Il est également possible qu'un déficit en DHA dans le cerveau accroisse la susceptibilité du sujet aux atteintes toxiques susceptibles de provoquer des maladies dégénératives comme la maladie de Parkinson, la sclérose latérale amyotrophique (SLA, ou maladie de Charcot), et la maladie d'Alzheimer. Observez les développements sur tous ces fronts : les influences de l'alimentation sur la santé sont un domaine de recherche passionnant.

J'ai écrit plus haut qu'à partir des années 50, les médecins et les nutritionnistes ont commencé à recommander la consommation d'huiles végétales polyinsaturées pour se protéger des effets nocifs des graisses saturées. Ceux qui suivent ce conseil — en remplaçant le beurre par de l'huile de carthame ou de la margarine à base d'huile de maïs — verront généralement leurs taux de cholestérol LDL diminuer. Mais nous savons aujourd'hui que les huiles polyinsaturées abaissent également le taux des HDL, qui ramènent le cholestérol des tissus vers le foie où il est éliminé. Ainsi, vous connaissez à présent deux caractéristiques de ces huiles : elles font baisser le taux du mauvais cholestérol, mais aussi celui du bon, et elles sont la cause principale du mauvais rapport oméga 6/oméga 3 dans notre alimentation.

Mais ce n'est pas tout. Les doubles liaisons qui caractérisent les AGPI constituent, dans les molécules d'acides gras, des points faibles susceptibles d'être attaqués par l'oxygène. L'oxydation par l'oxygène des acides gras insaturés entraîne la formation d'une gamme de composés dangereux. Les graisses oxydées sentent mauvais et ont mauvais goût. L'oxydation des corps gras entraîne leur rancissement, ainsi que celui des aliments qui en contiennent (les noisettes, par exemple) et des produits dérivés (frites, produits de boulangerie). Plus un acide gras contient de doubles liaisons, plus le pourcentage d'AGPI est élevé dans un corps gras donné, plus l'exposition à la lumière, à la chaleur et à l'air est importante, et plus la tendance à l'oxydation et au rancissement est grande.

L'huile de lin — une excellente source d'acide linolénique comme d'acide linoléique — est si insaturée, et donc si réactive, qu'elle s'oxyde très rapidement au contact de l'air, même à température ambiante : elle s'épaissit et se solidifie durant le processus. L'huile de lin est la matière première des peintures à l'huile et des vernis, parce que c'est une huile capable de donner naissance, par oxydation et polymérisation, à un film sec (l'huile de carthame était autrefois classée comme huile siccative plutôt que comme huile comestible parce que son degré d'insaturation fait qu'elle s'oxyde presque aussi rapidement). Pour connaître l'odeur de rance, reniflez de l'huile de lin ou de la peinture à l'huile ; si certains aliments dégagent une odeur similaire — noix, frites, farine, produits de boulangerie et de pâtisserie — jetez-les immédiatement à la poubelle. Les huiles oxydées favorisent les artériopathies, le cancer, l'inflammation, les maladies dégénératives et un vieillissement prématuré des cellules et des tissus.

Ces effets nocifs des huiles oxydées impliquent la génération de radicaux libres, des molécules hautement réactives capables de déclencher la néoformation et la propagation en chaîne d'autres espèces radicalaires, et de léser ainsi les membranes cellulaires, les enzymes, et l'ADN lui-même. De telles calamités constituent une des formes du « stress oxydatif » contre lequel notre organisme doit se défendre. Pour ce faire, l'organisme a recours à des antioxydants, des composés qui étouffent les radicaux libres et neutralisent les réactions destructrices de l'oxydation. J'évoquerai plus en détail les antioxydants lorsque j'aborderai la question des micronutriments. Les fruits et les légumes regorgent d'antioxydants, mais il est sans doute préférable, pour mieux se protéger, d'en prendre aussi sous forme de compléments alimentaires.

Voici une expérience simple que vous pouvez effectuer dans votre cuisine pour observer le phénomène de l'oxydation. Mettez une petite quantité de beurre clarifié, d'huile d'olive et d'huile de carthame dans des récipients distincts et ouverts, et laissez-les reposer. Chaque jour, sentez les récipients et notez le moment où vous détectez l'odeur caractéristique de rance. Vous la sentirez rapidement avec l'huile de carthame (composée surtout d'AGPI), ce sera assez long avec l'huile d'olive (composée surtout d'AGMI et d'une petite quantité d'AGPI), et très long avec le beurre clarifié (composé surtout d'AGS et d'une petite quantité d'AGPI). À des températures plus élevées et avec une exposition plus grande à la lumière, ces changements interviendraient plus rapidement.

Les corps gras utilisés pour les fritures atteignent des températures très élevées. Il vaudrait mieux ne pas les réutiliser, ne serait-ce que pour des raisons de santé. D'un point de vue économique, c'est un problème, car les huiles et les graisses coûtent cher. Si vous étiez un fabricant de pommes chips, le gérant d'une cafétéria, ou le propriétaire d'un restaurant, vous n'auriez pas les moyens de changer à chaque fois l'huile de votre friteuse. Vous la réutiliseriez jusqu'à ce qu'elle donne un mauvais goût aux aliments — c'est-à-dire jusqu'à ce que l'huile atteigne un niveau d'oxydation qui ne permette plus d'ignorer son goût et son odeur.

Un article récent publié dans le *Journal of the American College of Cardiology* décrit de la manière la plus claire les conséquences d'une telle situation. Des chercheurs australiens ont servi à des sujets volontaires trois repas différents contenant des portions mesurées de corps gras.

Le premier repas contenait 64,4 grammes d'une huile retirée, après usage, de la friteuse d'un fast-food. Le deuxième repas contenait la même quantité d'une huile de cuisson qui n'avait pas servi, et le troisième était un repas pauvre en graisses (18,4 grammes de matières grasses). Quatre heures après le repas, les chercheurs ont mesuré l'écoulement sanguin à travers l'artère brachiale, l'artère principale du bras. Ils ont trouvé une restriction importante du flux sanguin chez les sujets après le premier repas, mais pas après les deux autres repas. Ils diagnostiquèrent un dysfonctionnement de la paroi de l'artère dû au stress oxydatif résultant de la pénétration dans le sang des composés toxiques présents dans l'huile usagée. Pensez à cela la prochaine fois que vous serez tenté de manger dans un fast-food ou de commander un plat de friture dans un restaurant.

Si les dangers des huiles végétales polyinsaturées — accidents cardiovasculaires et risques de cancer — ne suffisent pas à vous convaincre de réduire leur consommation, je vais vous en dire plus. J'ai dit qu'une double liaison dans une molécule d'acide gras exerce une tension sur celle-ci en la forçant à prendre une forme autre qu'une chaîne droite. Considérons l'acide oléique, l'AGMI le plus commun et le principal acide gras de l'huile d'olive. Il s'agit d'un acide gras monoinsaturé non essentiel. L'acide oléique ne peut prendre que deux formes. Sans me perdre dans des détails inutiles, je vous dirai qu'une de ces deux formes est appelée configuration *cis*, tandis que l'autre est appelée configuration *trans*. Comme la formation de l'acide oléique *cis* nécessite davantage d'énergie que celle de l'acide oléique *trans*, l'acide oléique *cis* a tendance à adopter la forme *trans* plus stable, mais l'acide oléique *trans*, lui, adopte rarement la forme *cis*.

Par ailleurs, presque tous les acides gras naturels avec doubles liaisons (AGMI et AGPI) sont des acides gras *cis* et, étant donné que les AGPI sont des composants structurels des membranes et des composants essentiels d'hormones très importantes, vous pouvez comprendre que la configuration de ces molécules détermine leur comportement. L'organisme utilise les formes *cis* pour fabriquer les membranes et les hormones. S'il devait utiliser des formes *trans* pour ce travail, il fabriquerait des membranes et des hormones défectueuses.

C'est exactement ce qui se passe, selon certains experts, en raison du traitement infligé par l'industrie alimentaire aux huiles végétales qui finissent dans nos assiettes et dans notre organisme. La plupart des huiles végétales que vous achetez au supermarché sont extraites avec des procédés techniques utilisant la chaleur, la pression et des solvants chimiques. De telles méthodes d'extraction favorisent grandement la transformation d'acides gras *cis* en acides gras *trans*. Les acides gras *trans* sont une forme artificielle des acides gras insaturés qui se forment également quand les huiles sont exposées trop longtemps à la lumière et à la chaleur après extraction, ainsi que lorsqu'elles sont soumises à un procédé totalement artificiel, l'hydrogénation partielle.

La mention « huile partiellement hydrogénée » figure en bonne place sur la liste des ingrédients des paquets de biscuits, de crackers, de chips et autres produits de boulangerie et de pâtisserie. Le nom de l'huile utilisée est souvent spécifié : « huile de soja partiellement hydrogénée », ou bien, s'il y en a plusieurs, « huiles partiellement hydrogénées de coton, de soja et/ou de maïs ». Ce sont, là encore, des exemples de produits alimentaires inconnus avant le XXe siècle, et je les soupçonne fortement de porter gravement atteinte à notre santé.

Si les huiles sont partiellement hydrogénées, c'est pour les solidifier afin d'améliorer leur « tartinabilité [1] », les sensations buccales, la valeur boulangère et, surtout, pour prolonger la durée de conservation à l'étalage des produits dérivés de ces huiles, car les corps gras très saturés s'oxydent — rancissent — moins rapidement que

1. Néologisme utilisé très couramment dans l'industrie alimentaire pour définir l'aptitude à l'étalement des corps gras. (*N.d.T.*)

les corps gras moins saturés. Pour hydrogéner une huile, on la chauffe à haute température — 120 à 210 °C — avec de l'hydrogène sous pression, en présence de catalyseurs métalliques (généralement du nickel, parfois du platine) pendant six à huit heures. Lorsque ce processus est mené à son terme, toutes les doubles liaisons se brisent, et le produit ne contient alors ni acides gras *trans*, ni acides gras *cis*, mais uniquement des acides gras saturés à chaîne linéaire. Mais, en général, ce processus est interrompu avant son terme, ce qui entraîne la formation d'un mélange complexe de composés, parmi lesquels des acides gras *trans*.

La margarine, fabriquée de cette façon, est très riche en acides gras *trans* — jusqu'à 30 ou 40 %. C'est pourquoi je déconseille sa consommation. La margarine a une histoire pittoresque, qui remonte à la fin des années 1860, quand, à la suite d'une peste bovine dévastatrice qui fit grimper en flèche le prix du beurre, l'Académie française lança un appel pour que l'on développe un substitut au beurre. À l'origine fabriquée avec de la graisse de baleine et du lait altéré, la margarine devint d'un usage beaucoup plus facile (et agréable au goût) après 1900, quand les techniciens de l'alimentation apprirent à hydrogéner partiellement les huiles végétales liquides. Les fabricants cherchèrent alors partout dans le monde des sources d'approvisionnement en huiles très bon marché pour les transformer en margarine.

Tout au long des années 20 et 30, les fabricants de margarine travaillèrent d'arrache-pied pour améliorer le goût et l'apparence du produit qui, de ce fait, vit sa popularité s'accroître. Durant cette période, la seule vertu de la margarine fut son prix : c'était un substitut bon marché du beurre. Cependant, les ventes augmentant sans cesse, les fabricants de beurre se sentirent suffisamment menacés pour prendre des mesures. Au milieu du siècle, le lobby du beurre réussit à faire passer des lois destinées à entraver les ventes de cet ersatz de beurre. Aux États-Unis, la margarine devait être incolore. On la vendit alors accompagnée d'un colorant jaune que la ménagère devait ajouter elle-même, ce qui donnait à ce produit l'aspect d'une drôle de matière zébrée. Au Canada, la margarine devait impérativement avoir une couleur rose vif. Si ingénieuses qu'elles aient été, ces mesures ne purent empêcher la croissance des ventes de margarine.

Ensuite, dans les années 50, se produisit le changement dans les mentalités qui propulsa définitivement les ventes de margarine devant celles du beurre. Au lieu de considérer la margarine comme un ersatz bon marché, les consommateurs la perçurent comme une saine alternative au beurre, car les médecins et les nutritionnistes accusaient les graisses saturées de tous les maux et paraient les huiles végétales de toutes les vertus. Aujourd'hui encore, lorsque je jette un coup d'œil dans le réfrigérateur de médecins de ma connaissance, j'y trouve la plupart du temps de la margarine à la place du beurre. Mais, en réalité, la margarine n'est pas une bonne alternative. Il s'agit d'un aliment hautement transformé, bourré d'acides gras *trans* nocifs. La seule question intéressante est de déterminer dans quelle mesure ces acides gras sont nocifs.

Il est clair que les acides gras *trans* sont mauvais pour le cœur et les artères. Ils augmentent la production de mauvais cholestérol et favorisent l'athérosclérose, réduisant ainsi à néant les bienfaits que les huiles auraient pu prodiguer. Je suis certain que l'on découvrira un jour que les acides gras *trans* sont préjudiciables à la santé de bien d'autres manières, en raison de leurs effets sur les fonctions membranaires et hormonales. Je pense qu'ils favorisent le développement du cancer et des maladies dégénératives, qu'ils accroissent l'inflammation, accélèrent le vieillissement et entravent le système immunitaire et les mécanismes d'autoguérison. C'est pourquoi je m'efforce scrupuleusement de les éliminer de mon alimentation, et je vous conseille vivement d'en faire autant. En pratique, cela signifie qu'il faut éviter la margarine, les graisses végétales, et tous les produits qui en contiennent ou qui contiennent des huiles partiellement hydrogénées.

Vous serez stupéfait en découvrant l'omniprésence de ces corps gras, et donc des acides gras *trans*, en lisant les étiquettes des produits alimentaires. Les choses se sont récemment améliorées : en novembre 1999, la Food and Drug Administration a exigé que le contenu en acides gras *trans* soit mentionné sur l'étiquetage des produits alimentaires.

Voici donc ce que nous avons pu établir en ce qui concerne les lipides : une trop grande quantité de graisses saturées dans l'alimentation augmente la production de mauvais cholestérol ; dans ces conditions, à moins d'être sûr de posséder les « gènes de Mathusalem », vous devriez limiter votre apport en graisses animales, surtout en matières grasses butyriques (que l'on trouve dans le fromage et d'autres produits au lait entier), qui constituent les sources principales d'acides gras saturés dans l'alimentation occidentale. Vous devriez également diminuer fortement votre consommation des deux huiles « tropicales », l'huile de palme et l'huile de noix de coco, qui ont elles aussi une teneur élevée en acides gras saturés. Des deux huiles, l'huile de noix de coco est la pire. Il y a quelques années, à la suite de violentes protestations publiques, les huiles tropicales furent retirées de la vente. Paradoxalement, les fabricants les remplacèrent par des huiles partiellement hydrogénées, qui sont encore pires. Les huiles végétales polyinsaturées abaissent le bon cholestérol en même temps que le mauvais, aggravent un rapport des acides gras oméga 6/oméga 3 d'ores et déjà malsain, s'oxydent très facilement et sont susceptibles de contenir des acides gras *trans* nocifs à cause du traitement auquel elles ont été soumises. La margarine doit être éliminée, de même que tous les aliments contenant des huiles partiellement hydrogénées.

Pour remplacer ces matières grasses, nous devrions consommer des huiles et des graisses monoinsaturées riches en acides gras essentiels oméga 3 — les principaux corps gras du régime optimal. Les graisses monoinsaturées abaissent le cholestérol LDL sans perturber le cholestérol HDL, elles résistent beaucoup mieux à l'oxydation que les huiles polyinsaturées, et l'organisme les utilise comme source d'énergie calorique presque aussi efficacement que les graisses saturées.

Ces bonnes graisses proviennent de sources diverses. Bon nombre de fruits oléagineux — noix de cajou, pistaches et noix de macadamia, entre autres — contiennent en majorité des huiles monoinsaturées. Les noix sont particulièrement précieuses car elles contiennent de l'acide linolénique (oméga 3). Rejetés par les partisans des régimes pauvres en graisses, les fruits oléagineux sont en réalité des compléments très sains du régime alimentaire, pour mon plus grand plaisir, d'ailleurs, car je les ai toujours appréciés au plus haut point. Des études récentes suggèrent que la consommation d'une petite quantité de fruits oléagineux chaque jour (disons une petite poignée) peut réduire le taux de cholestérol LDL et le taux des triglycérides sanguins. Les fruits oléagineux sont également riches en fibres, en minéraux et en vitamine E. Je vous recommande d'acheter des fruits oléagineux crus, naturels, non salés, et de les conserver au réfrigérateur pour prévenir leur rancissement. Dès lors que les fruits oléagineux sont grillés ou hachés, les huiles qu'ils contiennent s'oxydent rapidement. Vous pouvez les faire griller au four ou à la poêle si vous le désirez. Consommez-les rapidement après les avoir fait griller.

Les huiles des fruits oléagineux ont un goût délicieux, mais leur teneur élevée en AGPI fait qu'elles s'oxydent très rapidement et on ne devrait jamais les faire chauffer. Utilisez l'huile de noix et l'huile de noisette en petites quantités pour l'assaisonnement des salades et conservez-les à l'abri de la lumière et de la chaleur.

Les beurres de fruits oléagineux doivent également être consommés avec modération. Les beurres d'amandes, de noix de cajou et de noix de macadamia sont de bons substituts au beurre de cacahuètes, qui a un pourcentage plus élevé de graisses saturées et qui est susceptible de contenir des traces d'aflatoxine, un puissant carcinogène naturel. En outre, de nombreux beurres de cacahuètes vendus dans le commerce contiennent des huiles partiellement hydrogénées : lisez bien les étiquettes !

Les graines de courge sont riches en oméga 3 et représentent un agréable amuse-gueule. En ce qui me concerne, j'achète des graines de courge biologiques, crues, que je conserve au réfrigérateur, et j'en mange fréquemment. Si vous les aimez grillées, faites-en griller de petites quantités dans une poêle et consommez-les rapidement. On peut trouver de l'huile de graines de courge dans les magasins d'alimentation naturelle. Prenez les précautions habituelles et utilisez-la uniquement pour des plats froids.

Les avocats, autre tabou des régimes pauvres en graisses, regorgent de graisses monoinsaturées. Un avocat mûr réduit en purée et assaisonné selon votre goût constituera un bon substitut du beurre. Utilisez cette préparation comme pâte à tartiner sur du pain pour remplacer les margarines et autres graisses saturées qui nuisent à votre santé. On peut trouver de l'huile d'avocat dans les magasins d'alimentation naturelle, mais elle est insipide et chère, et elle n'ajoute rien de particulier aux plats.

À l'opposé, l'huile d'olive est très savoureuse et constitue un formidable apport dans notre alimentation. Elle a la teneur la plus élevée en graisses monoinsaturées de toutes les huiles comestibles (77 %), et des huiles d'olive de grande qualité sont aujourd'hui en vente dans les supermarchés. Comme les olives mûres sont plutôt assimilables à des fruits qu'à des graines dures, leurs matières grasses peuvent être extraites sans utiliser les méthodes agressives nécessaires pour produire la plupart des huiles comestibles. Les meilleures huiles d'olive, désignées par l'appellation « vierge extra », sont obtenues par première pression à froid. Les chefs cuisiniers recommandent souvent de réserver l'huile d'olive « vierge extra » à des usages particuliers — pour assaisonner la salade, par exemple — et d'utiliser des huiles de qualité inférieure pour la cuisson. Je ne suis pas d'accord avec eux. Toutes les huiles que vous consommez devraient être de la meilleure qualité possible afin de minimiser la consommation de matières grasses oxydées et d'acides gras *trans*. De délicieuses huiles d'olive biologiques « vierge extra » d'Espagne, d'Italie et de Grèce sont aujourd'hui en vente dans le commerce. Essayez différentes marques pour vous familiariser avec les différentes saveurs de cette huile si utile.

Le principal inconvénient de l'huile d'olive est qu'elle ne contient presque pas d'acides gras essentiels — acide linolénique et acide linoléique — mais cela n'implique qu'une seule contrainte : trouver une quantité suffisante d'oméga 3 dans d'autres aliments. Certaines personnes trouvent le goût de l'huile d'olive trop fort ou peu approprié à certains plats, tels que des mets asiatiques à base de fritures ou des biscuits. Vous avez la possibilité d'utiliser une huile d'olive légère « non fruitée » pour ces recettes. Elle a une couleur claire et un goût neutre, mais le procédé de raffinage qui a éliminé la couleur et le goût originels de l'huile a probablement aussi réduit ses bienfaits pour la santé.

Une autre possibilité consiste à utiliser l'huile de colza, une huile de cuisson traditionnelle de l'Inde et du sud de la Chine. Le colza fait partie de la famille de la moutarde, et ses graines contiennent des oméga 3 sous forme d'acide linolénique, ainsi qu'une quantité importante de graisses monoinsaturées — 62 % du total. Malheureusement, l'huile de colza contient également jusqu'à 5 % d'acide érucique, un acide gras toxique, ce qui, à mon avis, annule la valeur potentielle de cette huile comme source d'oméga 3 (la plupart des huiles de colza vendues dans le commerce ne contiennent probablement plus d'oméga 3 parce que ces acides gras diminuent la durée de conservation du produit). L'huile de colza est une huile monoinsaturée au goût neutre que l'on trouve facilement dans le commerce et dont on vante tapageusement les bienfaits, mais je la considère comme un « bon second » nettement inférieure à l'huile d'olive. L'huile de colza vendue dans le commerce est extraite à l'aide de solvants chimiques ou de pressoirs ultrarapides qui génèrent de hautes températures. Ces deux méthodes d'extraction altèrent profondément l'huile. En outre, les producteurs de colza ont massivement recours aux pesticides. Pour toutes ces raisons, je vous recommande de n'utiliser que de l'huile de colza biologique extraite par pression, que vous trouverez dans les magasins d'alimentation naturelle.

La seule autre huile végétale à haute teneur en graisses monoinsaturées (49 %) est l'huile d'arachide, qui a également un goût neutre. Elle contient quelques acides gras oméga 6, mais pas d'oméga 3. Par ailleurs, elle contient davantage d'AGS que l'huile de colza et davantage d'AGPI que l'huile d'olive. Je ne la recommande pas, car elle est extraite avec des méthodes qui altèrent ses graisses insaturées. En outre, comme le beurre de cacahuètes, elle contient sans doute des traces d'aflatoxine.

L'huile de lin et l'huile de chanvre — toutes deux très riches en oméga 3 — sont aujourd'hui plus répandues dans le commerce qu'autrefois. Les graines de lin constituent la source végétale la plus riche en acide linolénique, mais l'huile qui en est extraite est si riche en AGPI (72 %), qu'elle s'oxyde très facilement. L'huile de lin fraîchement pressée a un agréable goût de noisette, mais, lorsqu'elle sera sur votre table, elle aura probablement un arrière-goût caractéristique de peinture à l'huile. Achetez uniquement des bouteilles d'huile de lin opaques en plastique que vous trouverez dans les rayons frigorifiques des magasins d'alimentation naturelle. Conservez-la au réfrigérateur, ne la faites jamais chauffer, et consommez-la rapidement après ouverture. Vous pouvez utiliser l'huile de lin pour l'assaisonnement des salades ou l'ajouter à d'autres plats froids.

Le chanvre (*Cannabis sativa*), dont les feuilles et les tiges servent à la fabrication de la marijuana, est au moins aussi connu un peu partout dans le monde pour ses fibres de haute qualité et pour ses graines et son huile comestibles. L'huile de chanvre est verdâtre et a elle aussi un délicieux goût de noisette. Elle est également très riche en acides gras essentiels, même si elle fournit moins d'acide linolénique (oméga 3) que l'huile de lin. Le seul problème, c'est que la culture du chanvre est très réglementée. Les graines et l'huile de chanvre n'ont pas de propriétés narcotiques, mais leur production alimentaire est quand même contingentée par la loi, et la qualité des produits comestibles à base de chanvre est donc compromise. Quoi qu'il en soit, on trouve de plus en plus d'huiles de chanvre de bonne qualité dans les magasins d'alimentation naturelle. Cette huile s'utilise exactement comme l'huile de lin.

Dans la nature, ces huiles délicates sont protégées de l'oxydation par le tégument, l'enveloppe protectrice de leurs graines. Je préfère consommer directement les graines pour profiter des oméga 3 de ces huiles. Ainsi, je n'ai pas à m'inquiéter de la façon dont elles ont été extraites. Les graines de lin sont très bon marché — vous pouvez les acheter en vrac dans les magasins d'alimentation naturelle — et elles se conservent très bien (je pense toutefois qu'il vaut mieux les conserver au réfrigérateur). Il faut moudre les graines entières pour pouvoir assimiler leurs acides gras essentiels. Je vous conseille d'acheter un moulin à café électrique que vous réserverez exclusivement aux graines de lin. Passez grossièrement vos graines au moulin — disons une demi-tasse[1] chaque fois — et saupoudrez-en les céréales, salades, pommes de terre et autres légumes. Vous constaterez qu'elles ont un agréable goût de noisette. Vous pouvez aussi acheter des graines de lin déjà moulues, mais cela va à l'encontre du but recherché. Une fois moulues, les graines de lin s'oxydent très facilement. Sachez que les graines de lin, contrairement à l'huile de lin, sont très riches en fibres qui accroissent le volume du bol intestinal et qu'elles peuvent donc avoir un effet laxatif, selon les quantités ingérées (les graines de lin contiennent également des phytoestrogènes,

1. Une tasse égale 25 cl. (*N.d.T.*)

des substances protectrices dont je vous parlerai quand j'aborderai la question des micronutriments). Deux cuillerées à soupe quotidiennes de graines de lin fraîchement moulues constitueront un bon apport en oméga 3 dans votre alimentation.

Quant aux graines de chanvre, je préfère les griller et les consommer comme amuse-gueule. Placez une couche de graines de chanvre dans une poêle et faites-les griller sur feu moyen en les remuant sans cesse à la cuiller de bois jusqu'à ce qu'elles commencent à sauter et à brunir légèrement. Ajoutez un petit peu d'huile d'olive pour les faire dorer et assaisonnez-les à votre goût — par exemple avec du sel, de la sauce de soja, de la poudre d'ail ou du chili en poudre. Laissez-les refroidir avant de les consommer. Elles sont vraiment délicieuses. Consommez-les rapidement.

J'ai signalé plus haut que l'huile de soja, une huile composée surtout d'acides gras polyinsaturés, fournit également des acides gras essentiels, tout comme la mayonnaise et les sauces pour salade à base d'huile de soja ou d'huile de colza. Le jaune d'œuf présent dans la mayonnaise peut également contenir des acides gras essentiels, mais ce sont surtout des oméga 6, sauf s'il s'agit d'œufs fermiers ou enrichis aux algues. Si vous aimez la mayonnaise ou les sauces pour salade en bouteille, je vous conseille fortement de choisir des produits naturels. Pour de multiples raisons — l'une d'elles étant leur teneur en acides gras essentiels — je suis un adepte enthousiaste du soja et des produits à base de soja, mais je déconseille d'utiliser l'huile de soja pour la cuisson, parce que son extraction nécessite des procédés utilisant la chaleur, des solvants et décolorants chimiques, ainsi que d'autres traitements qui altèrent ses acides gras polyinsaturés.

Cela nous conduit aux huiles de poisson, peut-être la source la plus précieuse d'oméga 3, car elles sont riches en acide docosahexaénoïque (DHA) et en acide eicosapentanoïque (EPA), des acides gras oméga 3 à chaîne très longue qui ont des effets protecteurs très importants contre les maladies cardiovasculaires, les troubles neurologiques et psychiques. Je vous rappelle que notre organisme peut synthétiser ces éléments nutritifs essentiels à partir de l'acide linolénique, mais que cette synthèse est souvent inefficace, surtout si les enzymes nécessaires à cette synthèse sont débordées par un trop grand nombre d'acides gras essentiels oméga 6. C'est pourquoi je pense qu'il est utile de consommer des poissons gras originaires des mers froides riches en oméga 3, comme le saumon, les sardines, le maquereau et le hareng. Les graisses des mammifères marins sont également très riches en oméga 3, et c'est sûrement la raison pour laquelle les Inuits ne souffraient pas d'athérosclérose et de maladies coronariennes, malgré leur consommation énorme de graisses saturées.

De nos jours, malheureusement, les Inuits ne sont plus à l'abri de la maladie. D'une part, les graisses des mammifères marins contiennent beaucoup de substances toxiques — pesticides et polluants industriels rejetés dans les océans, et les tissus adipeux et le lait maternel des Inuits sont à présent chargés de toxines extrêmement dangereuses. Cette triste situation illustre le principe selon lequel les grands mammifères, des espèces situées au sommet des chaînes alimentaires, concentrent dans leurs tissus les polluants présents dans l'environnement. Elle illustre aussi de manière remarquable les politiques environnementales de tous les pays. En outre, bon nombre d'Inuits ont adopté les pires produits de l'industrie alimentaire moderne, dont les graisses végétales traitées. Pensez, par exemple, à ce qu'il est advenu de la « crème glacée Eskimo », un délicieux dessert traditionnel à base de graisses de phoque et de fruits rouges que l'on servait en été. La version contemporaine n'est plus qu'une glace enrobée de chocolat et remplie de sucre, que l'on tient, comme les sucettes, par un bâton.

Si les mammifères marins se retrouvent rarement dans notre assiette, nous mangeons par contre souvent du poisson. Je parlerai plus en détail du poisson au prochain chapitre consacré aux protéines, en indiquant ses avantages et ses inconvénients. Pour le moment, je voudrais simplement répéter qu'il est bon d'introduire des poissons gras dans son alimentation. Je vous recommande d'en manger au minimum deux à trois fois par semaine. D'une manière générale, je déconseille les capsules d'extraits d'huiles de poisson. D'une part, n'est-il pas honteux de gaspiller vos calories d'origine lipidique en utilisant des capsules au détriment des sources naturelles ? D'autre part, les huiles de poisson, fortement insaturées, s'oxydent rapidement. Elles sont certainement bien mieux préservées dans le poisson lui-même que dans les compléments alimentaires. Troisièmement, le poisson est susceptible de contenir des contaminants toxiques — un sérieux problème que j'aborderai également au prochain chapitre — et c'est pourquoi les extraits d'huiles de poisson sont pour moi une source d'inquiétude. J'aimerais avoir la certitude qu'ils sont dépourvus des polluants que l'on retrouve si souvent dans le poisson aujourd'hui.

Maintenant, après vous avoir donné un grand nombre d'informations sur les graisses alimentaires, j'aimerais conclure ce chapitre en résumant mes idées sur ces macronutriments d'importance capitale et en vous donnant des recommandations spécifiques sur la manière de les consommer.

- Le plus grand danger des régimes très pauvres en graisses (10 à 20 % du total des calories), est la carence en acides gras essentiels. Le danger est encore plus grand en ce qui concerne les régimes végétariens pauvres en graisses, car ils excluent le poisson et les œufs et comprennent des graines et des huiles qui aggravent un rapport oméga 6/oméga 3 d'ores et déjà déséquilibré. À moins de s'efforcer d'introduire dans ces régimes suffisamment d'acides gras oméga 3, toutes les pathologies associées à la carence en oméga 3 finiront par se déclarer.
- Le second danger propre aux régimes très pauvres en graisses est un risque cardiovasculaire accru dû à la

consommation excessive de glucides et à la détérioration du profil des lipides sériques qui lui est associée. En général, les lipides et les glucides se substituent les uns aux autres dans un régime : si l'on réduit sa consommation de glucides, on consommera davantage de lipides, et inversement. Certaines personnes dont l'apport lipidique ne représente que 10 % du total des calories, consomment jusqu'à 70, voire 80 % de leurs calories sous forme de glucides — c'est beaucoup trop — et développent des taux sériques de triglycérides très élevés. En outre, les hommes qui suivent ces régimes présentent des taux anormalement bas de HDL, ainsi qu'une proportion anormalement élevée de particules LDL ayant un petit diamètre, une conformation sans doute associée à un risque accru d'athérosclérose.

• Ces risques sont parfois masqués par une baisse massive du taux de LDL-cholestérol, une baisse qui est sans doute due en partie aux effets du mode de vie recommandé par le Dr Ornish, qui comprend un régime très pauvre en graisses, un programme modéré d'exercices et un soutien de groupe intensif. Je n'hésite jamais à conseiller cette méthode et d'autres méthodes similaires aux cardiaques, surtout aux patients confrontés à la perspective peu attrayante d'une intervention chirurgicale — pontage aortocoronarien ou angioplastie, par exemple. Ces patients n'ont aucun mal à trouver la motivation pour ce genre de régimes très stricts qui réduisent le risque d'accidents cardiaques. Mais je me demande si cette inversion du cours de la maladie n'intervient pas *en dépit* du régime, si un régime plus savoureux avec les types de lipides appropriés, associé au même genre d'exercices et de groupes de soutien, n'aurait pas donné de meilleurs résultats.

• La saveur des aliments décroît fortement lorsque les calories d'origine lipidique tombent en dessous des 20 % des calories totales. Poursuivre un régime très pauvre en graisses (10 % du total) est très difficile à moins de vivre dans un établissement de cure, d'engager un chef cuisinier ou de vouloir renoncer aux plaisirs de la table.

• La plupart des gens peuvent jouir d'une santé optimale avec un régime contenant 30 % de lipides. L'exemple de la Crète et d'autres régions méditerranéennes semble indiquer qu'un régime encore plus riche en graisses peut être acceptable, dans la mesure où il est surtout composé d'acides gras essentiels monoinsaturés, avec un rapport oméga 6/oméga 3 favorable (c'est-à-dire bas).

• Diminuez votre apport en graisses saturées en réduisant votre consommation de beurre, de crème, de lait entier, de yaourts et, surtout, de fromage au lait entier. Si vous aimez les produits laitiers, choisissez des produits pauvres en graisses, comme le lait allégé ou le lait écrémé, ou des fromages fabriqués avec du lait partiellement écrémé. Réduisez votre consommation de viande et mangez surtout de la volaille sans la peau. Réduisez fortement votre consommation d'huile de palme et d'huile de noix de coco. Les nutritionnistes conventionnels recommandent une distribution égale des trois types de lipides, de sorte que, dans un régime à 30 % de matières grasses, 10 % des calories proviennent des graisses saturées, 10 % des graisses monoinsaturées, et 10 % des graisses polyinsaturées. Quant à moi, je recommande un rapport de 1/2/1 : 5 % des calories doivent provenir des graisses saturées, 20 % des graisses monoinsaturées, et 5 % des graisses polyinsaturées. Si vous consommez 2 000 calories par jour, 30 % de ces calories — 600 — peuvent provenir des lipides, et pas plus de 100 des graisses saturées. Plus votre apport en graisses saturées est important, et plus vous devez faire attention à votre apport en acides gras essentiels et au rapport oméga 6/oméga 3.

• Évitez les huiles végétales polyinsaturées (huiles de carthame, de tournesol, de sésame, de soja et de coton), ainsi que les produits qui en contiennent.

• Éliminez complètement la margarine et autres graisses végétales, et les produits qui en contiennent.

• Éliminez complètement tous les produits contenant des huiles partiellement hydrogénées.

• L'huile d'olive « vierge extra » doit devenir votre principale source de lipides. Si vous trouvez que le goût de cette huile ne convient pas à certains plats, choisissez une huile d'olive au goût neutre ou « légère ».

• Pour remplacer l'huile d'olive, vous pouvez utiliser — avec modération — une huile de colza biologique au goût neutre.

• Achetez toutes vos huiles en petites bouteilles, et consommez-les rapidement une fois ouvertes. Protégez-les de la lumière et de la chaleur. Si vous utilisez fréquemment l'huile d'olive, conservez-en une petite quantité à température ambiante et le reste au réfrigérateur. L'huile d'olive se solidifie lentement au froid en raison de sa teneur en AGS (14 %), mais il est facile de la rendre à nouveau liquide en plaçant la bouteille dans de l'eau chaude pendant quelques minutes.

• Les huiles de fruits oléagineux (noix, noisettes, pistache) peuvent être utilisées en quantité modérée pour assaisonner des plats froids.

• L'huile de sésame grillé est très utilisée dans les cuisines chinoise et japonaise. Son goût est si prononcé qu'une petite quantité suffit — une cuiller à café ou deux au maximum — pour relever la plupart des plats.

• L'huile de graines de courge, l'huile de lin et l'huile de chanvre sont toutes riches en acides gras essentiels, y compris en oméga 3. Assurez-vous qu'elles sentent bon et qu'elles aient bon goût avant de les consommer. Protégez-les de la lumière et de la chaleur, et consommez-les rapidement, uniquement avec des plats froids. Il est préférable de manger les graines de ces huiles : graines de courge ou de chanvre crues ou grillées, ou encore des graines de lin fraîchement moulues.

• Ne faites jamais chauffer une huile jusqu'à ce qu'elle fume, et n'inhalez jamais la fumée de graisses chauffées ou brûlées, car elle est hautement toxique.

• Ne mangez pas d'aliments frits dans les restaurants, surtout dans les fast-foods.

• Si vous faites des fritures chez vous (ce que vous devriez éviter au maximum), jetez l'huile après la cuisson.

• Votre apport en lipides peut comprendre une quantité modérée d'avocats, de fruits oléagineux (sauf les cacahuètes), et de beurre de fruits oléagineux (sauf le beurre de cacahuètes). Au plan nutritionnel, les noix sont particulièrement précieuses, car elles sont une source d'oméga 3. Les fruits oléagineux crus, naturels, conviennent le mieux. Si vous les aimez grillés, faites-les griller vous-même et mangez-les rapidement. Conservez les fruits oléagineux et les beurres de fruits oléagineux au réfrigérateur.

• Si vous mangez des œufs, n'utilisez que des œufs fermiers, biologiques ou enrichis en oméga 3 [1].

• Si vous consommez de la mayonnaise ou des sauces pour salade en bouteille, achetez des produits naturels à base d'huile d'olive, d'huile de soja ou d'huile de colza.

• Mangez du soja et des produits à base de soja (lait de soja, tofu, tempeh, etc.) pour leurs acides gras oméga 3.

• Mangez régulièrement du poisson riche en oméga 3, au moins deux à trois fois par semaine. Si vous n'aimez pas le poisson, pensez aux sources végétales d'oméga 3 (noix, graines de lin, graines de chanvre), et efforcez-vous de diminuer votre apport en acides gras oméga 6 en réduisant fortement votre consommation d'huiles végétales courantes — à l'exception de l'huile d'olive — et de produits qui en contiennent.

• Il est particulièrement important pour les femmes de consommer une quantité suffisante d'oméga 3, de préférence celles du poisson, tout au long du dernier trimestre de grossesse et de l'allaitement.

• Si vous aimez le chocolat, vous serez heureux d'apprendre que le beurre de cacao — tout comme l'huile d'olive — n'élève pas le taux de cholestérol et a des effets

1. Voir note 1, p. 130.

bénéfiques sur le profil des lipides sériques. Ne consommez que du chocolat noir de haute qualité. Le chocolat au lait contient des matières grasses butyriques qui élèvent le taux de cholestérol, tandis que dans les chocolats bon marché le beurre de cacao est remplacé par des graisses indésirables fortement saturées — l'huile de palme, par exemple — ou même par des huiles partiellement hydrogénées. Lisez bien les étiquettes !

J'espère que je ne vous ai pas submergé d'informations sur les lipides. Ces données vous aideront à naviguer dans un océan de confusion et à devenir un consommateur avisé. Le type de matières grasses que vous consommez a une grande influence sur votre santé et sur votre longévité et, dans ce domaine, une mauvaise information est la règle plutôt que l'exception. Notez que, comme dans le cas des glucides, c'est la transformation des aliments lipidiques qui réduit leurs qualités protectrices et les rend malsains. Voilà une raison supplémentaire d'introduire davantage d'aliments naturels, non transformés, dans votre alimentation.

4. Les protéines revisitées : quelles quantités ?

Si vous dites autour de vous que vous êtes végétarien, on vous répondra presque invariablement : « Quelles sont donc vos sources de protéines ? » Personne ne vous demandera : « Quelles sont donc vos sources de lipides ? » ou bien « Quelles sont donc vos sources de glucides ? ». Il semble que les gens ne s'inquiètent que de l'apport en protéines (la véritable bonne question, ainsi que vous l'avez appris au chapitre précédent, devrait être : « Quelles sont donc vos sources en acides gras oméga 3 ? »). Dans les années 60 et 70, à l'époque où un grand nombre de jeunes Américains avaient adopté un régime végétarien, les nutritionnistes conventionnels mirent en garde ces jeunes et leurs parents contre le danger d'une carence en protéines. L'un d'entre eux écrivit dans un article publié simultanément dans plusieurs journaux qu'il était impossible de se maintenir en bonne santé en suivant un régime excluant les produits animaux.

Un livre connut un grand succès à l'époque. Il s'agit de *Diet for a Small Planet* de Frances Moore Lappé qui, involontairement, renforça l'inquiétude au sujet des protéines en soutenant que les protéines animales étaient « complètes », qu'elles fournissaient les dix acides aminés indispensables, alors que les protéines végétales étaient « incomplètes », car il leur manquait un ou plusieurs acides aminés. La solution, suggérait l'auteur, consistait à « combiner des protéines », c'est-à-dire à consommer en même temps des céréales et des légumineuses, par exemple, de sorte que les carences en acides aminés d'un aliment seraient compensées par un autre aliment au cours du même repas. L'intention de l'auteur était bonne et elle avait de bons arguments en faveur des régimes végétariens, en indiquant par exemple que chaque animal de ferme consomme 7 kg de céréales et de soja pour produire 1 kg de viande comestible, ce qui constitue un invraisemblable gaspillage de ressources. Malheureusement, toutes ces controverses sur les protéines incomplètes semèrent le doute dans l'esprit des végétariens : à moins d'avoir toujours sous la main une calculatrice et une table des constituants alimentaires, ils risquaient de s'engager sur la voie de la malnutrition.

La conscience collective est remplie d'images illustrant la malnutrition et les carences en protéines, comme ces photographies où l'on voit des enfants mourant de faim en Afrique, le ventre ballonné. Je pense que l'émotion suscitée par ces images est à mettre en relation avec un préjugé culturel commun aux sociétés dépendantes de l'agriculture. En général, dans ces sociétés, les riches mangeaient de la viande tandis que les pauvres subsistaient avec des aliments glucidiques de base — riz, pommes de terre, pain, etc. De fait, la possibilité de manger régulièrement des protéines animales a représenté l'un des signes les plus évidents de l'aisance des individus et de la prospérité des nations (pensons à la célèbre *poule au pot* d'Henri IV). Les sociétés de chasseurs-cueilleurs qui précédèrent l'avènement de l'agriculture octroyaient le statut le plus élevé aux meilleurs chasseurs. L'homme qui ramenait le plus de viande pour sa tribu avait de bonnes chances d'en devenir le chef.

Ainsi, notre attitude envers les protéines est façonnée par divers facteurs historiques, culturels et économiques, et est fortement influencée par les médias. Les protéines *sont* particulières en ce sens qu'elles contiennent de l'azote, qu'elles sont composées de molécules très complexes, et qu'elles donnent aux organismes vivants leur identité biochimique. Les aliments protéiques d'origine animale sont périssables et chers. Du point de vue de la nutrition générale, toutefois, les protéines ne sont ni plus ni moins utiles que les lipides ou les glucides. Les trois macronutriments sont nécessaires à l'équilibre de l'organisme, et une carence en un seul d'entre eux représente un obstacle à la santé optimale.

La recherche a mis à mal l'idée selon laquelle les protéines végétales sont incomplètes, et donc moins intéressantes que les protéines animales. L'organisme est assez intelligent pour trouver par lui-même les acides aminés essentiels qui lui font défaut. Il peut les synthétiser grâce aux nombreuses bactéries du tube digestif, ou aux multiples cellules qui se fixent sur les parois de l'appareil digestif chaque jour. Plusieurs études ont montré que les végétariens étaient en meilleure santé et qu'ils vivaient plus longtemps que les mangeurs de viande, même s'il est difficile de dire si cela est dû à ce qu'ils mangent ou à d'autres aspects de leur mode de vie.

En réalité, les besoins protéiques sont bien inférieurs à ce que l'on imagine généralement, et le risque de carence en protéines est négligeable pour la plupart d'entre nous. Les premiers signes d'une telle carence sont évidents : les cheveux et les ongles ne poussent plus et les blessures ne guérissent pas. Je recommande souvent un régime à faible teneur en protéines aux patients affectés d'allergies, ainsi qu'à ceux qui souffrent d'affections auto-immunes, hépatiques ou rénales, et je n'ai jamais vu ces symptômes se manifester chez aucun d'entre eux. Même les athlètes, les travailleurs de force et les femmes enceintes ne courent pas grand risque, car les régimes ordinaires couvrent largement leurs besoins protéiques. Ceux-ci augmentent chez la femme qui allaite, chez les enfants en période de forte croissance et chez les personnes en période de convalescence après une maladie ou une blessure graves. Mais, même dans ces cas, les régimes ordinaires sont généralement suffisants. Seuls ceux qui suivent des régimes « ésotériques », très stricts — les fruitariens, par exemple — ou les alcooliques, ou encore les indigents ne se nourrissant que de féculents, sont susceptibles, dans nos sociétés, d'être carencés en protéines.

Cela dit, je pense que nous en savons moins sur les protéines que sur les glucides et les lipides, surtout sur les variations individuelles des besoins en protéines et en acides aminés spécifiques. Certains individus, qui sombrent dans un état de dépression et de somnolence après avoir éliminé les protéines animales de leur alimentation, se sentent mieux dès qu'ils mangent à nouveau de la viande. D'autres affirment que les produits à base de soja ou les hamburgers de céréales leur conviennent parfaitement. Certaines personnes ont besoin d'un bon plat protéinique à chaque repas. D'autres se sentent léthargiques lorsqu'elles mangent trop de protéines. Dans ces conditions, il n'est guère facile de déterminer la quantité de protéines idéale du régime optimal. Mes recommandations sont les suivantes : 50 à 60 % du total des calories devraient provenir des glucides, autant que possible d'aliments glucidiques non raffinés et à faible index glycémique, et 30 % des lipides, surtout d'huiles et d'aliments monoinsaturés riches en acides gras oméga 3. Il ne reste donc que 10 à 20 % pour les calories d'origine protéinique, ce qui, dans un régime quotidien comprenant 2 000 calories, représente de 200 à 400 calories ou environ 50 à 100 grammes de protéines. Les tenants des régimes pauvres en graisses et riches en glucides diraient que 20 % de protéines, c'est trop, tandis que les adeptes des régimes pauvres en glucides et riches en protéines diraient que ce n'est pas assez. Quant à moi, je pense qu'un apport de 10 à 20 % de protéines dans l'alimentation constitue, d'une manière générale, la bonne fourchette.

Comme vous vous en souvenez peut-être, les protéines en excès sont utilisées comme carburant par l'organisme qui les brûle pour obtenir de l'énergie. Mais c'est un carburant relativement inefficace et sale comparé aux glucides et aux lipides. Les molécules protéiques étant extrêmement complexes, le rapport énergie dépensée/

énergie gagnée lors de leur métabolisation est moins favorable que celui des lipides et des glucides (c'est sans doute pour cette raison que les régimes riches en protéines permettent de perdre du poids). Les molécules protéiques contiennent de l'azote. C'est la raison pour laquelle, lors de leur combustion, elles dégagent des résidus azotés et non de l'eau et du gaz carbonique comme les lipides et les glucides.

Comme je l'ai dit plus haut, le produit de déchet de la combustion métabolique des protéines est un composé simple — l'ammoniac. Pour se protéger de cette substance très toxique, l'organisme la convertit en urée, une tâche qui incombe au foie. L'urée est bien moins toxique que l'ammoniac, mais il s'agit quand même d'un produit de déchet qui doit être éliminé. Cette tâche incombe aux reins qui l'extraient du courant sanguin pour l'éliminer par les urines. Les régimes riches en protéines ont donc les effets suivants sur l'organisme : 1) une charge de travail accrue pour le foie ; 2) une charge de travail accrue pour les reins ; et 3) une exposition possible des organes sensibles aux déchets métaboliques toxiques. Ces conséquences méritent d'être examinées soigneusement.

Dans l'insuffisance hépatique, qui peut résulter de la destruction des tissus hépatiques par des cellules cancéreuses, d'une infection (hépatite chronique), ou d'une inflammation (cirrhose alcoolique), la relation immédiate entre les protéines alimentaires et la présence d'ammoniac dans le sang est évidente. Les médecins mesurent systématiquement les niveaux sanguins d'ammoniac des patients hospitalisés pour insuffisance hépatique, car c'est pour eux un indicateur précis de l'état du malade. Lorsque le taux d'ammoniac dans le sang augmente, les fonctions cérébrales déclinent, parfois jusqu'à la perte de conscience (coma hépatique) et la mort. Il est facile de détecter l'odeur d'ammoniac dans l'haleine d'un patient en coma hépatique. Il est également facile d'accélérer ou de retarder l'évolution de cette condition gravissime en augmentant ou en diminuant l'apport en protéines du patient. Malheureusement, selon mon expérience, on conseille rarement aux hépatiques de diminuer leur apport en protéines afin de réduire la charge de travail de cet organe.

De même, les médecins recommandent vivement aux patients sous dialyse ou en attente d'une greffe de rein de ne pas consommer trop de protéines. Ceux qui ont suivi ce conseil depuis des années ont sans doute retardé la perspective d'une intervention médicale ou chirurgicale drastique. L'indicateur du fonctionnement des reins est le taux de l'azote uréique du sang. Des taux élevés indiquent une incapacité des reins à purifier l'urée sécrétée par le foie pour détoxiquer les déchets du métabolisme des protéines.

La production accrue d'urée sollicite les reins et oblige l'organisme à évacuer l'urée en excès. Les régimes riches en protéines, en raison de leur effet diurétique, entraînent une déminéralisation, en particulier une décalcification. Il est bien connu que ces régimes favorisent les pertes calciques et qu'ils accroissent ainsi le risque d'ostéoporose, une affection caractérisée par une raréfaction du tissu osseux qui affecte bon nombre de personnes âgées et entraîne une diminution de la taille, une déformation de la colonne vertébrale, et un accroissement du risque de fractures, surtout des hanches.

La plupart des gens pensent qu'il faut manger beaucoup de protéines, et surtout des protéines animales, pour se construire un corps et des os solides. Ce n'est sans doute pas vrai. En Afrique, dans les pays subsahariens, les femmes ont des os très solides, alors que leur alimentation est surtout composée de céréales et que leur apport en calcium (environ 250 milligrammes par jour) est très inférieur à l'apport recommandé (1500 milligrammes par jour). À l'inverse, les Inuits, qui consomment des quantités énormes de protéines et de graisses animales, sont durement frappés par l'ostéoporose (bien sûr, le patrimoine génétique et les niveaux de vitamines D de ces deux populations diffèrent. L'organisme synthétise la vitamine D — nécessaire à l'absorption et à l'utilisation du calcium — à partir du cholestérol, après exposition à la lumière solaire, et les Inuits n'ont pas beaucoup de soleil en hiver. Toutefois, je pense que l'apport en protéines de chacune de ces deux populations affecte fortement l'état de leurs os).

Il faut savoir également que les régimes riches en protéines peuvent affecter le système immunitaire, en le déséquilibrant et en le faisant réagir inutilement à des substances inoffensives comme le pollen et les poils d'animaux (allergies), ou attaquer les tissus de l'organisme (auto-immunité). Les allergies et les maladies auto-immunes ont de profondes racines génétiques et sont aggravées par des facteurs environnementaux. Ainsi, la caséine, la protéine du lait de vache, semble être le facteur déclenchant de formes communes d'allergies chez les nourrissons et chez les jeunes enfants et on pense qu'elle déclenche aussi des réactions auto-immunes. L'époque de la première exposition aux protéines du lait revêt sans doute une extrême importance. Si l'un des parents, ou les deux, ont des antécédents allergiques, l'enfant aura plus de risques de développer lui aussi une allergie. Le fait d'exposer trop tôt un enfant aux protéines du lait — disons avant l'âge de deux ans — pourrait activer son potentiel allergique et entraîner des réactions comme l'eczéma et l'asthme, ou encore susciter le développement de violentes réactions allergiques tout au long de son existence. Si l'enfant ne consomme pas de lait de vache avant la fin de la période critique, l'allergie peut ne pas se manifester.

Des études semblent également démontrer que, durant cette période critique de l'enfance, les protéines du lait de vache peuvent déclencher une réaction auto-immune qui détruit les cellules du pancréas qui produisent l'insuline, concrétisant une tendance héréditaire au développement du diabète juvénile. Dans la pratique, je me suis aperçu que l'état des patients souffrant d'affections allergiques et auto-immunes, s'améliore souvent avec des régimes hypoprotéiques, surtout avec des régimes végétariens très pauvres en protéines animales en général et en protéines du lait en particulier. Si on ne submerge pas le système immunitaire — dont le rôle consiste surtout à déterminer si une substance appartient ou non à l'organisme — de plus de protéines alimentaires qu'il n'en a besoin pour assurer la croissance, l'entretien et la réparation des tissus, on peut penser qu'il ne provoquera pas de réactions allergiques.

Je tiens à redire qu'il n'y a pas beaucoup de certitudes en la matière. Nous ne savons tout simplement pas pourquoi certains individus tolèrent mieux les protéines que d'autres. Des études sont absolument nécessaires pour dresser l'inventaire des pathologies associées aux régimes riches en protéines. Par ailleurs, on ne connaît pas exactement le type de protéines qui devraient prédominer dans un régime optimal. Au risque d'aller au-delà des connaissances scientifiques actuelles, j'aimerais examiner cette question et vous faire part de mes idées, en commençant par un examen des avantages et des inconvénients respectifs des protéines animales et des protéines végétales.

Les protéines animales comprennent la viande de bœuf, de porc et de mouton, ainsi que, dans une moindre mesure, celle du gibier sauvage — cerfs, sangliers, etc. ; la viande de poulet et celle d'autres volailles ; les œufs, surtout les œufs de poule ; le lait, surtout le lait de vache et les produits dérivés ; enfin, le poisson et les mollusques et crustacés.

Comme nous sommes beaucoup plus proches des animaux que des végétaux, les protéines animales sont semblables aux nôtres, et il est plus facile pour l'organisme humain de les réarranger en molécules nouvelles pour assurer ses propres besoins. Du point de vue énergétique, les protéines animales et les protéines végétales sont équivalentes. Cependant, il y a des différences importantes entre elles, car elles ne fournissent pas les mêmes éléments.

La viande, par exemple, qui provient généralement

des tissus musculaires striés des grands herbivores, comprend surtout des graisses saturées et contribue fortement à l'apport total en graisses saturées des êtres humains. La plupart des gens préfèrent une viande plus grasse, parce qu'elle est plus juteuse et plus tendre. De fait, dans le système de classement des viandes de bœuf adopté par le ministère de l'Agriculture des États-Unis, la qualité « premier choix » est attribuée aux viandes les plus grasses. La graisse de bœuf est la pire des graisses animales en termes de composition chimique, car elle contient 51 % d'acides gras saturés (AGS), 44 % d'acides gras monoinsaturés (AGMI), et seulement quelques traces d'acides gras polyinsaturés (AGPI). Par contraste, la graisse de porc — le lard — contient 41 % d'AGS, 47 % d'AGMI, et 12 % d'AGPI.

La passion qu'éprouvent les Américains (et plus encore les Argentins) pour la viande de bœuf ne contribue pas seulement à propulser l'apport quotidien en protéines bien au-delà des besoins de l'organisme, mais elle oriente dans la mauvaise direction l'apport en lipides alimentaires. Comme nous l'avons déjà dit, la viande des animaux d'élevage — porcs, moutons et vaches — ne contient pas d'oméga 3 en raison de la nature des aliments qu'on leur fournit. Ainsi, le fait de consommer beaucoup de viande favorise le mauvais rapport oméga 6/oméga 3 qui sévit dans l'alimentation moderne.

Dans un célèbre restaurant d'Amarillo, au Texas, judicieusement nommé « Big Texan Steak Ranch », on sert des steaks de 2 kilos, accompagnés de crevettes, de pommes de terre au four, de salade et de pain. Ceux qui sont capables de finir ce repas en moins d'une heure n'auront rien à payer. Sinon, il leur faudra débourser 50 dollars, taxes non comprises. Deux kilos de viande de bœuf ! J'ai fait venir le patron de ce restaurant pour avoir plus de détails, et il m'a dit que, chaque jour, en moyenne une personne essayait de relever ce défi, et qu'une sur six réussissait. Parmi les « gagnants », il y eut une grand-mère âgée de soixante-neuf ans et un garçon de onze ans, tandis que le record de vitesse est détenu par un ancien lanceur de l'équipe de base-ball de Cincinnati, qui avala tout le repas en neuf minutes et demie. Klondike Bill, un ancien champion de lutte, détient un autre record ; il a expédié deux repas de ce type en moins d'une heure.

Les Argentins ne sont pas en reste : leur célèbre *parrillada mixta* (grillades) doit être classée dans la même catégorie ou presque. Elle se compose de prodigieuses pièces de bœuf, accompagnées de saucisses et d'abats, le tout grillé au feu de bois. C'est le plat préféré des gauchos et il est inséparable du machisme idéalisé des « cow-boys », omniprésent dans le continent américain.

Les médecins déconseillent généralement la consommation des abats — foie, reins, ris, etc. — parce qu'ils sont riches en cholestérol. Toutefois, comme je l'ai indiqué, ce type de cholestérol affecte beaucoup moins le cholestérol sanguin que les graisses saturées. Je m'inquiète davantage des concentrations possibles de métaux lourds, de polluants et d'agents infectieux dans les abats, et c'est la raison pour laquelle je déconseille leur consommation, même s'ils constituent une source de vitamines B et d'oligo-éléments. La possibilité d'une infection à partir des abats a été révélée de manière spectaculaire au grand public avec les premières manifestations de l'encéphalopathie spongiforme bovine — la « maladie de la vache folle » — en Angleterre à la fin des années 80. Les cas humains de cette maladie cérébrale mortelle due à la consommation de viande de bœuf infectée sont bien documentés. On ne sait pas si ces viandes contenaient également des tissus cérébraux (des négligences dans les procédures d'abattage peuvent faciliter la contamination des tissus musculaires par des morceaux de cerveau).

Cette maladie peut se transmettre d'une espèce à l'autre à travers la consommation de tissus infectés. En Angleterre, elle s'est répandue parmi les troupeaux de bovidés après qu'on les eut nourris de morceaux de carcasses de mouton (!) atteints de tremblante, la forme ovine de l'encéphalopathie spongiforme bovine. Cette maladie est causée par des agents infectieux appelés prions, des agents pathogènes encore mal connus qui sont porteurs d'informations mais qui ne sont pas vivants. Les prions sont de très petites protéines qui peuvent désorganiser les systèmes d'information des cellules et qui résistent remarquablement à toutes les méthodes de désinfection employées pour détruire des agents pathogènes plus complexes et plus familiers comme les virus, les bactéries et les parasites. Ils entraînent progressivement une dégénérescence spongiforme de l'encéphale et de la moelle épinière — dégénérescence toujours mortelle — et leur découverte a fait prendre soudainement conscience aux scientifiques que les produits animaux présentaient des dangers qui n'avaient jamais été pris en considération jusque-là.

Après avoir étudié les prions et les maladies qu'ils provoquent, j'ai cessé de répandre de la farine d'os et de la farine de sang dans mon jardin. En effet, si les animaux dont proviennent ces farines étaient infectés, le simple fait d'inhaler la poussière de ces produits pourrait contaminer notre organisme. Je recommande maintenant des hormones de synthèse plutôt que des hormones d'origine animale aux patients atteints d'insuffisance endocrinienne, et mon régime végétarien complété de produits laitiers et de poisson me rassure plus que jamais. Si j'évoque les encéphalopathies spongiformes, ce n'est pas pour vous détourner de la viande, mais je vous recommande expressément de ne jamais manger de cervelle. Je vous conseille également d'éviter les abats, car ils présentent un risque beaucoup plus élevé que les tissus musculaires.

Les négligences commises dans les abattoirs peuvent également faciliter la contamination de la viande par des matières fécales et des germes pathogènes parfois mortels, comme *Escherichia coli*, qui ont entraîné de graves maladies, largement médiatisées, chez les amateurs de viande, tant aux États-Unis qu'au Japon.

L'encéphalopathie spongiforme bovine n'est pas la seule forme de contamination possible des produits d'origine animale. Les méthodes d'élevage et la contamination environnementale jouent également un grand rôle en la matière. L'alimentation des animaux d'élevage est enrichie d'hormones œstrogènes [1] pour leur faire gagner plus rapidement du poids, et d'antibiotiques pour accélérer leur croissance. Les résidus de ces substances que l'on retrouve dans la viande peuvent avoir des effets nocifs sur la santé. Ces hormones s'ajoutent aux nombreuses autres hormones (pilule anticonceptionnelle, traitement hormonal de la ménopause, etc.) que les femmes prennent pour diverses raisons, ce qui accroît le risque de cancer du sein, de cancers de l'appareil génital féminin, et d'autres affections d'origine œstrogénique (modifications fibrokystiques du sein ou fibromes de l'utérus, par exemple). Les hormones favorisent sans doute aussi le cancer de la prostate chez l'homme. La présence d'antibiotiques dans la viande favorise certainement la prolifération de plus en plus inquiétante, un peu partout dans le monde, de germes antibio-résistants.

En outre, les grands animaux, y compris les grands herbivores, qui se situent au sommet de la chaîne alimentaire, ont tendance à concentrer les substances toxiques présentes dans l'environnement dans leurs graisses. De ce point de vue, les régimes pauvres en produits animaux sont bien meilleurs pour la santé parce qu'ils contiennent moins de substances toxiques susceptibles d'induire des cancers et de porter atteinte à de nombreux systèmes de l'organisme, dont le système immunitaire et le système nerveux (souvenez-vous des affections qui accablent les Inuits, dues à leur consommation de viande et de graisses de grands mammifères marins). J'aborderai à nouveau cette question lorsque j'évoquerai les avantages et les inconvénients du poisson.

Un petit nombre d'agriculteurs s'est spécialisé dans la

---

1. En France, les hormones sont interdites dans l'alimentation animale. (*N.d.T.*)

production de viande biologique issue d'animaux garantis sans hormones et sans antibiotiques.

Ces animaux passent leur vie à paître dans les prés. Ils sont donc moins gras et leurs graisses présentent un bien meilleur profil des acides gras. D'autres producteurs s'efforcent de populariser la viande de bison, pour remplacer avantageusement la viande de bœuf. Enfin, certains restaurants et fournisseurs spécialisés proposent du gibier. Bien entendu, tous ces produits sont chers et on ne les trouve pas facilement dans le commerce, mais si vous êtes un véritable amateur de viande, vous devriez vous intéresser de près à ces produits de remplacement.

La viande de volaille présente de nombreuses différences avec celle des grands herbivores. D'une part, ses graisses se trouvent à l'extérieur des muscles — et non à l'intérieur comme chez les mammifères. Il est donc très facile de dégraisser cette viande avant la cuisson, ce qui représente un grand avantage si l'on souhaite réduire sa consommation de graisses saturées. Il faut en outre savoir que les graisses des animaux contiennent probablement davantage de pesticides et d'autres substances toxiques que leurs tissus musculaires. La graisse de poulet a une composition plus saine que la graisse de bœuf, de porc ou de mouton, car elle ne contient que 30 % d'AGS. On y trouve également des acides gras essentiels, mais sachez que le poulet industriel qui domine le marché ne contient que des oméga 6. Les élevages industriels de poulets utilisent abondamment les antibiotiques et les hormones[1], et les méthodes d'abattage et de boucherie employées, malsaines, augmentent le risque d'infection, surtout par des salmonelles, vecteurs de la salmonellose. Là encore, on peut trouver des poulets de bien meilleure qualité, mais ils sont évidemment plus chers. Les magasins d'alimentation naturelle proposent des poulets biologiques, élevés en liberté, sans administration d'hormones ou d'antibio-

---

1. Voir note, page 170.

tiques. Si je devais manger du poulet, je choisirais uniquement des poulets biologiques.

Toutes ces considérations s'appliquent bien entendu aux autres volailles : dindes, canards et oies. Ces dernières années, la viande maigre de dindonneau est apparue sur le marché comme substitut à la viande de bœuf et de porc, sous forme de saucisses, de hamburgers et autres viandes transformées. C'est une bonne alternative, car cette viande contient beaucoup moins de graisses saturées. Les canards et les oies sont plus gras que les poulets ; si vous en mangez, efforcez-vous de les dégraisser au maximum avant cuisson.

Comme je l'ai déjà dit, les œufs fermiers et les œufs enrichis aux algues marines sont riches en oméga 3. C'est le jaune d'œuf qui contient les graisses (et le cholestérol). Le blanc d'œuf est constitué uniquement de protéines pures que l'organisme peut facilement assimiler. Si vous aimez les œufs, vous pouvez inclure en quantité modérée des œufs fermiers ou biologiques dans votre régime optimal, disons un en moyenne par jour.

Avant d'en terminer avec l'alimentation carnée, j'aimerais évoquer deux problèmes liés à cette alimentation, des problèmes qui exigent une réflexion profonde et une décision personnelle. Le premier est éthique et concerne la souffrance infligée aux animaux. Le second est écologique et découle de la dépendance aux produits animaux. Au début de ce livre, j'ai fait allusion au dilemme existentiel qu'engendre le fait de vivre aux dépens d'autres formes de vie, et j'ai observé que le végétarisme, même s'il permet de se sentir plus à l'aise, n'est pas une panacée. Toutefois, il nous est plus difficile d'ignorer ce problème lorsque nous consommons des organismes proches de nous.

Sur ce sujet, l'auteur contemporain le plus convaincant est peut-être Peter Singer, philosophe et éthicien australien qui occupe depuis peu la première chaire de bioéthique créée à l'université de Princeton. Sa nomination, tout comme ses travaux en général, suscite de violentes controverses à cause de ses positions « radicales » sur un certain nombre de questions, parmi lesquelles les droits des animaux. En 1975, Singer publia un livre, *La Libération animale*, qui devait connaître un grand succès et devenir la Bible des mouvements de défense des animaux (qui ont entre autres obtenu l'interdiction des interventions chirurgicales sur des chiens dans le cadre de formation des étudiants en médecine). Singer est devenu végétarien à l'université d'Oxford à l'époque de la guerre du Vietnam, et il mène un combat acharné contre la domination que l'homme exerce sur les animaux, qu'il considère comme une forme de tyrannie. Je vous conseille de lire ses écrits, vous y trouverez une réflexion profonde, intelligente et dérangeante sur les problèmes éthiques que soulève la consommation de produits animaux.

Le problème écologique est moins philosophique et plus pratique. La plupart des amateurs de viande ne réalisent pas l'impact de leurs habitudes alimentaires sur l'environnement. Élever des animaux pour la viande entraîne un gaspillage des ressources naturelles et aggrave fortement la pollution des sols, de la nappe phréatique et de l'air. Si Frances Moore Lappé se trompait sur la combinaison des aliments protéiques, elle avait en revanche raison de dénoncer le gaspillage de céréales précieuses pour nourrir les animaux d'élevage. Si ces céréales étaient directement utilisées pour l'alimentation humaine, le grave problème de la malnutrition et de la famine dans le monde serait en partie résolu. Les quantités hallucinantes de déchets produits par les animaux élevés pour la viande créent un problème insoluble d'élimination des déchets. Une grande partie de ces déchets se retrouve dans les eaux de surface et les nappes souterraines, qui répandent ensuite des résidus de substances agrochimiques, pharmaceutiques et hormonales. Même les flatulences des bovins constituent une source de pollution : le méthane ainsi répandu dans le monde entier est aujourd'hui un facteur important de la destruction de la couche d'ozone. Certains experts affirment que les vaches ont des effets presque aussi néfastes sur l'environnement que les automobiles.

La consommation de produits laitiers a des implications plus complexes. Comme je l'ai dit plus haut, on soupçonne les protéines du lait de provoquer des allergies chez les personnes prédisposées. En outre, les glucides et les lipides du lait sont souvent mal tolérés par l'homme. Le lactose, le sucre du lait, est le seul glucide d'origine animale présent dans notre alimentation. Sa digestion requiert une enzyme, la lactase, qui fait défaut chez de nombreux adultes qui souffrent de troubles digestifs chaque fois qu'ils consomment du lait ou des produits laitiers. Les peuples du nord de l'Europe produisent de la lactase toute leur vie, mais d'autres, surtout les Asiatiques et les Africains, n'en produisent plus après leur sevrage. Pour cette raison, les spécialistes de la nutrition s'opposent fortement aux campagnes promotionnelles incessantes de l'industrie laitière présentant le lait comme un aliment indispensable pour combler les besoins en calcium et en protéines. Ils considèrent que cette propagande est ethnocentriste, voire raciste, et conseillent aux individus lacto-intolérants de rechercher ailleurs des sources de protéines et de calcium.

En outre, la matière grasse du lait, très concentrée dans la crème fraîche, les glaces, le fromage et, bien sûr, dans le beurre, est la matière grasse animale la plus saturée, car elle contient 54 % d'AGS, ce qui est énorme. Les matières grasses du lait, dans l'alimentation occidentale, surtout sous forme de fromage, sont probablement les principales responsables des taux élevés de maladies cardiovasculaires dans nos sociétés. La matière grasse du lait est également une des rares sources naturelles d'acides gras *trans*, qui résultent de la transformation bactérienne d'acides gras insaturés dans l'estomac des vaches (les matières grasses du lait contiennent relativement peu d'acides gras *trans* par rapport à la margarine et aux huiles végétales partiellement hydrogénées).

Le lait de vache contient beaucoup plus de matières

grasses que le lait humain. L'homme apprécie particulièrement le goût du lait et les sensations buccales qu'il procure. Comme beaucoup de gens, j'adore le fromage, même si je le consomme avec modération. Je l'aime pour sa consistance onctueuse et sa gamme complexe de saveurs où l'on retrouve des arômes de terre, de champignons et, dans les fromages plus faits, des effluves nettement animaux qui, dans d'autres contextes, pourraient être désagréables. Enfin, le mélange sucre-matières grasses associé à la sensation de froid rend les glaces pratiquement irrésistibles. Il est probable que notre attirance pour les produits laitiers soit liée à l'expérience de l'allaitement, qui est sans doute la plus forte sensation de plaisir et de sécurité que puisse éprouver un être humain.

J'inclus quelques produits laitiers dans mon alimentation. J'aime le fromage et j'observe qu'il a sa place dans la diète méditerranéenne, qui représente pour moi l'exemple même du régime idéal. Je ne consomme ni lait, ni crème fraîche, je mange rarement des glaces, et pratiquement plus de beurre, que j'ai remplacé par l'huile d'olive. À la fin de ce chapitre, je vous donnerai des conseils spécifiques pour consommer les produits laitiers sans danger. Mais je tiens dès maintenant à vous expliquer la raison pour laquelle ces produits ne doivent pas constituer votre source principale de protéines.

En dehors des risques inhérents à ses constituants naturels, le lait comporte aujourd'hui d'autres risques pour la santé. Le lait non pasteurisé peut véhiculer de graves maladies infectieuses (tuberculose, brucellose). L'homogénéisation du lait, qui consiste à diviser les globules de matière grasse en très fines particules afin de les empêcher de remonter à la surface, force la digestion des matières grasses du lait et favorise ainsi l'athérosclérose. D'autre part, les toxines de l'environnement ont tendance à s'accumuler dans le lait, en particulier dans ses matières grasses. Enfin, les antibiotiques et les hormones administrées régulièrement aux vaches laitières pour accroître la production de lait se retrouveront inéluctablement dans « l'aliment le plus parfait de la nature ».

Ce dernier danger est devenu une importante pomme de discorde à cause de la somatotrophine bovine recombinante (STbr), également appelée hormone de croissance bovine (HCB), une hormone de synthèse conçue pour accroître la production de lait chez la vache. Les fabricants de ce produit ont lancé de grandes campagnes pour sa promotion et dépensé une fortune pour tenter de convaincre les agences gouvernementales et les consommateurs de son innocuité pour l'animal et pour l'homme, et de son intérêt économique énorme pour les producteurs de lait. Les consommateurs restent méfiants, tout comme moi. Le problème est que l'HCB peut favoriser la mammite de la vache — une inflammation des mamelles — et qu'elle entraîne donc une utilisation accrue d'antibiotiques. Les résidus d'antibiotiques présents dans le lait contribuent fortement, chez l'homme, au développement de germes antibiorésistants.

Le lait de chèvre est surtout utilisé pour fabriquer du fromage, mais on le recommande parfois comme substitut du lait de vache pour les enfants allergiques au lait ou qui font une intolérance à la caséine. Le lait de chèvre est plus proche du lait humain par sa composition, mais, comme pour le lait de vache, ses matières grasses sont hautement saturées et il faut le consommer avec modération.

Je voudrais maintenant évoquer les autres sources de protéines animales — le poisson et les fruits de mer — et ensuite examiner les avantages et les inconvénients des protéines végétales des légumineuses, des céréales et des fruits oléagineux.

Le poisson et, plus encore, les fruits de mer, nous semblent beaucoup plus éloignés de notre espèce que les vaches, les porcs et les moutons, de sorte que leur consommation suscite en nous moins de dilemmes éthiques. Plus haut, j'ai vanté les vertus de certains poissons riches en acides gras oméga 3 à chaînes longues, dont les précurseurs (l'acide linolénique et l'acide linoléique) ne peuvent être synthétisés par l'Homme. De nombreuses études épidémiologiques ont montré que les populations qui consomment du poisson sont en meilleure santé et vivent plus longtemps que les autres. Bien sûr, bon nombre de poissons couramment consommés comme le flétan, le flet, la morue et la sole ne sont pas gras et ne fournissent pas d'oméga 3. Quoi qu'il en soit, leur inclusion dans l'alimentation est, semble-t-il, bénéfique. Pourquoi ?

Il est possible que les gens qui mangent beaucoup de poisson consomment peu de viande et donc moins de graisses saturées. Une autre possibilité est que le poisson pourrait contenir d'autres éléments protecteurs encore inconnus. Depuis l'aube des temps, le poisson a la réputation d'être « la viande du pauvre ». Aujourd'hui, paradoxalement, la conjonction du goût croissant pour le poisson — dont les bienfaits sont enfin reconnus — et de la pêche intensive, cause de raréfaction du poisson, a entraîné une flambée des prix, au point que le poisson est aujourd'hui souvent plus cher que la viande.

L'activité humaine ne se contente pas d'épuiser des fonds de pêche jugés autrefois inépuisables, comme les Grands Bancs de Terre-Neuve, car elle porte aussi atteinte à la qualité des protéines des poissons. La pollution des mers, des lacs et des fleuves par des déchets industriels et agricoles très divers a introduit des substances toxiques dans les chaînes alimentaires dont font partie les poissons. Les grands poissons de mer vivent dans les eaux littorales les plus contaminées, et leur chair contient de ce fait davantage de substances toxiques. La contamination des poissons d'eau douce est si inquiétante que je vous conseille de les éliminer complètement, à moins d'être absolument sûr qu'ils proviennent d'eaux non polluées (il n'y en a plus beaucoup de nos jours sur la planète), ou qu'il s'agit de poissons d'élevage.

La pisciculture a ses propres problèmes. C'est devenu une puissante industrie, surtout en ce qui concerne le saumon, la truite, l'esturgeon, le silure et le tilapia. Les poissons d'élevage vivent dans des parcs surpeuplés et, de ce fait, sont souvent atteints par des maladies. Les pisciculteurs leur administrent couramment des antibiotiques. Les maladies qui couvent dans ces populations peuvent contaminer et décimer les populations sauvages. En outre, à des rares exceptions près, la valeur nutritionnelle de la nourriture donnée aux poissons d'élevage est inférieure à celle de leurs semblables sauvages. C'est particulièrement vrai en ce qui concerne les saumons. Les saumons d'élevage contiennent moins d'acides gras oméga 3 que les saumons sauvages, sauf s'ils reçoivent, comme dans le cas des poulets, un supplément d'algues dans leur alimentation. Comme le marché des saumons d'élevage est en plein essor, j'espère qu'un entrepreneur intelligent aura la bonne idée de mettre sur le marché un produit biologique, sans antibiotiques, et dont la teneur en oméga 3 sera égale ou supérieure à celle des saumons sauvages.

Le terme *fruits de mer* s'applique à deux espèces très différentes : les mollusques et les crustacés. Les crustacés comprennent les crabes, les écrevisses, les langoustes et les crevettes. Leur chair contient du cholestérol, mais peu de graisses, et elle fournit des protéines de grande qualité. Sans m'engager dans des considérations éthiques (notamment le fait qu'on les jette vivants dans l'eau bouillante), je pense que les habitudes alimentaires des crustacés présentent certains risques pour la santé. Ils se nourrissent de proies animales ou de végétaux microscopiques et vivent dans des endroits où s'accumulent les polluants toxiques. Il existe des élevages de crustacés et, lorsqu'ils sont régulièrement alimentés en eau propre, leur valeur protéinique est beaucoup plus élevée.

Les mollusques — palourdes, huîtres, moules, poulpes et calamars — sont très éloignés de nous du point de vue biologique, bien que les poulpes et les calamars, qui figurent également dans cette catégorie, aient un système nerveux et un comportement relativement complexes. La consommation de fruits de mer crus est particulièrement risquée en raison de possibles infections virales et bactériennes. Cette pratique expose à de sérieuses maladies comme l'hépatite, le choléra, tandis que d'autres germes infectieux présents dans les mollusques et les crustacés et qui ne présentent aucun danger pour la plupart d'entre nous peuvent se révéler fatals en cas de déficience du système immunitaire (malades sous médicaments immunosuppresseurs ou sidéens). Les mollusques représentent également un grand risque de contamination par des substances toxiques. J'aime séjourner sur les îles du détroit de Géorgie, en Colombie britannique, une région célèbre pour ses riches bancs d'huîtres qui constituaient autrefois la principale ressource en protéines des Indiens de la région. De nos jours, d'innombrables usines à papier déversent des effluents nocifs dans l'océan, ce qui non seulement gêne la reproduction des huîtres, mais rend également leur consommation suspecte.

J'ai donc passé en revue les sources de protéines animales les plus communes. Avant d'en finir avec ce sujet, je souhaiterais évoquer certains avantages et inconvénients de ces aliments. La viande, par exemple, est une source importante de fer, supérieure aux sources végétales parce que son fer est plus « biodisponible » — c'est-à-dire que l'organisme peut l'utiliser plus efficacement que le fer contenu dans les végétaux ou dans les compléments alimentaires. Les protéines animales fournissent un grand nombre de vitamines du groupe B. Cependant, elles sont dépourvues de deux catégories de micronutriments que je vous décrirai au chapitre suivant : les fibres et les composés phytochimiques. En effet, l'un des grands défauts des régimes riches en protéines est qu'ils ne contiennent pas ces éléments protecteurs. C'est peut-être pour cette raison que les épidémiologistes trouvent régulièrement une corrélation inverse entre le pourcentage de produits animaux dans l'alimentation et un meilleur état de santé.

On trouve des protéines végétales en petite quantité dans les feuilles et certains tubercules et en beaucoup plus grande quantité dans les graines. Les graines des légumineuses sont très riches en protéines. Toutes les légumineuses contiennent également des glucides à faible index glycémique, et quelques-unes — surtout le soja — renferment des quantités importantes de matières grasses. En outre, elles sont riches en fibres, en certaines vitamines (comme l'acide folique, un membre important du groupe des vitamines B), et en éléments phytochimiques protecteurs. Toutefois, les légumineuses présentent certains inconvénients en tant que sources de protéines. Elles peuvent être toxiques crues. Dans la plupart des cas, il faut les cuire longtemps pour les rendre digestes et d'un goût agréable. En outre, bon nombre d'entre elles contiennent des glucides indigestes qui provoquent des flatulences et d'autres troubles digestifs. Elles peuvent également contenir des résidus toxiques de produits agrochimiques, une possibilité que j'évoquerai au prochain chapitre lorsque j'aborderai la question de l'agriculture conventionnelle et de l'agriculture biologique.

Le soja est la légumineuse qui mérite le plus d'attention. Non seulement il est très riche en protéines, mais il contient une huile bonne pour le cœur qui recèle quelques acides gras oméga 3. En outre, comme je l'ai mentionné plus haut, il contient des *isoflavones*, des composés rares dont les effets hormonaux peuvent offrir une protection importante contre certains cancers. J'évoquerai également les bienfaits (et les risques) éventuels des isoflavones au prochain chapitre.

Depuis des siècles, le soja est l'aliment de base des populations de l'Asie orientale, qui le préparent de nombreuses manières différentes. Les Japonais aiment particulièrement grignoter des graines de soja vert — appelé *edamame* — bouillies dans leurs cosses dans de l'eau salée, tout comme les Américains raffolent des cacahuètes. Ils fabriquent un lait riche en protéines avec les fèves de soja qu'ils boivent tel quel, ou qu'ils transforment en tofu. La

« peau » qui se forme à la surface du lait de soja est séchée et utilisée pour fabriquer des substituts de viande. Le tempeh est un aliment traditionnel de l'Indonésie. Il est préparé à partir de graines trempées, cuites puis fermentées par un champignon appelé Rhizopus oligosporus. Il prend alors l'aspect d'un pâté solide d'un goût assez fade, mais qui se prête à de nombreuses préparations culinaires.

En Chine et au Japon, la cuisine végétarienne des temples bouddhistes est fondée en grande partie sur les aliments à base de soja. La tradition culinaire chinoise, qui fait également un grand usage du gluten[1], a produit une étonnante variété de succédanés imitant l'apparence, la consistance et le goût de plats traditionnels de viande, de poisson et de volaille. J'ai dégusté ces préparations dans des restaurants à Shanghai, Hong Kong et dans quelques villes des États-Unis, où des menus proposent des dizaines de plats, du canard laqué et du porc à la sauce aigre-douce jusqu'au poisson braisé. Tous ces plats, purement végétariens, sont élaborés avec du soja et du gluten, en utilisant les nombreuses saveurs de la cuisine chinoise.

Au Japon, la cuisine servie dans les temples bouddhistes est appelée *shojin ryori*, et on peut la découvrir aussi bien dans les restaurants des temples que dans des restaurants de spécialités qui ne relèvent pas des institutions bouddhistes. La cuisine bouddhiste cherche moins à imiter des plats de viande ou de poisson qu'à élaborer des mets exquis, comme le *kaiseki*, la collation légère qui constitue la première partie de la cérémonie du thé. Je me souviens d'un merveilleux déjeuner *shojin ryori* que j'ai dégusté un jour d'automne ensoleillé avec un ami à Nanzenji, devant les jardins d'un célèbre et très ancien temple Zen, à Kyôto. Les mets à base de soja étaient pleins d'imagination et absolument délicieux.

L'industrie alimentaire occidentale a, elle aussi, fait

---

1. Ensemble des protéines du blé (et accessoirement de l'orge, du seigle et de l'avoine). (*N.d.T.*)

preuve d'ingéniosité avec le soja. Elle a isolé les protéines du soja de ses autres composants et a élaboré ainsi toutes sortes d'aliments transformés, depuis les boissons protéinées en poudre jusqu'aux desserts surgelés, hamburgers, pepperoni et fromages végétariens. En réalité, l'extraordinaire souplesse d'emploi du soja a donné naissance à une telle multitude de produits que ceux qui souhaitent introduire cette légumineuse dans leur alimentation sont souvent en proie à la plus grande confusion.

Je pense que vous devriez vous informer sur les aliments à base de soja et en consommer davantage. Remplacer certains produits animaux par ces aliments constituerait un des changements les plus bénéfiques que vous puissiez faire. D'un seul coup, vous pourriez ainsi diminuer votre consommation de graisses saturées et accroître votre apport en oméga 3, en fibres et en éléments phytochimiques protecteurs. En outre, vous mangeriez des aliments situés plus bas dans la chaîne alimentaire, ce qui vous exposerait moins aux substances toxiques, sans parler des antibiotiques et des hormones présentes dans la viande.

Certains produits à base de soja ont un goût très désagréable. Si ces produits vous ont dégoûté du soja, ne vous découragez pas et continuez à en consommer, car il existe de nos jours de délicieuses préparations sur le marché. Sachez que les produits hautement transformés fabriqués avec des protéines de soja isolées sont sans doute dépourvus des isoflavones, des fibres et de l'huile aux effets bénéfiques de la fève entière. Encore une fois, lisez soigneusement les étiquettes. Enfin, dans la mesure du possible, essayez d'acheter des produits élaborés avec du soja biologique, car la culture conventionnelle du soja fait un usage intensif des pesticides.

Pour découvrir les produits à base de soja, je vous conseille d'essayer l'*edamame*, qui est délicieux et facile à préparer. Il suffit de faire bouillir des haricots de soja vert dans de l'eau salée jusqu'à ce qu'ils deviennent tendres (environ dix minutes). Au Japon, ils sont servis froids ou chauds comme amuse-gueule dans les bars à sushis, ou consommés froids chez soi avec une bière. On éjecte les haricots de leurs cosses, puis on les avale comme ça. Depuis que j'ai évoqué pour la première fois l'*edamame* il y a trois ans, on les trouve beaucoup plus facilement dans le commerce. Achetez-les frais ou congelés (ou même précuits) dans les magasins spécialisés, les épiceries asiatiques, ou dans certains supermarchés.

Parmi les gens que je connais, nombreux sont ceux qui aiment les graines de soja (ou d'autres haricots) grillées ou cuites dans l'huile, puis assaisonnées. Vérifiez sur les étiquettes que l'huile utilisée pour cuire ces graines n'est pas malsaine. Je suis beaucoup moins enthousiaste en ce qui concerne le « beurre de soja », un substitut du beurre de cacahuète. Les produits que j'ai essayés avaient tous mauvais goût.

Vous trouverez dans le commerce de nombreux laits de soja de bonne qualité. Un grand choix de produits vous est proposé, depuis le lait de graines entières jusqu'au lait écrémé, sucré, aromatisé ou enrichi en calcium. Certains ont meilleur goût que d'autres. Vous pouvez remplacer le lait de vache par du lait de soja dans la plupart des recettes, et le donner aux enfants allergiques au lait de vache. Ceux qui préfèrent éviter les produits laitiers peuvent essayer les fromages de soja. La plupart d'entre eux contiennent un peu de caséine (la protéine du lait) pour faire en sorte que la consistance et les qualités de fondant de ces produits se rapprochent de celles du fromage traditionnel. Certains hamburgers au soja vendus actuellement dans le commerce ont pratiquement l'apparence et le goût de la viande. Vous trouverez également dans le commerce bien d'autres produits à base de soja qui se substituent fort bien à la viande. Ces produits sont bien meilleurs pour la santé, en particulier pour les enfants, que les produits traditionnels à base de viande. Choisissez les produits qui vous conviennent et vérifiez sur les étiquettes l'innocuité des ingrédients.

Le soja peut provoquer des troubles digestifs et des

flatulences si vous n'avez pas l'habitude d'en consommer. Dans ce cas, il vous faudra renoncer complètement à certains produits, surtout à la semoule de soja, à la farine de soja et aux protéines végétales texturisées. L'*edamame* et le *tempeh* ne devraient poser aucun problème. Si vous êtes allergique au soja, introduisez-le très progressivement dans votre alimentation. Essayez de manger tous les jours pendant deux semaines un peu d'*edamame*, d'avaler quelques cuillerées de lait de soja, ou un petit morceau de tofu, puis augmentez très progressivement les quantités. Ainsi, vous aurez de bonnes chances de parvenir à tolérer cette précieuse source de protéines.

En consacrant une large place au soja, mon but n'est pas de traiter par le mépris les autres légumineuses. Bon nombre d'entre elles contiennent des isoflavones et d'autres micronutriments protecteurs — fibres et acide folique entre autres — ainsi que des protéines et des glucides de qualité. Les légumineuses procurent une sensation de satiété, en particulier lorsqu'elles sont suffisamment cuites et bien relevées. Les lentilles, un des aliments de base de la cuisine indienne, se cuisent rapidement et permettent de préparer des purées et des soupes délicieuses. Quant à moi, je fais souvent du *humus*, le célèbre hors-d'œuvre moyen-oriental, préparé avec une purée de pois chiches et du sésame, et assaisonné avec du jus de citron frais, de l'huile d'olive et de l'ail. Si les légumineuses vous donnent des flatulences, évitez les variétés les plus riches en glucides indigestes (les haricots roses, par exemple) et choisissez des variétés plus digestes comme les pois chiches, les fèves noires ou les haricots rouges.

Les céréales contiennent des protéines et des glucides, mais seules les protéines du blé autorisent des préparations semblables à celles obtenues à partir du soja. Ces protéines proviennent du gluten que l'on obtient par extraction du son et de l'amidon. C'est le gluten qui donne à la pâte ses qualités de résistance et d'élasticité, et qui donne sa saveur au pain. En pétrissant une boule de farine dans l'eau, vous pouvez séparer le gluten de l'amidon. J'avais l'habitude de faire cela chez moi, en remplaçant régulièrement l'eau d'apparence laiteuse remplie d'amidon par de l'eau fraîche, jusqu'à ce qu'elle reste claire. Entre-temps, la farine — constituée à présent uniquement de gluten — a perdu les deux tiers de sa taille originelle et ressemble à une pâte souple et élastique. Vous pouvez faire mijoter ce gluten « maison » dans un bouillon, vous obtiendrez ainsi du seitan que vous pouvez utiliser ensuite de nombreuses façons, par exemple en le coupant en morceaux que vous ferez sauter. Ce seitan vous servira alors de substitut végétal des plats carnés. Vous pouvez aussi achetez du seitan en conserve dans les magasins d'alimentation naturelle et l'ajouter à un sauté de légumes. C'est un plat rapidement préparé et délicieux.

Depuis l'apparition de l'agriculture, les régimes à base de céréales ont certainement remédié, dans de nombreuses régions du monde, aux carences en protéines. Les produits à base de céréales sont bons pour la santé, mais seulement s'ils ne contiennent pas de céréales raffinées, qui ont perdu leurs fibres et d'autres micronutriments et dont les amidons ont un index glycémique très élevé.

Certaines graines (le sésame et le tournesol) et certains fruits oléagineux (amandes, noix, noisettes) sont riches en protéines, mais contiennent trop de lipides. Je vous ai déjà recommandé d'inclure des fruits oléagineux dans votre régime — une petite poignée chaque jour — car ils contiennent de bonnes huiles, des fibres et d'autres micronutriments (vitamine E, oligo-éléments). Leurs protéines constituent un bienfait supplémentaire. Je prépare souvent un lait avec des amandes blanches. C'est pour moi, dans certaines recettes, un excellent substitut à la crème fraîche. La procédure en est simple. Après avoir moulu très finement 70 g d'amandes dans un mixer, ajoutez-y 25 à 50 cl d'eau froide, puis mélangez le tout à grande vitesse pendant deux minutes. La quantité d'eau déterminera la richesse du lait d'amande, que vous pouvez sucrer ou aromatiser (avec de l'extrait de vanille, par exemple).

Remplacer les protéines animales par des protéines d'origine végétales comporte un certain nombre d'avantages. Les aliments à base de protéines végétales sont moins chers et se conservent mieux que la viande et les autres produits animaux. Comme elles se situent aux niveaux inférieurs de la chaîne alimentaire, les protéines végétales sont moins susceptibles d'être contaminées par des substances toxiques. Les matières grasses associées à leurs protéines sont meilleures pour la santé que les matières grasses animales, car elles contiennent beaucoup moins d'AGS. Les protéines végétales contiennent également des fibres et d'autres micronutriments dont sont dépourvus les produits animaux. En raison de leur teneur en fibres et en glucides, elles sont moins concentrées que les protéines animales, et vous pouvez donc en manger davantage sans surcharger votre organisme de protéines.

Enfin, il me faut mentionner deux autres sources de protéines alimentaires : les champignons et les poudres protéiques pour boisson instantanée.

Les champignons ne sont ni des légumes ni des végétaux, car on les a classés à juste titre dans une catégorie biologique qui s'apparente davantage au règne animal. De fait, nous avons davantage de séquences ADN en commun avec les champignons qu'avec les végétaux et leur chair, à mon avis, lorsqu'elle est bien cuisinée, ressemble plus à la chair animale qu'aux tissus végétaux. On entend souvent dire que les champignons n'ont pas une grande valeur nutritionnelle. C'est faux : ils sont riches en protéines, en oligo-éléments et en vitamines. À l'exception des cueilleurs de champignons, la plupart des gens ne consomment que quelques variétés de champignons comestibles, dont le célèbre champignon de Paris. Toutefois, on trouve de plus en plus de variétés asiatiques communes sur les marchés et dans les restaurants occidentaux ; shiitake, pleurotes, enokitake et maitake. Les espèces sauvages — morilles, chanterelles comestibles et bolets — sont elles aussi plus facilement accessibles aujourd'hui. Mangez des champignons ! Outre leur consistance et leur goût intéressants, ils ont des effets très bénéfiques sur la santé — réduction du taux de cholestérol, renforcement du système immunitaire et diminution des risques de cancer. Mais ne les mangez pas crus, car ils contiennent des substances toxiques que la cuisson détruit.

Les poudres protéiques qui remplissent les rayons des magasins d'alimentation naturelle sont surtout utilisées par les jeunes culturistes obsédés par l'esthétique corporelle et l'accroissement du volume musculaire. Leurs protéines proviennent du soja ou du lactosérum — le liquide restant après séparation du caillé qui contient la majeure partie des protéines et des lipides. Il reste malgré tout encore une grande quantité de protéines dans le lactosérum et on peut le sécher et le pulvériser pour en faire un complément alimentaire. Certains ne jurent que par ce produit, et les fabricants vantent ses nombreux bienfaits pour la santé. Je n'ai pas d'objection à formuler sur une telle supplémentation si l'on est carencé, mais je pense qu'il est peu prudent de l'introduire dans un régime déjà riche en protéines, en raison de la surcharge de travail que cela imposerait au foie et aux reins. Si vous tenez absolument à utiliser ces poudres, lisez soigneusement la liste des ingrédients afin de vous assurer qu'ils ne comprennent pas des huiles partiellement hydrogénées ou des additifs dangereux.

Voici maintenant un résumé de toutes mes recommandations sur les protéines :

• Efforcez-vous de maintenir votre apport protéique entre 10 et 20 % du total des calories. Si vous avez des troubles hépatiques ou rénaux, ne dépassez pas 10 %.
• Si vous avez des problèmes d'allergie ou une maladie auto-immune, diminuez votre consommation de protéines et voyez si votre état s'améliore après un ou deux mois. Évitez les protéines du lait et réduisez votre apport en protéines animales.

• Essayez de substituer des protéines végétales, surtout des produits à base de soja, à certains produits animaux.
• Réduisez votre consommation de viande de bœuf, ou remplacez-la par de la viande biologique sans hormones et sans antibiotiques, ou encore par du gibier.
• Si vous mangez du poulet, choisissez de même des poulets fermiers ou biologiques sans hormones et sans antibiotiques, et enlevez la peau et les graisses avant cuisson.
• Si vous mangez des œufs, choisissez des œufs biologiques ou des œufs fermiers enrichis en oméga 3.
• Réduisez au maximum votre consommation de produits de salaison (bacon, salami, hot-dogs, etc.) traités avec des conservateurs à base de nitrite, car leur consommation régulière induit des risques de cancer. Remplacez-les par des produits de substitution à base de viande de dinde ou choisissez des substituts végétaux à base de soja ou de gluten de blé.
• Ne mangez jamais de cervelle. Évitez au maximum les autres abats.
• Ne donnez pas de lait de vache ou de produits laitiers à vos enfants avant l'âge de deux ans ou trois ans si vous ou votre conjoint êtes allergiques. Remplacez les produits laitiers par du lait de soja et d'autres produits à base de soja.
• Lisez bien les étiquettes des produits laitiers pour vérifier leur teneur en lipides et calculer ainsi votre apport total en graisses saturées. Si vous aimez le fromage, choisissez des fromages naturels fabriqués avec du lait demi-écrémé et des fromages au goût fort comme le parmesan, que vous consommerez en petite quantité pour relever vos plats. Évitez les fromages contenant plus de 70 % de matières grasses.
• Mangez davantage de poisson et diminuez votre consommation d'autres produits animaux. Parmi les poissons riches en oméga 3, les sardines (conservées au naturel) et le saumon sauvage sont les meilleurs. Le saumon fumé peut être consommé s'il ne contient pas d'additifs dangereux. Évitez dans la mesure du possible l'espadon,

le voilier, le requin et d'autres grands poissons carnivores, car leur chair est susceptible de contenir un grand nombre de substances toxiques. Le poisson est meilleur s'il est braisé, grillé, cuit à la vapeur ou poché. Évitez de le faire frire ou de le cuire avec beaucoup de beurre. Vous pouvez également consommer sans problème le poisson cru servi dans les bons restaurants japonais.

• Réduisez au maximum votre consommation de fruits de mer, sauf s'ils proviennent d'eaux non polluées. Je vous déconseille fortement de manger des mollusques crus. Évitez de cuire les fruits de mer avec du beurre ou d'autres graisses saturées, car vous perdriez ainsi une grande partie des bienfaits nutritionnels de ces aliments protéiques.

• Introduisez des produits à base de soja dans votre alimentation. Découvrez la grande variété des aliments à base de soja dans les magasins d'alimentation naturelle et les supermarchés afin de trouver ceux qui vous conviennent, et choisissez de préférence les produits à base de soja biologique. Lisez soigneusement les étiquettes des produits pour vérifier leur teneur en matières grasses (elle ne doit pas dépasser 30 %), et la présence d'ingrédients et d'additifs dangereux. Si le soja provoque des symptômes allergiques ou des troubles digestifs, introduisez-le très progressivement dans votre alimentation.

• Mangez fréquemment des légumineuses pour combler vos besoins en protéines. Si elles provoquent des troubles digestifs, essayez différentes variétés pour trouver celles qui vous conviennent.

• Mangez régulièrement des céréales complètes, non raffinées et non transformées.

• Consommez en quantité modérée des graines et des fruits oléagineux riches en protéines et en huiles.

• Découvrez la saveur des champignons et apprenez à les préparer. Ne mangez jamais de champignons crus et faites-les toujours cuire longtemps pour améliorer leur digestibilité et leur valeur nutritionnelle.

• Évitez les poudres protéiques si votre régime vous

apporte déjà toutes les protéines nécessaires. Si vous consommez ces poudres, lisez soigneusement les étiquettes pour éliminer celles qui contiennent des ingrédients et des additifs dangereux (graisses saturées, huiles partiellement hydrogénées, colorants artificiels, etc.).

Ce sont là les meilleurs conseils que je peux vous donner sur le troisième et dernier type de macronutriments. Il est maintenant temps d'aborder les micronutriments.

5. Les micronutriments

La quantité de micronutriments nécessaire à l'organisme est bien moindre que celle des macronutriments — quelques microgrammes par jour pour les minéraux et les vitamines — mais ils n'en sont pas moins importants. Certaines carences en micronutriments entraîneront la maladie et la mort, quand d'autres entraîneront un affaiblissement des défenses de l'organisme et un mauvais fonctionnement de nombre de ses systèmes. Les quatre types de micronutriments qu'il est nécessaire de connaître sont les vitamines, les minéraux, les fibres et les composés phytochimiques protecteurs.

Les vitamines

Les vitamines ont été découvertes au début du XXe siècle et constituent aujourd'hui un véritable pactole pour les fabricants et les marchands de compléments alimentaires. Ce sont des éléments nutritifs essentiels à la santé et à la croissance, et tout régime normal devrait en fournir. Certaines vitamines proviennent surtout des végétaux (vitamines C et E, par exemple), d'autres principalement des tissus animaux (vitamines du complexe B), et d'autres se retrouvent dans les deux. La vitamine D est synthétisée par l'organisme, précisément par les cellules de l'épiderme, sous l'effet des radiations solaires U.V., par transformation métabolique d'un dérivé du cholestérol. D'autre part, des bactéries présentes dans l'intestin peuvent synthétiser une quantité limitée de vitamines B et de vitamines K. Un régime alimentaire très varié est la meilleure assurance contre les carences vitaminiques ; plus un régime est restrictif, et plus on aura de chances d'être carencé.

De nos jours, les maladies dues à une carence vitaminique sont rares en Occident, en partie parce que ces micronutriments sont ajoutés à de nombreux aliments. Ainsi, on rajoute à la farine blanche et aux céréales du petit déjeuner les vitamines B qui ont disparu durant la mouture, tandis que le lait est souvent « fortifié » avec de la vitamine D de synthèse. En outre, les compléments de vitamines connaissent un succès croissant. Faut-il recourir à ces compléments dans tous les cas, y compris si l'on a une alimentation variée et équilibrée ? Je vous donnerai mon opinion à ce sujet lorsque j'examinerai les différentes vitamines.

Il y a deux sortes de vitamines : les vitamines hydrosolubles (vitamines B et C), et les vitamines liposolubles (A, D, E et K).

Les vitamines hydrosolubles sont des constituants indispensables des enzymes qui participent aux processus métaboliques grâce auxquels l'organisme retire l'énergie dont il a besoin des glucides, des lipides et des protéines. Les vitamines B, en particulier, fonctionnent comme des « coenzymes », en s'associant aux enzymes, qui fonctionnent alors comme des catalyseurs métaboliques. La vitamine C est avant tout un agent réducteur chimique qui régule les réactions métaboliques et qui constitue la clef de voûte du système de défense de l'organisme contre les agressions oxydatives. La vitamine C joue également un rôle important dans la synthèse et l'entretien du tissu conjonctif et favorise le bon fonctionnement du système vasculaire.

Il y a quelques années, on pensait que les vitamines hydrosolubles étaient totalement inoffensives, même à doses massives, parce que l'organisme n'a aucun mal à éliminer les vitamines en excès par les urines. Mais nous savons aujourd'hui qu'une quantité trop grande de vitamines C peut altérer les fonctions gastro-intestinales et urinaires, et que plusieurs vitamines du complexe B peuvent être nocives à haute dose. La vitamine B3 — la niacine — prescrite à haute dose pour réduire le taux de cholestérol — peut altérer la fonction hépatique et entraîner une forme d'hépatite très virulente. Des doses trop élevées de vitamines B6 — la pyridoxine — peuvent léser les nerfs périphériques et provoquer ainsi un engourdissement progressif qui peut être confondu avec un symptôme de la sclérose en plaques.

Dans ces conditions, il est important de bien doser l'apport en vitamines ; en effet, la carence comme l'excès de vitamines est source de problèmes. Les doses quotidiennes recommandées par les autorités sanitaires américaines ont été déterminées pour prévenir les carences, et non pour promouvoir la santé optimale ou pour traiter telle ou telle maladie. Les doses de vitamines C nécessaires à la défense de l'organisme contre les agressions oxydatives sont plus élevées que les doses qui préviennent le scorbut. Les doses de niacine nécessaires au traitement d'une hypercholestérolémie chronique sont beaucoup plus élevées que celles qui préviennent la pellagre. Les besoins vitaminiques des fumeurs et des buveurs sont plus importants, car l'alcool, par exemple, détruit la vitamine B1 — la thiamine — et, à moins de prendre une supplémentation en thiamine, les grands buveurs s'exposent à un risque accru de troubles du système nerveux central.

La définition du dosage optimal de la vitamine C a été l'objet d'intenses controverses. Linus Pauling recommandait des doses massives, jusqu'à 18 grammes (18 000 milligrammes) par jour, soit 300 fois la dose recommandée par les autorités sanitaires (60 milligrammes). Mais des recherches récentes, conduites entre autres par Balz Frei, directeur de l'Institut Linus Pauling, ont clairement montré que l'organisme ne peut tout simplement pas assimiler de telles quantités de vitamines C. À partir de doses situées entre 120 et 200 milligrammes, la vitamine C sature ses tissus. Les quantités excédentaires sont éliminées par les urines, et des doses élevées entraînent régulièrement des flatulences, des selles liquides, des diarrhées et, chez certains individus, une fréquence anormalement élevée des mictions. À l'inverse, il est évident qu'une dose de 60 milligrammes est insuffisante si l'on veut obtenir des effets antioxydants optimaux.

La vitamine C se trouve naturellement dans les fruits mûrs et dans certains légumes (notamment le poivron rouge). La plupart des animaux synthétisent la vitamine C chaque fois qu'ils en ont besoin. Seuls les êtres humains et d'autres primates ont perdu cette faculté. En outre, comme il nous est impossible de stocker la vitamine C, il nous faut en prendre régulièrement. Si vous consommez en abondance des fruits et des légumes frais, il n'est pas nécessaire de prendre un complément de vitamines C. Si vous n'êtes pas sûr d'en absorber suffisamment, une supplémentation est tout à fait indiquée. En ce qui me concerne, je prends environ 100 milligrammes de vitamines C deux fois par jour.

Je prends également tous les jours un complexe de vitamines B, surtout pour assurer un apport suffisant en acide folique, une des vitamines B qui ne sont pas numérotées. En général, le régime alimentaire occidental ne fournit pas assez d'acide folique, que l'on trouve dans les légumes verts (« folique » et « feuillage » ont la même racine), ainsi que dans les légumineuses et le jus d'orange. L'acide folique est une vitamine importante car, avec les vitamines B6 et B12, elle régule les niveaux d'homocystéine, un acide aminé toxique qui se forme lors de la dégradation métabolique des protéines, surtout des protéines animales. Un taux élevé d'homocystéine dans le sang représente un facteur de risque indépendant de maladies cardiovasculaires et sans doute aussi de cancer et d'un certain nombre de maladies dégénératives chroniques. L'organisme peut facilement éliminer l'homocystéine du sang s'il reçoit des doses appropriées de vitamines B6 et B12 et, surtout, d'acide folique. Vous devriez prendre environ 800 microgrammes d'acide folique par jour. Si vous prenez un complexe de vitamines B qui vous apporte 400 microgrammes d'acide folique, votre alimentation votre fournira le reste. Si celle-ci est très riche en protéines animales et pauvre en fruits et en légumes, il est particulièrement important de la supplémenter en acide folique (les femmes qui envisagent une grossesse doivent prendre cette supplémentation, car la carence en acide folique peut entraîner des malformations du tube neural, comme le *spina bifida*, une très grave anomalie survenant au début du développement fœtal.)

La vitamine B12 mérite un commentaire particulier car c'est la seule vitamine de ce groupe que l'on trouve uniquement dans les produits animaux[1]. Les végétaliens stricts (qui ne consomment ni œufs, ni produits laitiers, ni aucun autre aliment d'origine animale) courent le risque d'une déficience en vitamines B12, laquelle entraîne une forme particulière d'anémie (l'anémie pernicieuse) et une atteinte nerveuse. L'organisme peut stocker cette vitamine et n'a besoin que d'une toute petite quantité de B12 chaque jour, de sorte que même si l'on cesse de prendre une supplémentation, les symptômes de carence peuvent mettre très longtemps avant de se manifester. Les enfants qui suivent un régime végétalien strict courent des risques accrus. Ils tomberont malades et auront des troubles de croissance s'ils ne prennent pas une supplémentation en vitamines B12. C'est en partie pour cette raison que je déconseille les régimes végétaliens, car un régime optimal devrait comprendre une quantité modérée de poisson, d'œufs ou de produits laitiers.

---

1. Certains nutritionnistes affirment que la vitamine B12 se trouve également dans les produits végétaux, tels que le tempeh, le persil, les algues de mer, le miso et le tamari notamment. (*N.d.T.*)

Les vitamines liposolubles sont plus diverses et probablement moins bien comprises que les vitamines hydrosolubles. L'ingestion excessive de deux d'entre elles, les vitamines A et D, peut être très toxique, mais ces intoxications sont extrêmement rares et concernent surtout ceux qui prennent des suppléments vitaminiques en quantités inhabituelles. En revanche aucune toxicité n'est associée aux vitamines E et K.

La vitamine D favorise l'absorption du calcium (et du phosphore) et la minéralisation des os. Pour l'homme, la source principale de vitamine D est l'exposition au soleil. On la trouve naturellement dans les huiles de foie de poisson, le beurre et le jaune d'œuf, mais la source alimentaire principale de vitamine D est aujourd'hui le lait enrichi.

Le déficit en vitamine D favorise l'ostéoporose, la déminéralisation des os qui affecte les personnes âgées, surtout chez les peuples du Nord, en raison d'une trop faible exposition solaire en hiver. Quant à moi, vivant depuis longtemps dans le sud de l'Arizona, je ne me suis jamais senti concerné par les carences en vitamine D, jusqu'à ce que des études récentes me convainquent qu'un tel déficit est plus répandu que je ne le pensais, même chez ceux qui vivent dans des régions ensoleillées. Je pense qu'une prise de 400 UI (unités internationales) par jour sous forme de supplémentation ne serait pas une mauvaise idée pour pallier une exposition au soleil éventuellement insuffisante. Le risque d'ostéoporose est plus grand chez la femme (à cause de la baisse du taux d'œstrogène après la ménopause), et il se manifeste chez elle beaucoup plus tôt que chez l'homme. Les femmes devraient prendre une supplémentation de calcium qui comprenne cette quantité de vitamine D. La durée d'exposition au soleil nécessaire pour que l'organisme puisse synthétiser la vitamine D est très courte, sans doute pas plus de quinze minutes par jour, mais sachez que les filtres solaires bloquent cette synthèse.

La vitamine K est nécessaire à la coagulation sanguine. Elle est produite en quantité suffisante par des bactéries intestinales, mais on la trouve également dans les légumes verts à feuilles (épinards, chou, brocolis) et dans bon nombre d'autres aliments. Le déficit en vitamine K, qui entraîne des hémorragies, est rare et ne se manifeste que chez des individus dont les fonctions hépatiques et intestinales sont fortement altérées et chez les nouveau-nés dont la flore intestinale est insuffisamment riche en raison de l'amélioration des conditions d'hygiène, ce qui est paradoxal.

Les médecins bloquent la synthèse de la vitamine K en donnant des anticoagulants (warfarine, etc.) aux patients chez qui le risque de formation de caillots sanguins est grand. Ces patients peuvent réduire à néant la protection que ces médicaments leur assurent en consommant trop de légumes riches en vitamines K (ou en consommant trop de thé vert, qui présente un taux particulièrement important de vitamine K).

L'action de la vitamine A est plus complexe. Elle est nécessaire au bon fonctionnement de la rétine et de la vision en général. Elle intervient dans la synthèse et le métabolisme de la peau, des muqueuses, des os et des dents. On la trouve à l'état pur dans le foie de certains poissons (flétan, morue et thon), dans le foie des mammifères, le lait, le beurre (non cuit) et le jaune d'œuf, mais le bétacarotène (appelé également provitamine A), que l'organisme utilise pour synthétiser la vitamine A, se trouve en abondance dans les fruits jaunes et orange et dans les légumes verts à feuilles. À l'inverse de la vitamine A, qui peut s'accumuler dans les tissus et qui est toxique à haute dose, le béta-carotène est hydrosoluble et non toxique. Ceux qui en consomment trop, soit à l'état pur, soit sous forme de suppléments, peuvent toutefois prendre un teint orange, un changement d'apparence inoffensif et réversible, même s'il est saisissant.

Les fruits et les légumes riches en béta-carotène contiennent également un certain nombre d'autres pigments apparentés, que l'on désigne globalement sous le nom de caroténoïdes (alpha-carotène, cryptoxanthine, zéaxanthine, lutéine et lycopène, ce dernier étant le pigment rouge présent dans les tomates, les pamplemousses et les pastèques). Ce groupe de composés phytochimiques, qui est important et dont je vous reparlerai plus en détail, est aujourd'hui très étudié pour ses propriétés anticancéreuses. Les chercheurs travaillent également sur plusieurs dérivés de la vitamine A pour élaborer de nouveaux traitements du cancer, moins toxiques que la chimiothérapie.

Les carences en vitamines A ou provitamines A sont rares. Toutefois, je pense qu'il y a de bonnes raisons d'accroître son apport en caroténoïdes, en raison de leurs propriétés antioxydantes et anticancéreuses. Pour ce faire, le plus simple consiste à manger davantage de fruits et de légumes riches en caroténoïdes. Les supplémentations en caroténoïdes devraient contenir le plus grand nombre possible de membres de cette famille.

Enfin, la vitamine E, longtemps ignorée des médecins et des diététiciens, joue un rôle essentiel dans le système de défense de l'organisme contre les agressions oxydatives. Elle empêche l'oxydation des acides gras polyinsaturés dans les membranes et les cellules (réduisant ainsi les risques de cancer) et elle est probablement nécessaire au bon fonctionnement des nerfs et des muscles. Nous avons encore beaucoup de choses à apprendre sur la vitamine E.

Cette vitamine est présente dans les huiles végétales, les céréales complètes (surtout les germes), les légumes verts, les légumineuses et le jaune d'œuf. Les maladies dues à un déficit en vitamine E sont rares, mais je pense qu'un grand nombre de personnes n'en absorbent pas suffisamment pour se protéger efficacement des maladies dégénératives. La vitamine E à hautes doses a des effets thérapeutiques utiles. Appliquée localement sur des blessures, elle réduit la formation de cicatrices. Par voie interne, elle réduit les symptômes fibrokystiques du sein, atténue les troubles menstruels et prémenstruels, et agit comme un anticoagulant naturel en diminuant les risques de crise cardiaque.

En réalité, la vitamine E est constituée de plusieurs isomères : alpha, bêta, gamma et delta tocophérols. La forme synthétique de la vitamine n'apporte que l'isomère alpha des tocophérols, le plus actif. Or les quatre isomères ont leur importance et c'est pourquoi il est essentiel d'utiliser des suppléments de vitamine E naturelle. Une étude récente suggère que le gamma tocophérol a une action anticancéreuse plus puissante que celle de l'alpha tocophérol. Pour les autres vitamines, les molécules fabriquées dans les usines de la nature sont identiques à celles fabriquées dans les laboratoires et ont la même activité biologique, et il est donc totalement inutile d'en acheter sous forme naturelle.

Les doses quotidiennes de vitamine E recommandées par les autorités sanitaires américaines sont extrêmement basses : 30 Ul. La plupart des experts en médecine nutritionnelle s'accordent pour dire que des doses quotidiennes de 400 à 800 Ul sont nécessaires pour obtenir un effet antioxydant maximal et une bonne protection contre la maladie. L'alimentation est incapable de fournir ces quantités ; il faudrait consommer plus de 500 grammes de fruits oléagineux pour cela, ce qui constituerait un apport beaucoup trop important en calories d'origine lipidique. Je vous recommande d'utiliser des suppléments de vitamine E de source naturelle. Pour faciliter son absorption, prenez-la avec un plat contenant des lipides.

Pour être sûr d'absorber toutes les vitamines indispensables, il suffit d'avoir une alimentation variée comprenant une grande quantité de fruits et légumes frais, de céréales complètes, de fruits oléagineux et de graines, ainsi qu'une quantité modérée de produits animaux de qualité, et de passer un peu de temps au soleil. En outre, je vous conseille de prendre un complexe de vitamines B apportant 400 microgrammes d'acide folique, un supplément de vitamine C — disons 100 milligrammes deux fois par jour —, une gélule contenant un mélange de caroténoïdes, et 400 à 800 Ul de vitamine E naturelle. Les personnes prédisposées à l'ostéoporose devraient prendre un supplément de 400 Ul de vitamine D.

Les minéraux

Avant les années 30, les médecins et les nutritionnistes n'accordaient pas beaucoup d'importance aux minéraux qui, nous le savons aujourd'hui, sont essentiels à la vie et à la santé. Ils savaient que le fer est nécessaire à la synthèse des globules rouges et que l'iode préserve du goitre, mais ils ignoraient totalement les besoins de l'organisme en cuivre, zinc, sélénium, et autres « oligo-éléments ». Je ne détaillerai pas le rôle de chacun des vingt-huit oligo-éléments. Je me contenterai d'examiner ceux qui me semblent particulièrement importants pour un régime optimal. Je vous ferai également gagner beaucoup de temps en résumant mes conseils sur les oligo-éléments par ces quelques mots : mangez davantage de fruits et légumes.

Allez dans un magasin d'alimentation naturelle et vous y découvrirez un grand nombre de supplémentations en minéraux ou en multiminéraux, parfois associées avec des vitamines. Il y a deux ans, j'ai reçu des articles promotionnels concernant un complément de multiminéraux sous forme liquide qui coûtait une fortune. L'expert de la société, un vétérinaire, affirmait que la plupart des maladies étaient dues à des carences minérales non dépistées, et que l'on pouvait en guérir en prenant régulièrement ce produit. Il ajoutait que les fruits et légumes n'étaient plus des sources fiables de minéraux à cause des méthodes de culture modernes et de l'épuisement des sols. Tout cela n'a aucun sens.

En règle générale, la prise de compléments de multiminéraux me semble inutile, sauf si l'on suit un régime très strict. Les personnes carencées en minéraux peuvent certainement tirer profit d'une supplémentation, mais cela doit être décidé au cas par cas. Ainsi, la carence en iode (révélée par le goitre) n'est pas rare chez les individus qui vivent loin de la mer et qui ne mangent ni poisson, ni algues. Le sel iodé a été une bénédiction pour eux. Les diabétiques, qui sont souvent carencés en chrome, amélioreront leur taux de glycémie en prenant une supplémentation en chrome. Mais il est inutile de prendre ces minéraux en trop grande quantité, car cela n'améliorera pas votre état de santé et pourrait même avoir des effets nocifs. Aucune preuve ne vient étayer les affirmations des fabricants selon lesquelles une supplémentation en chrome améliorerait le métabolisme glucidique et favoriserait la perte de poids chez le sujet sain.

Les minéraux qui méritent notre attention en raison de leurs effets bénéfiques sur la santé sont le fer, le calcium, le sodium, le potassium, le sélénium et le zinc.

L'anémie ferriprive — qui est due à un déficit en fer et qui affecte le transport sanguin et la fourniture d'oxygène aux cellules — était autrefois très répandue. Il y a une cinquantaine d'années, les médecins, les infirmières, les pharmaciens et les diététiciens n'hésitaient pas à établir ce diagnostic au moindre signe de fatigue ou de manque d'énergie, et à recommander une supplémentation en fer comme traitement. Aujourd'hui, de simples examens sanguins suffisent à diagnostiquer cette anémie, dont les causes les plus courantes sont des hémorragies. Nous savons à présent qu'une supplémentation en fer inutile peut être dangereusement toxique. L'organisme ne peut éliminer le fer que par des hémorragies. Les personnes en bonne santé ne devraient pas prendre de supplémentation en fer, sauf les femmes qui ont un écoulement menstruel très important. Le fer est un agent oxydant — dont les antioxydants nous protègent — et une trop grande quantité de fer dans l'organisme peut entraîner des lésions cellulaires, des risques accrus de maladies cardiovasculaires et de cancer et, chez certains individus affectés de troubles hépatiques, une surcharge martiale du foie, une maladie extrêmement grave.

Ne prenez donc jamais de supplémentation en fer, sauf si vos examens sanguins indiquent une anémie ferriprive (dans ce cas, conjuguez vos efforts à ceux de votre médecin pour en trouver la cause), ou, si vous êtes une femme enceinte, allaitante, ou encore si vous avez perdu beaucoup de sang. Si vous ne faites pas partie de ces catégories, lisez bien les étiquettes des compléments de multivitamines pour vérifier qu'ils ne contiennent pas de fer. Toutefois, les enfants ont des besoins en fer plus importants et les pédiatres peuvent vous donner des conseils sur ce qu'il convient de faire.

Les carnivores puisent dans la viande de grandes quantités d'un fer facilement assimilable. Les régimes végétariens n'apportent que peu de fer et le fer qu'ils ingèrent n'est pas bien assimilé. Les végétariens ont des taux de fer et d'hémoglobine légèrement inférieurs à ceux des carnivores, mais certains experts pensent que cette différence, loin d'être un inconvénient, est sans doute associée à un moindre risque de maladies cardiovasculaires (en raison d'une exposition moins importante aux effets oxydants du fer). Si, comme je vous le conseille, vous diminuez votre consommation de viande, vous devez apprendre à connaître les autres sources de fer. On en trouve dans les pois, les lentilles, les haricots blancs, les fèves, certains fruits séchés (prunes, raisins, figues), la mélasse, les légumes verts (surtout les légumes verts à feuilles), et le cacao. La vitamine C facilite l'absorption du fer, aussi, si vous manquez de fer, prenez 100 milligrammes de vitamine C en même temps que ces aliments.

On parle beaucoup du calcium de nos jours, parce que le manque de calcium fragilise les os. Les fractures de la hanche chez les personnes âgées, souvent dues à une ostéoporose sous-jacente, constituent une cause courante d'infirmité et de décès. Comme le calcium est indispensable au bon fonctionnement des systèmes nerveux, musculaire, cardiovasculaire et rénal, l'organisme contrôle très précisément les taux sanguins de calcium en tenant compte de l'apport alimentaire et des pertes urinaires, et en puisant dans l'immense réservoir de calcium que constituent les os. De nombreux facteurs affectent cette équation, parmi lesquels le fonctionnement hormonal de la glande parathyroïde et de la glande sexuelle, et le régime alimentaire. Ainsi, comme je l'ai déjà dit, les régimes riches en protéines animales accroissent les pertes calciques par les urines. Le son de blé, les épinards crus, le fructose (surtout le sirop à haute teneur en fructose présent dans les boissons gazeuses), le sel, la caféine, l'alcool et le tabac sont susceptibles d'entraver l'absorption du calcium.

L'industrie laitière lance de grandes campagnes où le lait et les produits laitiers sont présentés comme des sources idéales de calcium. Ce sont effectivement des sources de calcium, mais, comme je l'ai dit, ce calcium est associé au lactose, à la caséine et aux matières grasses butyriques, des substances qui ont des effets nocifs pour bon nombre d'entre nous. Je consomme des produits laitiers en quantité modérée, surtout du fromage, mais je m'efforce de trouver du calcium ailleurs. Les sardines avec leurs arêtes sont une excellente source de calcium. Les légumes verts à feuilles comme le chou vert et le chou frisé constituent également une bonne source, tout comme les brocolis et les algues (dulse, nori et kombu, par exemple). Les graines de sésame et le tahin sont riches en calcium, ainsi que le tofu, si le fabricant utilise du chlorure de calcium pour coaguler le lait de soja. Lisez les étiquettes des emballages de tofu pour vérifier que cet élément figure bien sur la liste des ingrédients.

Un certain nombre d'aliments sont aujourd'hui enrichis en calcium, parmi lesquels le jus d'orange et le lait de soja. Ces produits sont particulièrement indiqués pour les enfants. Si vous avez remplacé les produits laitiers par du lait, du yaourt ou du fromage de soja, achetez de préférence des produits enrichis en calcium. Les nutritionnistes recommandent un apport quotidien en calcium de 1 200 à 1 500 milligrammes. Si vous ne mangez pas régulièrement des aliments riches en calcium, vous feriez bien de prendre ce minéral sous forme de complément alimentaire. Étant donné que la supplémentation en calcium est inoffensive (elle a même des effets relaxants bénéfiques sur les muscles et les nerfs), les personnes prédisposées à l'ostéoporose et celles dont le régime est pauvre en aliments calciques ne doivent pas hésiter à en prendre.

Le sodium, qui est encore plus indispensable au bon fonctionnement de l'organisme que le calcium, est strictement contrôlé par l'organisme, car même de légères variations des taux sanguins normaux ont des conséquences catastrophiques. Le sel est surtout consommé sous forme de chlorure de sodium (sel de table), et il est éliminé par la transpiration et les urines. Les carences en sodium ne concernent que les individus qui fournissent de gros efforts par forte température. Ils risquent de s'affaiblir, de s'évanouir ou de perdre le sens de l'orientation à cause d'une perte excessive en sodium. Tous ceux qui ne sont pas dans ce cas devraient plutôt s'inquiéter de l'excès de sodium.

Le fait d'aimer le sel est un goût acquis que l'on pourrait presque qualifier de « toxicomanie ». Les vaches, les cervidés et d'autres herbivores éprouvent un besoin irrépressible de sel et parcourent de longues distances pour en trouver. Les carnivores trouvent le sel dont ils ont besoin dans le sang et les tissus des animaux. Le besoin irrépressible de sel chez les humains remonte sans doute à l'apparition de l'agriculture. De nos jours, les derniers chasseurs-cueilleurs qui vivent surtout de gibier — les Indiens d'Amazonie, par exemple — ne connaissent pas le sel. Dès que l'homme découvre le sel, il le place sur un piédestal. Tout au long de l'Histoire, le sel a été une denrée précieuse.

Aujourd'hui, cependant, de nombreux experts médicaux accusent le sel d'être le principal responsable de l'hypertension artérielle et de tous les troubles qui lui sont associés — risques accrus d'attaque cérébrale, d'insuffisance cardiaque ou rénale, etc. Les données avancées par ces experts sont contradictoires. Il est évident que les individus affectés de ces troubles se portent mieux en suivant un régime hyposodé, mais il n'est pas démontré qu'un apport excessif en sel soit à l'origine de leurs problèmes.

De nombreuses personnes présentent une sensibilité particulière au sel. Une trop grande consommation de sel peut induire chez elles une rétention hydrique, ce qui accroît le volume sanguin et augmente donc la charge de travail du cœur et des reins. La rétention hydrique peut provoquer des maux de tête et un gonflement notable des mains et d'autres parties du corps, en particulier chez la femme. Les individus insensibles aux effets du sel ont sans doute la capacité d'en assimiler sans difficulté de grandes quantités.

Les aliments transformés sont particulièrement riches en sodium (le sel est un conservateur naturel ainsi qu'un rehausseur d'arôme). Le meilleur moyen de réduire votre apport en sodium et d'améliorer votre régime alimentaire consiste à éliminer les aliments transformés ou à diminuer fortement leur consommation. Vous pouvez également apprendre à moins saler vos aliments, en n'ajoutant pas de sel à table, en éliminant les en-cas (chips, cacahuètes, etc.) enrobés de sel, et en rinçant ou en faisant tremper dans de l'eau fraîche les aliments riches en sodium — pickles, olives, choucroute, etc. — pour réduire leur salinité. Vous pouvez aussi accroître votre apport en potassium, car ces deux éléments sont complémentaires.

Le potassium abonde dans les fruits et légumes. Presque tous les fruits sont riches en potassium, tout comme certaines racines et les légumes verts à feuilles. Le rapport sodium/potassium dans l'alimentation et dans l'organisme est sans doute plus déterminant, à long terme, pour la santé du cœur et des reins que le seul taux de sodium. L'alimentation moderne, riche en produits animaux et en aliments transformés et pauvre en fruits et légumes, est caractérisée par un rapport sodium/potassium déséquilibré. Il convient donc d'accroître l'apport en potassium, en d'autres termes à *manger davantage de fruits et légumes*. Ne prenez jamais de supplémentation en potassium, sauf si votre médecin vous en prescrit et, encore une fois, augmentez votre consommation d'aliments riches en potassium.

Le sélénium est un véritable oligo-élément, indispensable à l'organisme — quelques microgrammes suffisent — pour ses effets antioxydants. Il agit de concert avec la vitamine E pour protéger de l'oxydation les acides gras insaturés présents dans les membranes et les cellules. On retrouve le sélénium dans les végétaux riches en protéines (graines et fruits oléagineux), mais leur teneur en sélénium dépend du taux de sélénium du sol. Les régions du monde où le taux de sélénium des sols est bas connaissent une plus grande incidence du cancer. Plusieurs études ont montré que ce minéral avait de puissants effets protecteurs contre le cancer. Les noix du Brésil sont une bonne source de sélénium, car deux noix par jour suffisent à assurer les besoins de l'organisme. Personnellement, je prends une supplémentation de 200 microgrammes de sélénium par jour avec ma vitamine E, et c'est ce que je recommande à tout le monde en tant qu'élément d'une formule antioxydante qui comprend également une capsule d'un complexe de carotènes qui fournit 25 000 UI de béta-carotènes associés à des composés apparentés (alpha-carotènes, lutéine et zéaxanthine), et à la dose de vitamines C indiquée plus haut. Le sélénium peut être toxique à haute dose (au-delà de 1 000 microgrammes par jour), mais les premiers signes de surdosage sont facilement perceptibles — desquamation des ongles de la main et perte de cheveux.

Le régime végétarien fournit moins de zinc que le régime « omnivore ». Les fruits et légumes en contiennent peu, mais les légumineuses (en particulier les produits à base de soja), les fruits oléagineux, les œufs et les céréales complètes en contiennent suffisamment, tandis que les germes de blé sont particulièrement riches en zinc. Le déficit en zinc peut affaiblir le système immunitaire et beaucoup d'autres fonctions de l'organisme, mais si votre alimentation inclut des aliments figurant sur la liste ci-dessus, vous pouvez vous passer de supplémentation en zinc, même si vous mangez peu de produits animaux.

Un dernier point, je rencontre souvent des gens qui refusent de boire de l'eau purifiée sous prétexte qu'elle a été « dépouillée » de ses minéraux. Ce sont les aliments, surtout les fruits et légumes, et non l'eau, qui nous procurent des oligo-éléments et les bienfaits de la purification de l'eau du robinet sont innombrables. C'est votre meilleure protection contre l'ingestion d'une multitude de substances toxiques très dangereuses pour la santé.

Les fibres

Les fibres alimentaires — la partie indigeste des aliments — constituent le gros du volume des selles. Elles ne fournissent pas de calories, de vitamines ou de minéraux, mais elles contribuent à la santé de plusieurs manières. La carence en fibres constitue un sérieux problème nutritionnel dans nos sociétés. Il existe plusieurs types de fibres, qui sont toutes des « glucides indigestes » chimiquement trop complexes pour que notre appareil digestif puisse les dégrader. Les végétariens ingèrent une grande quantité de fibres. Les personnes qui mangent principalement de la viande, des pommes de terre et du pain blanc n'en consomment pas suffisamment. Les preuves tangibles manquent pour étayer certaines affirmations des fanatiques des fibres alimentaires, mais je pense quand même que la plupart des gens ont intérêt à accroître leur consommation de fibres.

On distingue deux groupes de fibres alimentaires, selon leur solubilité dans l'eau. Les fibres insolubles comprennent la cellulose et la lignine, que l'on trouve dans les céréales complètes, en particulier dans le son de blé, et l'hémicellulose, qui est légèrement soluble dans l'eau et qui est présente dans les céréales complètes, les fruits oléagineux, les graines, les fruits et les légumes. Ensemble, ces fibres insolubles protègent le tube digestif en accroissant le volume des selles et en réduisant la durée du transit intestinal. Les fibres constituent une protection contre des affections courantes comme le syndrome du côlon irritable ou la diverticulite. Les graines de psyllium, dont la culture est très répandue en Inde, sont une bonne source d'hémicellulose et le principal ingrédient des « laxatifs mucilagineux » qui rendent les selles plus volumineuses, plus molles, facilitant ainsi leur transit.

Les gommes et les pectines sont les deux types de fibres hydrosolubles. Les gommes se retrouvent dans certaines céréales et certaines graines — l'avoine et les graines de sésame, par exemple — ainsi que dans certaines légumineuses et certains arbres dont on utilise les gommes pour améliorer la consistance d'aliments transformés (gomme arabique, gomme adragante, gomme karaya, etc.). Les pectines sont présentes dans les fruits, les légumes et les graines, et la pectine extraite des fruits est utilisée comme gélifiant pour la fabrication de confitures. Les fibres solubles lient les acides biliaires et le cholestérol dans le tube digestif, ce qui prévient leur réabsorption. Pour cette raison, l'augmentation de la ration de fibres alimentaires solubles peut contribuer à réduire le taux de cholestérol sanguin — ce qui a constitué ces dernières années un formidable argument de vente pour le son d'avoine.

Je recommande un apport de 40 grammes de fibres alimentaires par jour, ce qui représente environ le double de la ration moyenne courante. Pour ce faire, le plus simple consiste à manger davantage de fruits et légumes. Les petites graines de framboise sont très riches en fibres. 70 grammes de légumineuses cuites fournissent 4 grammes de fibres. Efforcez-vous également de manger davantage de céréales complètes et de produits dérivés, y compris les céréales du petit déjeuner riches en son. Trente grammes de céréales devraient idéalement vous fournir de 4 à 5 grammes de son.

Les fibres sont des glucides indigestes, et le fait d'en consommer trop peut provoquer des flatulences et des ballonnements. Les bactéries présentes dans l'intestin attaquent et digèrent les glucides complexes, relâchant du gaz méthane au cours du processus. Si vous avez ce type de problèmes, augmentez progressivement votre ration de fibres alimentaires pour déterminer la quantité qui vous convient. D'une manière générale, je déconseille la prise de fibres sous forme de comprimés, de poudres ou de son de blé. Non seulement ces produits peuvent provoquer des flatulences, mais ils peuvent aussi entraver l'absorption des minéraux, et même les mouvements intestinaux, si l'on ne boit pas abondamment en même temps. Contentez-vous de manger davantage de fruits, de légumes, de céréales complètes, de graines et de fruits oléagineux, et vous aurez ainsi toutes les fibres dont votre organisme a besoin.

Les composés phytochimiques protecteurs

L'un des domaines les plus enthousiasmants de la recherche nutritionnelle est la découverte de composés végétaux susceptibles de renforcer les défenses contre des agents pathogènes, de réduire les risques de cancer et d'autres maladies graves. On a mis en lumière un si grand nombre de ces composés ces dernières années, leur action est si variée et si bénéfique, que l'on se demande pourquoi la consommation de fruits et légumes n'augmente pas plus vite. Vous ne trouverez pratiquement aucune information sur ces éléments phytochimiques dans la littérature nutritionnelle conventionnelle, mais les articles scientifiques sur ces composés prolifèrent si rapidement que les nutritionnistes seront bien obligés d'en tenir compte.

À proprement parler, ces micronutriments ne sont pas indispensables, car leur absence dans l'alimentation n'a pas de conséquences fâcheuses. Néanmoins, je les considère comme extrêmement importants, parce que nous sommes plus que jamais exposés à des organismes dangereux et à des substances toxiques. Pour ne prendre qu'un exemple, les organismes vivants ont toujours été confrontés aux agressions oxydatives du métabolisme et de l'environnement, mais ils le sont aujourd'hui beaucoup plus à cause du tabagisme, de la pollution de l'air et de la présence d'une multitude de substances chimiques cancérigènes dans l'eau et les aliments (effluents industriels, pesticides, etc.). Il est vraisemblable que nos défenses antioxydantes naturelles — un vaste ensemble de composés synthétisés par l'organisme, ou apportés par l'alimentation, dont le rôle est d'éliminer les radicaux libres et de bloquer les réactions d'oxydation — sont submergées et qu'elles ont besoin de toute l'aide dont elles peuvent disposer.

Fort heureusement, nombre de végétaux contiennent de puissants antioxydants, outre les vitamines évoquées plus haut. L'un des antioxydants les plus puissants et les plus étudiés est le gallate d'épigallocatéchine présent dans le thé vert, ainsi qu'en quantité moindre dans les pommes. Il a des effets anticancéreux considérables. Il protège, semble-t-il, le cœur et les artères des agressions oxydatives. En outre, l'application d'extrait de thé vert protège la peau des effets nocifs des rayonnements ultraviolets et empêche les lésions cutanées précancéreuses de se développer en mélanomes. Il faut boire environ quatre tasses de thé vert chaque jour pour absorber des doses suffisantes de gallate d'épigallocatéchine. Même si le thé vert contient moins de caféine que le café, il n'en demeure pas moins un stimulant. Il existe des marques de thé vert décaféiné, ou d'extraits de thé vert décaféiné, pour ceux qui souhaitent minimiser leur consommation de caféine.

Le gallate d'épigallocatéchine n'est qu'un type de *catéchine*. Les catéchines sont des tanins condensés qui font partie de la grande famille des polyphénols, des composés phytochimiques dotés de puissants effets antioxydants. Les polyphénols sont très répandus dans la nature, car on les retrouve dans toutes les espèces végétales. Ils ont de puissants effets anticancéreux et protègent également contre les coronaropathies. Les polyphénols présents dans l'huile d'olive vierge extra empêchent l'oxydation de ses acides gras insaturés et contribuent aux effets bénéfiques de cette huile.

Les anthocyanines et les proanthocyanines sont des polyphénols antioxydants que l'on retrouve dans de nombreuses plantes. Ce sont des pigments rouges, violets ou bleus qui donnent leurs couleurs aux fruits rouges, aux cerises, aux raisins (ainsi qu'au jus de raisin et au vin rouge), aux prunes, aux grenades et au chou rouge. On en trouve également dans certaines légumineuses et certaines céréales. Ce sont ces pigments et leurs effets antioxydants, plutôt que l'alcool, qui sont à l'origine des bienfaits du vin rouge sur le plan cardiovasculaire. Vous pouvez obtenir les mêmes effets bénéfiques en buvant du jus de raisin rouge ou en consommant beaucoup de fruits rouges. Les pigments qu'ils contiennent protègent le cœur, les poumons et les vaisseaux sanguins des affections dégénératives.

Les caroténoïdes, comme indiqué plus haut, constituent un groupe distinct de pigments antioxydants. Ils donnent leur couleur aux carottes, aux potirons, aux courges, aux patates douces, aux tomates, aux cantaloups, aux pêches, aux mangues et à d'autres fruits et légumes jaunes et orange. On les trouve également en abondance, même si cela ne se voit pas, dans les légumes verts à feuilles. Nous savons que ces fruits et légumes ont de puissants effets anticancéreux, mais nous ne savons pas quel membre de la famille des caroténoïdes est le principal responsable de cette protection.

Il y a quelques années de cela, le béta-carotène était le caroténoïde qui avait la meilleure réputation, et bon nombre de gens en prenaient sous forme de complément alimentaire, pensant ainsi se prémunir contre les risques de cancer. Par la suite, plusieurs études jetèrent le doute sur cette hypothèse, et suggérèrent même qu'une supplémentation en béta-carotène pourrait favoriser le cancer dans certains cas (les fumeurs, par exemple). Voilà une histoire exemplaire dont il faut tirer la leçon. Recommander la consommation d'un élément isolé d'un complexe de composés végétaux protecteurs, c'est tomber dans les pièges du réductionnisme, dans la croyance que la partie est égale au tout. Malheureusement, cette forme de pensée domine aujourd'hui la médecine et la science occidentales.

C'est l'ensemble des caroténoïdes qui confèrent une protection contre le cancer et les maladies dégénératives, et non uniquement l'un d'entre eux. La lutéine et la zéaxanthine protègent semble-t-il la vision, en diminuant le risque de développement de cataractes et de dégénérescences maculaires, les causes les plus courantes de la perte d'acuité visuelle chez les personnes âgées. Le lycopène pourrait réduire les risques de cancer de la prostate. Quoi qu'il en soit, les supplémentations en caroténoïdes n'ont sans doute pas autant d'effets bénéfiques que la consommation des fruits et légumes qui en contiennent. Par sécurité, je prends toutefois quotidiennement un complexe de caroténoïdes pour pallier toute carence éventuelle. Mais cela ne m'empêche pas de consommer toute une gamme de fruits et légumes frais, y compris des légumes verts à feuilles, et je vous conseille d'en faire autant.

Les phytoestrogènes constituent une autre catégorie de composés phytochimiques protecteurs. Ces composés interagissent, semble-t-il, avec les récepteurs œstrogéniques du corps humain. C'est un groupe comprenant de nombreux composés de compositions chimiques diversifiées, dont les isoflavones du soja et les lignanes présents dans l'huile de lin et dans d'autres huiles de graines. Nous avons encore beaucoup de choses à découvrir sur ces composés et sur leur fonctionnement. Selon une théorie, les phytoestrogènes se fixent sur les récepteurs des œstrogènes, mais ne les activent que faiblement. Les isoflavones du soja auraient des effets contre les bouffées de chaleur attribuables au changement hormonal de la ménopause. Des études ont montré que très peu de Japonaises souffrent de ces symptômes, mais en bloquant l'accès aux récepteurs, les isoflavones pourraient également protéger ces femmes contre d'autres agents œstrogéniques, parmi lesquels des substances toxiques de l'environnement et les hormones administrées aux animaux de boucherie pour accélérer leur croissance. Elles pourraient également offrir aux hommes une protection contre le cancer de la prostate, une tumeur maligne d'origine hormonale.

Les études épidémiologiques des effets protecteurs du soja sont prometteuses. Dans les populations qui consomment beaucoup de soja, l'incidence du cancer du sein et du cancer de la prostate est très faible, de même que celle des symptômes ménopausiques. Pourtant, il existe de nombreux phytoestrogènes, et nous ignorons s'ils ont tous des effets protecteurs, s'il faut ou non les introduire dans l'alimentation des enfants prépubères. En outre, nous ne savons pas comment ils interagissent avec les hormones et les médicaments prescrits. Pour vous donner un exemple de l'incertitude qui règne en ce domaine, voici celui d'une de mes patientes. Il s'agit d'une femme affectée d'un cancer du sein à récepteur d'œstrogène positif qui, après avoir subi une intervention chirurgicale, suit un traitement d'hormonothérapie aux antiœstrogènes (tamoxifène). Le tamoxifène a des effets secondaires déplaisants — bouffées de chaleur, etc. Cette patiente s'est aperçue qu'après avoir augmenté sa consommation de produits à base de soja, les effets secondaires de ce médicament s'étaient atténués. Mais nous ignorons si les effets thérapeutiques du médicament n'en sont également pas diminués. La dose de soja revêt sans doute une importance cruciale. Certaines études semblent indiquer qu'à faibles doses les isoflavones du soja pourraient favoriser la division et la prolifération des cellules présentant à leur surface des récepteurs aux œstrogènes, tandis qu'à des doses plus élevées ils pourraient bloquer ces mêmes récepteurs. Encore une fois, nous ne savons pas.

Personnellement, je pense que les bienfaits du soja l'emportent sur les risques. Je pense également que les Occidentaux auraient tout intérêt à substituer les produits à base de soja aux produits animaux qu'ils consomment en abondance. Je crois que les isoflavones du soja peuvent protéger la plupart des gens — hommes et femmes — contre les cancers hormono-dépendants, ainsi que contre les coronaropathies. Elles pourraient même réduire les risques d'ostéoporose.

J'en viens maintenant au dernier groupe de composés phytochimiques qu'il est important de connaître : les polysaccharides présents dans les champignons. Les polysaccharides sont composés de longues chaînes de molécules de glucose qui sont les composantes structurelles de nombreuses cellules. Ils n'ont jamais beaucoup intéressé les pharmacologues, parce qu'il est difficile de conduire des recherches en laboratoire sur ces composés et qu'ils ne semblent pas avoir d'effets thérapeutiques. Toutefois, les polysaccharides semblent être les composés actifs d'un certain nombre de plantes médicinales et d'aliments non toxiques qui ont des effets toniques puissants sur le système immunitaire. Ils ressemblent aux constituants des parois cellulaires bactériennes et, pour cette raison, pourraient être immunologiquement actifs. Les macrophages — ensemble de cellules de grande dimension présentes dans les tissus et qui proviennent de la différenciation de précurseurs sanguins, les monocytes — peuvent « y arracher » les polysaccharides de la paroi intestinale et les transporter vers d'autres cellules immunitaires, initiant ainsi une chaîne de réactions défensives. Ce processus induit une augmentation du nombre de cellules « tueuses » — qui détruisent les cellules malignes — ainsi qu'une résistance accrue à la prolifération virale et bactérienne.

Ces polysaccharides bienfaiteurs ne se trouvent pas dans les champignons de Paris, si familiers dans nos contrées, mais dans un certain nombre de champignons comestibles sauvages et dans de nombreuses espèces cultivées en Asie. Le shiitake (*Lentinus edodes*), le pleurote

(*Pleurotus ostreatus*), l'enokitake (*Flammulina velutipes*) et le maitake (*Grifola frondosa*) contiennent tous des polysaccharides et apportent une note délicieuse à l'alimentation. On trouve aujourd'hui de plus en plus facilement ces champignons en Occident. Cela vaut la peine d'apprendre à les connaître, ne serait-ce que pour leurs propriétés stimulantes du système immunitaire.

Il existe bien d'autres composés phytochimiques protecteurs : l'acide ellagique présent dans les framboises et les myrtilles, le d-limonène, dans l'écorce des agrumes, le sulphoraphane, dans les brocolis, les isothiocyanates, dans les différents choux. Tous ces composés sont de puissants anticancéreux. Il y a aussi l'allicine de l'ail, qui fait baisser la tension artérielle et qui est un antibiotique naturel. Le gingembre contient des shogaols, qui ont de puissants effets anti-inflammatoires. Les fruits et légumes regorgent de substances phytochimiques protectrices. *Mangez davantage de fruits et légumes.*

Pour chaque catégorie de micronutriments — vitamines, minéraux, fibres alimentaires et composés phytochimiques — j'ai donné le même conseil : augmenter la consommation de fruits et légumes. Les nutritionnistes recommandent aujourd'hui d'en consommer cinq à neuf fois par jour. Pour les fruits, ce peut être par exemple une tranche de melon, ou une demi-tasse de fruits rouges, ou une poignée de fruits secs, ou encore un grand verre de jus d'orange. Une portion de légumes peut être composée d'une demi-tasse de légumes crus hachés, ou de la même quantité de légumes cuits (ou des légumineuses), d'une poignée de légumes verts à feuilles crus, d'une pomme de terre de taille moyenne, ou d'une carotte coupée en morceaux, ou encore d'un grand verre de jus de légumes.

Voici comment vous pourriez « caser » neuf portions de fruits et légumes dans une journée : vous pourriez prendre une banane et un verre de jus d'orange au petit déjeuner, puis de la salade et un peu de jus de légumes au déjeuner, et enfin des brocolis au dîner, suivis de quelques fruits rouges et d'une tranche de melon pour le dessert.

Choisissez en priorité des fruits et légumes frais, parce que leur teneur en éléments nutritifs est plus élevée que celle des fruits et légumes congelés, eux-mêmes bien meilleurs que les produits en conserve (je consomme une quantité modérée de haricots et de tomates en boîte, et conserve des fruits rouges dans mon congélateur, sinon, je ne prends que des produits frais). Choisissez des fruits et légumes de la meilleure qualité, ceux qui semblent très frais, qui ne sont ni flétris, ni décolorés.

J'ai décrit ailleurs les dangers des produits agrochimiques et l'importance que j'accorde à l'agriculture biologique, laquelle, peut-être l'ignorez-vous, connaît, un peu partout dans le monde, une croissance exponentielle. La qualité et la variété des produits biologiques s'améliorent sans cesse. Plus la demande des consommateurs s'accroîtra, et plus les choses iront en s'améliorant. Même si les supermarchés proposent de plus en plus souvent des produits biologiques, j'ai bien conscience que beaucoup de gens ont encore du mal à en trouver, et qu'ils sont plus chers que les produits conventionnels. Dans ce cas, il faut s'efforcer d'éviter les produits alimentaires les plus susceptibles de contenir des résidus de pesticides et de fongicides.

La liste des aliments suspects varie constamment, mais les fraises sont toujours placées au premier rang ! Elles sont le plus souvent saturées de bromure de méthyle, un fongicide cancérigène que les mouvements de consommateurs n'ont jusqu'à présent pas réussi à faire interdire. En ce qui me concerne, je ne mange que des fraises biologiques. Depuis peu, on en trouve plus facilement aux États-Unis. Elles ont plus de goût que les fraises de l'agriculture conventionnelle, mais elles se gâtent aussi plus rapidement. Parmi les autres produits qui figurent régulièrement au premier rang de cette liste, on trouve les pêches, les abricots, les cerises, les melons, les haricots verts, le céleri et les épinards. Enfin, dans la mesure du possible, ne consommez que du blé et des pommes de terre biologiques.

Je lave toujours les aliments avant de les consommer. Il est particulièrement important de laver ou d'éplucher soigneusement les fruits et légumes de l'agriculture conventionnelle. Lors d'une étude effectuée en 1996 au Southwestern Research Institute à San Antonio, au Texas, on a testé dix-sept sortes de fruits et légumes et on a constaté que le fait de les laver (ou de les éplucher) éliminait toute trace de pesticides dans plus de la moitié des échantillons et diminuait de manière significative la présence de pesticides dans les autres.

Les chercheurs ont utilisé la méthode de lavage suivante : ils ont agité les raisins, fruits rouges, haricots verts et légumes verts dans une solution de détergent et d'eau à température ambiante — environ une cuillère à café de détergent pour 4 litres d'eau — pendant cinq à dix secondes, puis ils les ont rincés à l'eau chaude. Ils ont brossé les fruits et légumes plus fermes avec la même solution, à l'aide d'une brosse à légumes, puis ils les ont rincés à l'eau chaude. En ce qui concerne les courges, les bananes et le maïs en épi, il a suffi de les éplucher pour éliminer tous les résidus qu'ils contenaient. Enfin, tous les résidus ont été éliminés des carottes et des pommes de terre en les brossant, les rinçant et en les épluchant. L'épluchage est particulièrement important pour éliminer les fongicides des fruits et légumes enduits de cire, comme les concombres et les pommes.

Manger davantage de fruits et légumes, sous quelque forme que ce soit, est manifestement une excellente façon d'améliorer son alimentation et de profiter pleinement des bienfaits de ces aliments.

PORTRAIT D'UNE GUÉRISON : UNE RENCONTRE RÉUSSIE AVEC LA MÉDECINE INTÉGRATIVE

À l'âge de quarante-neuf ans, Karen Young, coordonnatrice au Département d'architecture de l'université de l'Arizona, suivit un traitement à la clinique de médecine intégrative du centre médical de l'université. Des années durant, elle avait souffert d'une colite spasmodique qui ne lui avait laissé aucun répit malgré de nombreuses visites aux spécialistes des maladies organiques et aux gastroentérologues. Voici son témoignage :

> Je souffrais d'une sorte de syndrome de fatigue. Lorsque je veillais tard le soir, mes mains et mes jambes gonflaient, et j'étais très fatiguée. C'était vraiment une maladie mystérieuse. Un rhumatologue m'a dit qu'il s'agissait peut-être d'une sclérodermie ou d'un lupus érythémateux. Je me suis toujours considérée comme une personne pleine d'énergie, aussi cette maladie me posait-elle un véritable problème.
>
> Dès le début, tout s'est merveilleusement passé à la clinique. Le Dr Victoria Maizes a passé une heure et demie avec moi lors de sa première visite, en m'écoutant comme jamais personne ne l'avait fait : elle m'a interrogée sur mon mode de vie, y compris mon alimentation, mon attitude vis-à-vis du travail, et ainsi de suite. J'avais été longtemps végétarienne, puis j'avais commencé à manger de la viande. Je ne prenais jamais de poids, aussi je pouvais me permettre de manger tout ce que je voulais, ce qui ne m'a probablement pas rendu service en prenant de l'âge. J'avais

pris l'habitude de boire beaucoup de Coca-Cola, mais il ne m'était jamais venu à l'esprit que j'étais devenue ainsi une consommatrice de caféine.

Le Dr Maizes a remarqué mon habitude de mâcher du chewing-gum. Ça m'arrivait très souvent au travail. C'est une habitude stupide qui me faisait mal à la bouche. Je m'étais dit qu'il valait mieux mâcher du chewing-gum sans sucre, ce que je faisais à longueur de journée. Le Dr Maizes m'a dit que ce genre de chewing-gum n'était pas bon pour ma colite spasmodique. [Les sucres non-assimilables du chewing-gum — xylitol et sorbitol — attirent de l'eau vers le tube digestif, ce qui accroît son activité.] J'ai cessé d'en prendre, comme elle me l'avait recommandé, et mon état s'est nettement amélioré. Aucun médecin ne m'avait jusque-là avertie des dangers du chewing-gum.

Le Dr Maizes m'a également conseillé de boire du thé vert. Je n'en avais jamais pris. J'en bois aujourd'hui deux tasses par jour, et cela me fait un bien fou. J'ai plus d'énergie et je me sens plus calme. J'en ai toujours un sachet sur moi, et j'en emporte plusieurs quand je voyage. Je bois maintenant du thé chaud à la place du Coca-Cola. En fait, je ne bois plus de boissons gazeuses. Je pense que le fait d'avoir éliminé tout ce sucre de mon alimentation a joué un grand rôle dans mon rétablissement.

Mon mari et moi avons récemment réaménagé notre cuisine et installé un système de purification d'eau. J'améliore constamment mon régime. Je ne mange plus de viande. Je mange du saumon deux fois par semaine. Quant aux légumes, je les ai toujours adorés.

Je n'ai pratiquement plus de symptômes de colite spasmodique — un changement remarquable. J'ai beaucoup d'énergie. Je ne sais pas si c'est uniquement grâce au régime ou grâce à l'ambiance générale qui règne à la clinique. C'est merveilleux de sentir que je peux maîtriser mon bien-être. Ce simple fait m'a rendue plus positive et m'a donné un profond sentiment de liberté. J'aimerais que tout le monde puisse faire l'expérience de ce type de médecine !

PORTRAIT D'UNE GUÉRISON : VENIR À BOUT DES ALLERGIES

Élisabeth Trattner a aujourd'hui trente-cinq ans et est mère d'une petite fille de deux ans à la santé florissante, prénommée Charlotte. Autrefois mannequin professionnel, Élisabeth pratique aujourd'hui la médecine traditionnelle chinoise dans le sud de la Floride. Il y a dix ans de cela, lorsqu'elle est venue me consulter, elle souffrait d'un asthme chronique, de sinusite et d'allergies. Ces affections avaient un tel caractère de gravité qu'elle avait souvent été hospitalisée et devait constamment suivre un traitement à base de corticostéroïdes à haute dose. Voici son témoignage :

> Les allergies étaient choses courantes dans ma famille. Ma mère ne m'a pas allaitée, elle me donnait une formule à base de sirop de glucose et de soja. Je faisais une intolérance au lactose, mais personne ne le savait — mes parents pensaient que j'avais une tendance à avoir des troubles gastriques — et, tout au long de mon enfance, j'ai bu beaucoup de lait. Au cours de mon adolescence, j'ai souffert de terribles douleurs menstruelles et j'étais constamment fatiguée et congestionnée, mais je n'ai jamais eu de sinusites ni d'otites.
>
> Durant mes études supérieures, j'étais souvent malade. Chaque fois que je consommais des produits laitiers, j'avais tout de suite après de terribles diarrhées accompagnées de bouffées de chaleur et de sueurs froides. À la fin de mes études, j'avais éliminé

la plupart des produits laitiers, parce que je savais qu'ils me rendaient malade. Mais mon système immunitaire était alors complètement délabré. J'avais perdu sept kilos et je souffrais d'asthme. J'ai alors éliminé *tous* les produits laitiers, y compris les produits contenant du petit lait et de la caséine. À cette époque, j'avais également développé une mauvaise allergie au blé. Il me fallut bientôt renoncer aux oranges et à tous les fruits et légumes de la famille des courges, ainsi qu'à presque tous les aliments transformés, car leurs additifs me rendaient malade. Je vomissais chaque fois que je mangeais des aliments auxquels j'étais sensible. J'étais de plus en plus malade. À un moment donné, j'ai dû passer trois mois à l'hôpital où je ne pouvais manger que des carottes, de l'avoine et du riz complet.

J'ai appris que bon nombre de médecins ne croyaient pas à l'existence des allergies alimentaires et que les tests cutanés que conduisent les allergologues ne donnent aucune information sur les réactions intestinales. J'ai dû apprendre à résoudre moi-même mes problèmes de santé. Ainsi, j'ai pris conscience des dangers des sulfites [une classe de conservateurs] lorsque j'ai eu un choc anaphylactique dans un avion après avoir mangé un en-cas (le vinaigre balsamique contient également des sulfites).

Mais tout n'était pas perdu. J'ai appris à bien manger — ce fut l'aspect positif de ce calvaire. Dans la mesure du possible, je me suis efforcée de consommer des produits biologiques et, progressivement, j'ai introduit de nouveaux aliments dans mon régime. Aujourd'hui, je me sens vraiment bien. Tant que je mange bien, j'ai les idées claires, je ne suis ni fatiguée, ni congestionnée. Après douze années sous corticostéroïdes, j'ai cessé d'en prendre en avril 1999. Mais je suis toujours hypersensible et il suffit d'un écart alimentaire pour je me sente horriblement mal le lendemain, comme si j'avais la gueule de bois.

Ma fille Charlotte se nourrit de façon tout à fait originale. Durant le dernier trimestre de ma grossesse, je m'étais gavée de saumon et d'autres aliments riches en acides gras essentiels, puis, quand elle est née, je l'ai allaitée pendant six mois. Elle n'a jamais goûté aux produits laitiers. Elle adore les nouilles de riz au petit déjeuner. Je limite sa consommation de produits à base de blé. Elle mange tous les légumes verts, adore les haricots verts à l'ail et à l'huile d'olive, et déteste les sucreries. Elle refuse les biscuits qu'on lui offre et leur préfère des crackers de riz salés et des boissons amères comme le thé vert sans sucre. Elle n'apprécie pas beaucoup les jus de fruits. Je lui prépare de la dinde, du poulet et du poisson biologiques. Elle n'aime pas la viande rouge. Elle apprécie le chocolat noir en petite quantité, mais refuse le chocolat au lait. Elle adore les graines et les fruits oléagineux (mais pas les cacahuètes), mange du chou frisé — incroyable, n'est-ce pas ? — et adore le riz. La seule « cochonnerie » qu'elle s'autorise sont les frites. Elle n'est pratiquement jamais malade, et je suis une maman heureuse.

III

LE PIRE DES RÉGIMES

Vous avez découvert les bases de la nutrition humaine et le rôle des macronutriments et des micronutriments dans l'alimentation. Je voudrais maintenant vous proposer un petit exercice de réflexion. À l'aide des informations du dernier chapitre, essayons d'établir ensemble le pire des régimes alimentaires, celui qui, sans nul doute, affecterait gravement notre santé et réduirait notre espérance de vie.

Pour commencer, introduisons dans ce régime une énorme quantité de calories — provenant surtout d'aliments glucidiques à index glycémique élevé — afin qu'il favorise l'obésité. Il suffit pour cela de consommer beaucoup de pain et de pâtisseries à base de farine raffinée, de pommes de terre, de sucreries et de boissons sucrées à base de sirop à haute teneur en fructose pour profiter des effets désastreux de ce produit sur le métabolisme.

En ce qui concerne les lipides, nous aurons besoin d'une pléthore de graisses saturées — fromage, beurre, crème fraîche et autres produits au lait entier — ainsi que d'une quantité industrielle de viande de bœuf et de poulets consommés avec leur peau. Nous serons ainsi sûrs d'accroître notre taux de cholestérol et le risque de maladies cardiovasculaires. Nous devrions également inclure dans notre régime de grandes quantités de graisses hydrogénées, sous la forme de margarines, de graisses végétales et d'amuse-gueule contenant des huiles partiellement hydrogénées. Et pourquoi ne pas y inclure aussi des huiles végétales polyinsaturées pour bénéficier de leurs propriétés cancérigènes, de leur capacité d'endommager les structures cellulaires et d'accélérer le vieillissement ? Ce faisant, nous pourrons obtenir un très mauvais rapport oméga 6/oméga 3. Nous devrions également inclure dans ce régime un peu d'huile de cuisson de la pire qualité ayant déjà servi plusieurs fois, afin d'absorber encore plus d'acides gras *trans* et de profiter ainsi de leurs effets néfastes sur les membranes, les hormones et la fonction cardiovasculaire (pourquoi pas des barres chocolatées avec 28 % de matières grasses saturées et 22 % d'acides gras *trans* ?)

Quant aux protéines, nous devrions en manger autant que nous pouvons, surtout de la viande de boucherie et des poulets élevés en batterie plutôt que du poisson ou des protéines végétales. Cela portera au maximum notre apport en antibiotiques et en hormones administrées aux animaux de boucherie pour favoriser leur croissance, ainsi qu'en substances toxiques environnementales concentrées dans leurs graisses et autres tissus. Prenons surtout des produits carnés transformés (hot-dogs, etc.) afin d'introduire davantage de sodium, de graisses saturées et additifs chimiques dangereux dans notre alimentation. Nous devrions encourager tout un chacun à boire du lait de vache toute sa vie pour être certains de nuire à la santé de la fraction lacto-intolérante de la population, de favoriser le développement des affections allergiques et auto-immunes, et de submerger l'organisme des gens de matières grasses butyriques pour accroître le risque athérogène.

Le pire des régimes devrait également se distinguer par ce qu'il ne procure pas. Il nous faudra pour cela des quantités totalement inappropriées de micronutriments, en particulier de ceux qui protègent l'organisme contre les affections que nous essayons de favoriser grâce aux macronutriments décrits ci-dessus. Pour ce faire, le plus simple consiste à restreindre notre consommation de fruits et légumes. Bien sûr, aucune limite ne sera imposée à notre consommation de farineux (de préférence des frites ou des pommes de terre préparées avec des tonnes de margarine, de beurre ou de crème aigre) et de céréales raffinées, pour leur index glycémique élevé, mais nous ne souhaitons pas que les gens mangent trop de fruits et légumes de couleurs vives. En revanche, nous pouvons les laisser consommer des fruits en conserve baignant dans un lourd sirop et peut-être quelques fraises de l'agriculture conventionnelle pour qu'ils ingèrent une bonne dose de résidus de pesticides, mais il faut qu'ils réduisent leur consommation de légumes à quelques laitues lourdement assaisonnées avec des matières grasses malsaines, ou à quelques épis de maïs dégoulinant de beurre. On pourrait peut-être inclure dans notre ration de légumes des pickles, riches en sodium, et du ketchup, riche en sucre et en sodium. Cela nous permettra d'abaisser au maximum notre apport en fibres alimentaires et en composés phytochimiques protecteurs, et peut-être même de diminuer suffisamment notre taux de vitamines et de minéraux pour entraver le bon fonctionnement de nombreux organes sans développer de symptômes de carence trop voyants qui pourraient nous pousser à prendre des mesures correctives.

De ce que je sais des fondements scientifiques de la nutrition humaine, je suis presque sûr qu'un régime de cette sorte, même s'il permettrait de maintenir un sujet en vie et d'assurer sa croissance, aurait des conséquences désastreuses à long terme. Il accroîtrait la fréquence et la gravité des maladies dégénératives, qui apparaîtraient beaucoup plus tôt dans l'existence. Il favoriserait certainement l'obésité, l'hypertension, les coronaropathies et le cancer, et affecterait probablement négativement les fonctions hépatiques, rénales et cérébrales. En entravant le système immunitaire et les mécanismes d'autoguérison de l'organisme, ce régime devrait renforcer la susceptibilité aux infections et aux attaques toxiques. En favorisant l'inflammation, il pourrait augmenter l'incidence de l'arthrite, de la bursite, de la tendinite et des syndromes douloureux généraux associés au vieillissement. Il pourrait même rendre les gens moins énergiques et affecter gravement leur humeur. Ainsi, nous aurons atteint notre objectif au-delà de toutes nos espérances.

Merci de vous êtres prêtés de bon cœur à cet exercice d'imagination. Maintenant, j'ai une tâche bien réelle à vous confier. J'aimerais que vous vous rendiez dans trois fast-foods de votre choix, que vous y examiniez les menus, et que vous observiez ce que mangent les clients de ces établissements. Ensuite, je voudrais que vous déterminiez dans quelle mesure ces menus se rapprochent du pire des régimes que nous venons de composer.

La restauration rapide est l'une des évolutions alimentaires les plus malfaisantes de l'histoire humaine. C'est une invention américaine de la fin du xxe siècle que nous exportons aujourd'hui avec empressement un peu partout dans le monde. Bien sûr, les gens adorent ce type de cuisine, surtout les enfants. D'ores et déjà, la restauration rapide a changé les habitudes alimentaires d'une grande partie de la population.

Si la restauration rapide exerce une telle attraction, c'est avant tout parce qu'elle satisfait le goût inné pour les lipides, les protéines animales et le sucre, ainsi que celui, acquis, pour le sel. En outre, cette cuisine est également pratique et sans surprise.

Le goût agréable de l'alimentation fast-food doit être reconnu. Manifestement, les hamburgers, les frites, les milk-shakes et les colas plaisent à bon nombre de gens dans de nombreux pays. Il n'est que de voir le succès invraisemblable des chaînes de fast-food américaines au Japon, en Chine, en Russie et en Amérique latine pour mesurer l'étendue de cet engouement. La combinaison d'un goût plaisant, d'un emballage attrayant et d'un marketing intelligent est irrésistible. C'est pour moi un véritable crève-cœur de voir que des populations qui ont une alimentation traditionnelle très équilibrée se tournent si rapidement vers le fast-food dès qu'elle y ont accès.

Le côté pratique du fast-food est évidemment l'un de ses plus forts arguments de vente. Dans notre société, la plupart des gens n'ont plus le temps de préparer leurs repas, et encore moins de laver, d'éplucher et de faire cuire des légumes frais. Dans les familles où les deux parents travaillent, le temps est compté, et la cuisine fast-food devient une option extrêmement séduisante, car les enfants l'adorent.

Le caractère prévisible du fast-food procure apparemment un sentiment de réconfort et de sécurité dans notre société fortement mobile où tout se déroule à un rythme accéléré. La vue du logo familier d'un restaurant fast-food suscite une impression de répit au milieu des incertitudes d'un voyage. Il n'y aura pas de surprises à l'intérieur de l'établissement. C'est toujours le même menu, les mêmes aliments préparés de la même façon, au goût et à l'apparence invariables. Il n'y aura aucun plat étrange susceptible d'effrayer les enfants, rien qui sorte un tant soit peu de l'ordinaire. Personnellement, je trouve cet aspect des fast-food profondément déprimant. Ayant commencé à voyager dès mon plus jeune âge, j'ai toujours été avide de nouveauté et de surprises, surtout à table. Pour moi, l'un des grands plaisirs du voyage est la découverte de nouveaux mets. Il en était ainsi lorsqu'on voyageait à travers les États-Unis avant l'apparition des autoroutes et des centres commerciaux, où l'on ne trouve qu'une nourriture totalement standardisée.

Je souhaiterais que les gens changent leurs habitudes alimentaires pour améliorer leur santé, et je suis particulièrement inquiet des habitudes alimentaires des enfants, parce qu'il est fort probable qu'ils les garderont toute leur vie. Toutefois, j'ai parfaitement conscience que tant que l'alimentation saine ne s'alignera pas sur les critères de goût, de commodité et de « sécurisation » auxquels s'astreint la restauration rapide, elle aura peu de chance de gagner du terrain.

Au début de ce livre, je vous ai fait part de mes principes fondamentaux sur l'alimentation et la santé : une alimentation savoureuse n'exclut pas une alimentation saine. Je maintiens cette affirmation, et j'attends toujours qu'un entrepreneur intelligent et éclairé, doté des compétences commerciales nécessaires, ouvre une chaîne de fast-food proposant une alimentation naturelle et saine. Ces restaurants devront offrir des produits tout aussi savoureux, pratiques et réconfortants que ceux que proposent les établissements existants, tout en se conformant aux principes fondamentaux exposés dans ce livre. Je sais qu'une telle entreprise est possible et qu'elle connaîtrait le succès, et c'est avec un grand plaisir que je la soutiendrais.

PORTRAIT D'UNE GUÉRISON : APPRENDRE À PRÉPARER DES REPAS SAINS

Depuis que je la connais, Wendy Kohatsu, docteur en médecine, suit consciencieusement un régime alimentaire sain, mais cela n'a pas toujours été le cas. L'un des premiers médecins à avoir obtenu son diplôme du cours de médecine intégrative de l'université de l'Arizona, Wendy, est aujourd'hui professeur de médecine familiale et communautaire à la East Tennessee State University et une adepte enthousiaste de la médecine nutritionnelle. C'est une Américaine d'origine japonaise qui, élevée à Los Angeles, était une « dévoreuse de viande » jusqu'à ce qu'elle change d'alimentation à l'université parce que son petit ami était végétarien.

« En fait, je voulais faire une expérience, je n'avais pas l'intention de devenir végétarienne, mais le fait de me passer de viande m'a bien réussi, se souvient-elle. J'ai également éliminé la plupart des produits laitiers, car je pense que je ne suis pas "équipée" génétiquement pour les digérer. » Aujourd'hui, elle mange beaucoup de légumes, de produits à base de soja, de céréales complètes et des fruits, ainsi qu'une quantité modérée de poisson. Elle fait particulièrement attention à ce que son apport en acides gras oméga 3 soit suffisant et, chaque matin, elle se prépare un milk-shake contenant de l'huile de lin riche en oméga 3.

« Après environ un an de ce régime, dit Wendy, je suis allée voir un masseur qui m'a demandé si j'étais végétarienne. Je lui ai demandé comment il le savait, et il m'a dit qu'il l'avait deviné rien qu'à la texture de ma peau, différente de celle d'un amateur de viande. Cela m'a beaucoup impressionnée. »

Alors qu'elle suivait une formation à l'université de Californie, Wendy assista aux stages du Dr Dean Ornish destinés aux cardiaques désireux de se soigner en changeant de mode de vie. Cette expérience renforça son désir d'aider les patients à changer leurs habitudes alimentaires afin d'améliorer leur état de santé. Voici son témoignage :

> En 1997, au cours de ma dernière année de formation, j'ai créé, avec deux autres collègues, un cours de bien-être fondé sur la philosophie du Dr Ornish. L'objectif était d'apprendre aux malades à manger mieux et à réduire leur stress grâce à l'éducation et au soutien du groupe. Le cours, d'une durée de trois heures, avait lieu tous les mardis soir pendant huit semaines, en deux sessions, une en hiver, et l'autre au printemps, avec à chaque fois environ huit participants. Les patients souffraient surtout de maladies cardiaques, d'hypertension, d'obésité et de troubles annexes, semblables à ceux auxquels j'avais été confrontée lors du stage du Dr Ornish. Toutefois, il ne s'agissait pas du même milieu social. Le Dr Ornish attirait surtout des personnes instruites et riches de race blanche, tandis que 80 % des participants à notre cours étaient issus de minorités défavorisées. La plupart étaient des Noirs américains ou des Hispano-Américains.
>
> Ce travail fut difficile sur le plan psychologique. Avec les stagiaires du groupe Ornish, je pouvais parler des dernières recherches sur les antioxydants. Avec mon groupe, il me fallait répondre à des questions de ce type : « Est-ce le jaune d'œuf ou le blanc d'œuf qui est dangereux ? » Et quand j'essayais d'évoquer l'importance de l'exercice physique, j'obtenais des réactions de ce genre : « J'aimerais marcher, mais il y a trop de violence dans mon quartier. »
>
> Nous décidâmes d'enseigner les rudiments de la nutrition. Nous avons ainsi demandé aux gens de

décrire leurs plats favoris et d'imaginer des versions plus saines de ces plats. Nous pensions que c'était plus réaliste que d'essayer de convertir ces gens au régime végétarien. Nous avons organisé un repas le soir du dernier cours, où les gens purent apporter leurs plats favoris et discuter des recettes.

Je me souviens en particulier d'une femme originaire du Salvador, Rosa, qui raffolait des bananes plantain frites, son plat préféré. On fait frire dans une grande quantité d'huile des bananes coupées en rondelles épaisses jusqu'à ce qu'elles soient bien dorées. Rosa nous avait dit qu'il s'agissait d'un plat de base dans sa famille. Nous l'avons aidée à concevoir une cuisson plus saine des bananes, et elle concocta une nouvelle version de son plat pour le repas collectif. Très enthousiaste, elle expliqua qu'elle avait fait cuire au four pendant une heure les bananes après avoir troué leur peau par endroits pour laisser s'échapper la vapeur. Après cela, elle les avait épluchées et coupées, puis les avait fait dorer dans un tout petit peu d'huile. Elle dit fièrement au groupe que sa famille avait autant aimé cette version du plat que l'ancienne.

Je travaille maintenant dans une zone rurale du Tennessee où le régime alimentaire n'est pas très équilibré. Chaque fois que l'occasion m'en est donnée, j'essaie de convaincre mes patients d'améliorer leur alimentation en leur donnant des conseils pratiques. Enfin, je m'efforce d'inscrire la nutrition au centre des préoccupations de la médecine du futur.

IV

LE MEILLEUR DES RÉGIMES

On peut facilement établir le meilleur des régimes, tout au moins en termes généraux, en se fondant sur les principes inverses de ceux que nous venons d'établir pour le pire des régimes et sur les recommandations que je vous ai faites à la fin des chapitres sur les glucides, les lipides, les protéines et les micronutriments. Plutôt que de réitérer ces recommandations, j'aimerais aborder ce sujet en examinant un certain nombre de régimes très différents que des nutritionnistes et des médecins ont proposés pour le titre de « meilleur régime au monde ». Plus loin, (appendice A), je vous donnerai mes propres recommandations pour un régime optimal.

Le régime paléolithique

Commençons, si vous le voulez bien, par la préhistoire et examinons à nouveau le régime paléolithique. Certains experts affirment que, si nous mangions comme nos lointains ancêtres chasseurs-cueilleurs, la plupart de nos problèmes de santé, y compris l'obésité et les maladies cardiovasculaires, disparaîtraient.

Comme je l'ai dit plus haut, le régime paléolithique ne contenait pas d'aliments transformés et très peu de glucides, car nos ancêtres ne savaient pas cultiver les céréales. Ce régime comprenait une grande quantité de viande de gibier, de poisson, quelques fruits sauvages, fruits oléagineux et tubercules, mais peu de légumes et pas du tout d'huile végétale, ni de sel. Selon moi, les principaux avantages de ce régime sont les suivants :

- pas d'aliments transformés contenant des lipides, des glucides et des additifs alimentaires malsains.
- une viande de gibier et de volaille contenant moins de graisses (par ailleurs moins nocives) que la viande d'aujourd'hui, et aucun résidu d'antibiotiques et d'hormones.
- un rapport oméga 6/oméga 3 très favorable se situant entre 2/1 et 1/1.
- une quantité modérée de graines et de fruits oléagineux pour assurer l'apport en fibres alimentaires et en micronutriments.
- aucun aliment glucidique à index glycémique élevé.

Les inconvénients de ce régime sont les suivants :

- une quantité insuffisante de glucides pour assurer le renouvellement des réserves de glycogène.
- une quantité insuffisante de fruits et légumes pour assurer l'apport nécessaire en fibres et en micronutriments, en particulier en composés phytochimiques protecteurs.
- une quantité excessive de protéines animales qui sollicite trop les fonctions hépatiques et rénale.

Conclusion : rares étaient ceux qui, aux temps paléolithiques, vivaient suffisamment longtemps pour développer les maladies dégénératives qui affligent de nos jours l'humanité. Qu'on le veuille ou non, les gens n'abandonneront pas les aliments de base comme le pain ou les pâtes ; notre tâche est de les persuader de consommer des aliments glucidiques de meilleure qualité — avec des index glycémiques moins élevés — et en moindre quantité. Franchement, je ne vois pas les fast-food de demain servir une cuisine paléolithique. Les seuls aspects de ce régime dont nous devrions nous inspirer sont l'absence totale d'aliments transformés et un très bon rapport oméga 6/oméga 3.

Le crudivorisme

Si la transformation des aliments constitue le problème le plus important, disent certains, pourquoi ne pas remonter encore plus loin dans le temps, avant l'apparition de la cuisson ? Un régime composé uniquement d'aliments crus serait certainement plus naturel. C'est comme cela, après tout, que les animaux se nourrissent. Nous savons que la cuisson détruit certains micronutriments (les vitamines, en particulier) et donne naissance à des substances toxiques (la viande noircie est cancérigène). Un certain nombre de médecins conseillent fortement aux malades de ne manger que des aliments crus pour recouvrer la santé, et j'ai découvert des restaurants crudivoristes dans plusieurs villes des États-Unis. Ces établissements sont bien entendu totalement végétariens. Voici les avantages probables de ce régime :

• une grande quantité de fruits, de légumes, de graines et de fruits oléagineux très riches en micronutriments.
• un apport idéal en fibres alimentaires.
• peu d'aliments transformés
• pas de produits animaux, et donc pas de risque de contamination par des substances toxiques.
• peu de risques d'un apport excessif en protéines ou en graisses, ou encore en graisses dangereuses.

Les inconvénients de ce régime sont les suivants :

• aliments fades et d'apparence triste.
• faible biodisponibilité de nombreux micronutriments.
• quantité excessive de substances toxiques naturelles dans les légumes crus.

Conclusion : ces deux derniers points exigent quelques explications. Les vitamines et les minéraux des légumes crus ne sont pas tous assimilables par l'organisme. Ainsi, seules les tomates cuites peuvent fournir à l'organisme le lycopène, ce caroténoïde qui protège contre le cancer de la prostate, et ce, uniquement s'il y a des lipides dans le tube digestif pour en faciliter l'absorption (je ne connais pas de meilleure source de lycopène qu'une délicieuse sauce marinara). De même, l'organisme peut assimiler beaucoup plus facilement tous les caroténoïdes présents dans les carottes lorsque celles-ci sont cuites. Il ne faut pas pour autant éviter les carottes crues. Il suffit d'en manger un peu, cuites, en soupe, en ragoût ou sautées.

Quant aux substances toxiques naturelles des légumes, j'ai déjà évoqué ce sujet auparavant, mais je me rends compte que beaucoup de gens sont encore mal informés. Certaines racines, graines, tiges et feuilles contiennent des substances toxiques naturelles, dont la plupart sont détruites par la cuisson. La plupart des graines de légumineuses sont dans ce cas, ainsi que leurs germes. Les germes de luzerne, très appréciés des crudivoristes, regorgent de canavanine, une substance toxique naturelle qui peut léser le système immunitaire. Les champignons de Paris contiennent de l'agaritine, un cancérogène naturel. Le céleri produit des psoralènes, des composés qui sensibilisent la peau aux effets nocifs des rayons ultraviolets. Notre organisme peut se défendre contre les substances toxiques présentes dans les aliments, mais ces défenses sont aujourd'hui submergées. Imposer une surcharge de travail à ces défenses ne peut être une bonne chose. La cuisson élimine les substances toxiques naturelles présentes dans les végétaux comestibles, ce qui constitue un bon argument contre la consommation exclusive d'aliments crus.

Le régime traditionnel japonais

Il y a peu encore, l'état de santé des Japonais était le meilleur de la planète. Le Japon est toujours le pays où la longévité est la plus élevée — 77,2 ans pour les hommes et 84,1 ans pour les femmes, en moyenne — mais, en 1998, la Japan Hospital Association, qui mène des enquêtes sur la santé globale des Japonais depuis 1984, a rapporté que le pourcentage de personnes en bonne santé a fortement baissé. Le rapport attribue ce déclin à l'augmentation du taux de cholestérol et aux troubles hépatiques liés à la consommation d'alcool, et observe un changement apparemment irréversible dans les goûts alimentaires des Japonais, qui ont en grande partie abandonné leur alimentation traditionnelle équilibrée composée de poisson, de légumes et de riz pour adopter l'alimentation fast-food, la viande et le pain. Ce changement a aussi pour conséquence d'augmenter la fréquence de l'obésité.

Même si la plupart des Japonais ont abandonné leur alimentation traditionnelle, il vaut la peine de l'étudier en raison de sa forte corrélation avec des taux très faibles de coronaropathies et de cancers hormono-dépendants, si fréquents en Occident. Ce régime est très particulier, car il est composé d'aliments et de préparations que l'on ne retrouve pas ailleurs dans le monde. Voici ses avantages :

- un pourcentage étonnamment faible de calories d'origine lipidique — environ 10 % — pour une cuisine que tant de gens trouvent appétissante et originale.
- une grande quantité de poisson frais mais très peu de viande et pas de produits laitiers.
- un apport élevé en acides gras oméga 3 grâce à une consommation importante de poisson et d'algues.
- une variété étonnante d'aliments caractérisés par une vaste gamme de couleurs, de consistances et de saveurs (y compris la saveur amère).

• la présence dans cette tradition culinaire d'un grand nombre de légumes frais, qu'ils soient crus, cuits ou sous forme de pickles.
• la consommation quotidienne de nombreux produits à base de soja.
• la rareté des desserts, à l'exception des fruits de saison, et le faible apport en sucres, si ce n'est en petite quantité dans certains plats.
• peu de farine de blé ou d'autres aliments riches en amidons, sauf pour la fabrication des nouilles qui sont généralement consommées chaudes ou froides dans un bouillon plutôt que dans une sauce riche en graisses.
• la présence de nombreux végétaux sauvages, parmi lesquels des légumes, des algues et des champignons.
• l'importance accordée à l'esthétique des aliments et à leur préparation, qui fait de la cuisine japonaise la cuisine la plus artistique au monde.
• l'importance accordée aux fruits et légumes de saison.
• la conscience de l'impact de l'alimentation sur la santé, au niveau préventif comme thérapeutique.
• la consommation de thé vert, avec ses puissants effets antioxydants.

Les inconvénients de ce régime sont les suivants :

• le goût de nombreux ingrédients et aliments est trop exotique pour les Occidentaux.
• la préparation de ces plats demande généralement beaucoup de temps et de travail.
• une teneur très élevée en sel, à cause de l'utilisation du shoyu (la sauce de soja), du miso (pâte de soja fermenté), et de pickles — qui contiennent tous une grande quantité de sel ajouté — et des algues qui sont naturellement riches en sodium.
• le manque de fibres alimentaires dû à la consommation quasi exclusive de riz blanc poli.

Conclusion : le régime traditionnel japonais est associé à une longévité élevée et à une faible incidence des maladies « occidentales ». On pourrait l'améliorer en diminuant sa teneur en sel et en y ajoutant du riz complet. Malheureusement, cette cuisine n'est pas facilement accessible, sauf bien sûr dans les restaurants japonais. Elle demande trop de temps et de travail — le « slow food[1] » par excellence — et elle comprend trop d'ingrédients, de textures et de saveurs qui ne plaisent pas aux non-Japonais. Quoi qu'il en soit, il serait du plus haut intérêt d'inclure certains principes de la cuisine traditionnelle japonaise dans un régime optimal.

Ainsi, par exemple, la variété, l'esthétique, la consommation de produits de saison et de végétaux sauvages sont des principes importants qui peuvent être adaptés à d'autres cuisines. J'ai déjà fait état de ma conviction selon laquelle un régime pauvre en viande, en lait, et riche en poisson est meilleur pour la santé que le régime protéinique occidental. Malgré la consommation régulière de riz blanc dans le régime traditionnel japonais, le type de glucides qui le caractérise ne favorise pas les troubles associés aux glucides du régime occidental, en particulier l'obésité.

LE « RÉGIME ASIATIQUE »

Depuis quelque temps, je vois beaucoup d'articles sur les bienfaits de l'alimentation asiatique. On a même proposé une « pyramide asiatique des aliments » comme une

1. Le mouvement du « Slow Food » a été fondé à Rome en 1986 pour s'opposer au « fast-food » lorsqu'un McDonald's s'est installé sur la place d'Espagne. Ses principes fondamentaux sont les suivants : Protéger le plaisir de partager un repas pour s'opposer à un rythme de vie où l'on ne prend plus le temps de manger, où le repas est avalé en dix minutes ; utiliser des produits de qualité pour lutter contre les aliments fabriqués à la chaîne et pour préserver la cuisine locale et traditionnelle. (*N.d.T.*)

alternative à celle du ministère de l'Agriculture des États-Unis (U.S.D.A.). Le problème, c'est que le régime asiatique n'existe pas. Les traditions culinaires des diverses nations de l'Extrême-Orient sont très différentes entre elles. Ainsi, la cuisine chinoise ne ressemble en rien à la japonaise, car elle comprend surtout des aliments cuits et beaucoup plus de protéines animales. Dans le nord de la Chine, on mange autant de blé que de riz. Les Coréens consomment encore plus de viande, en particulier des grillades de bœuf, et une grande quantité d'épices fortes comme le gingembre, l'ail et les piments. Les Thaïs aiment les curry très épicés cuits dans du lait de coco, consomment beaucoup de fruits tropicaux et davantage de sucreries que les populations des pays extrême-orientaux. La cuisine vietnamienne est fortement influencée par la cuisine française, en raison de la longue présence coloniale française. La cuisine indonésienne comporte des curry très élaborés et des ingrédients typiques comme le tempeh, un produit à base de soja fermenté. Les Indiens, contrairement aux autres peuples de l'Asie, consomment des produits laitiers sous la forme de fromage frais, de yaourt et de beurre. Ils aiment aussi énormément les sucreries et les épices. Dans le sud de l'Inde, là où prévaut l'hindouisme orthodoxe, le régime est lacto-végétarien. Dans le nord, où l'influence de l'islam est forte, les gens mangent beaucoup de viande de bœuf et de mouton.

Dans ces conditions, il me semble hasardeux d'essayer de dresser un tableau d'ensemble à partir d'une telle diversité, mais je pense que, par « régime asiatique », les Occidentaux entendent généralement un régime principalement végétarien comprenant relativement peu de viande, de volaille et de sucreries. Voici ses avantages :

- beaucoup de fruits et légumes.
- moins d'aliments glucidiques raffinés et de sucre que dans l'alimentation occidentale.
- moins de viande et de lait, et davantage de poisson que dans l'alimentation occidentale.

• des plats savoureux et très relevés grâce à l'utilisation d'herbes et d'épices.
• relativement peu d'aliments transformés.
• l'omniprésence du thé, avec ses effets antioxydants.

Bien entendu, tout ce qui précède est caractéristique d'un régime optimal. Les inconvénients du régime asiatique, comme vous pouvez l'imaginer, sont les suivants :

• trop de sel.
• trop d'ingrédients inconnus.
• des préparations culinaires trop élaborées.
• la présence de graisses dangereuses (huiles végétales raffinées, huile de coco ou lait de coco, selon la tradition culinaire).
• dans certains cas, trop de protéines animales.

Conclusion : les Occidentaux découvrent avec plaisir la cuisine asiatique. L'application des principes de la cuisine extrême-orientale aux aliments occidentaux fait fureur aujourd'hui aux États-Unis. Dans certains restaurants, les chefs élaborent des plats beaucoup plus originaux et équilibrés que ceux des restaurants traditionnels. La question est de savoir si ce type de plats se prête à des préparations à domicile et si un grand nombre d'Occidentaux accepteraient de les consommer régulièrement.

LE RÉGIME VÉGÉTALIEN

Certains médecins, une minorité, conseillent fortement l'élimination de tous les produits d'origine animale — produits laitiers, œufs, viande et poisson. Ces médecins ont peut-être adopté ce régime pour des considérations spirituelles ou éthiques, et s'efforcent à présent de rationaliser leur choix en termes médicaux. La cuisine végétalienne peut être délicieuse ou ennuyeuse, selon la créativité et la sensibilité du cuisinier. Si on les forçait à suivre ce régime, bon nombre d'Occidentaux, pour des raisons évidentes, perdraient probablement du poids, auraient un meilleur profil des lipides sériques et diminueraient leur risque de maladie chronique. Ils consommeraient moins de lipides, moins de graisses saturées, moins de protéines animales, et davantage de fruits et légumes qu'auparavant, tous ces changements allant dans la bonne direction. Une étude récente sur des patients diabétiques a montré une perte de poids plus importante et une amélioration plus grande de la glycémie chez les sujets qui avaient suivi un régime végétalien que chez ceux qui avaient suivi un régime hypolipidique conventionnel. Les avantages du régime végétalien sont les suivants :

• beaucoup moins de graisses saturées et de cholestérol que dans un régime conventionnel.
• un apport beaucoup plus élevé en fruits et légumes.
• une teneur moindre en substances toxiques environnementales.

Ses inconvénients sont les suivants :

• cette cuisine est peu attrayante pour la plupart des gens.
• risque de carence en vitamines B21 si l'on ne prend pas une supplémentation appropriée.
• risque accru de carence en acides gras oméga 3 (en particulier en EPA et en DHA).
• risque accru de carences en fer et en calcium, sauf si des aliments riches de ces minéraux sont inclus dans le régime ou si l'on prend une supplémentation appropriée.

Conclusion : selon mon expérience, la plupart des Occidentaux apprécient les plats végétaliens préparés avec art, mais il est peu probable qu'ils deviennent exclusivement végétaliens. Il est bon de savoir que l'on peut concocter des plats savoureux sans avoir recours aux produits animaux, et je vous ai d'ores et déjà fortement recommandé de réduire le pourcentage de produits animaux dans votre alimentation. Toutefois, je ne vois pas comment la cuisine végétalienne pourrait se généraliser dans notre société.

Le régime méditerranéen

Ces dernières années, le régime dont on a sans doute le plus parlé est le régime méditerranéen et ses diverses variantes d'Espagne, du sud de la France, de l'Italie, de la Grèce, de la Crète et de certaines régions du Moyen-Orient. L'un des premiers experts américains à attirer l'attention sur les bienfaits des régimes méditerranéens fut Ancel Keys, qui fonda le Laboratoire d'hygiène physiologique à l'université du Minnesota en 1940. Keys conçut la célèbre « ration k » pour les troupes américaines durant la Seconde Guerre mondiale et fut l'un des premiers à établir une relation entre les graisses alimentaires, le taux de cholestérol et le risque de maladies coronariennes. Son livre, *Eat Well, Stay Well the Mediterranean Way*, publié en 1975, est aujourd'hui épuisé.

Le partisan le plus connu du régime méditerranéen, Walter Willett, professeur d'épidémiologie et de nutrition à l'école de santé publique de l'université de Harvard, est le coresponsable du Harvard Nurses Study, une étude longitudinale portant sur 89 000 infirmières. Il est l'inventeur de la Pyramide du régime méditerranéen, qui place au sommet l'huile d'olive, situe le poisson au-dessus de la viande et le fromage au-dessus du lait. Willet, grand spécialiste de la nutrition, a démontré que c'est la nature des graisses qui importe, et non leur quantité. Bien entendu, il s'est attiré les critiques des partisans des régimes très pauvres en graisses, qui vouent la Pyramide du régime méditerranéen aux gémonies parce qu'elle ne préconise pas la réduction de l'apport en matières grasses.

Le ministère de l'Agriculture des États-Unis place les graisses et les huiles au sommet de sa pyramide des aliments en compagnie des sucreries avec cette mise en garde : « À consommer avec modération ». Dans la Pyramide du régime méditerranéen, la viande rouge est au sommet, tandis que la partie centrale est dévolue à l'huile d'olive, qui est placée juste au-dessus d'une large strate où figurent fruits, légumes, légumineuses et fruits oléagineux.

Pyramide des aliments du ministère de l'Agriculture des États-Unis (U.S.D.A.)

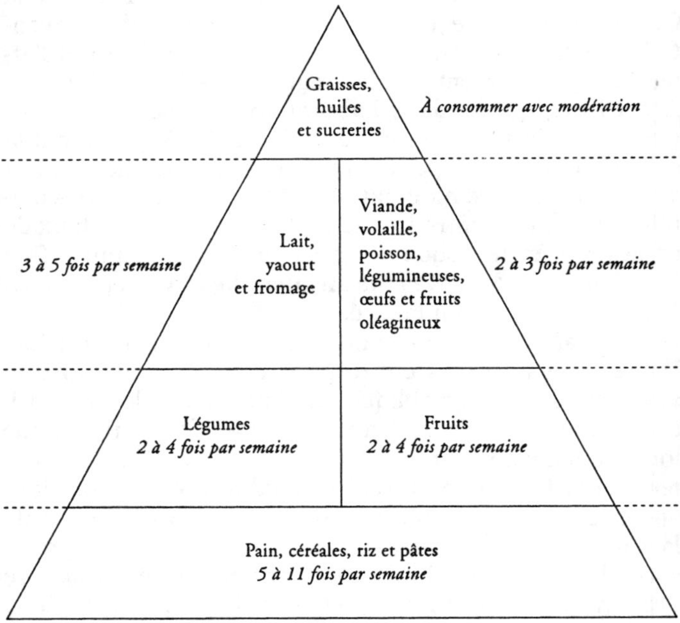

Les avantages du régime méditerranéen sont les suivants :

• des aliments et des saveurs très variés qui plaisent aux populations de nombreux pays.
• une grande quantité de produits à base de céréales complètes qui permettent de réduire l'apport glycémique, ce que n'autorise pas l'alimentation occidentale trop riche en aliments glucidiques raffinés.
• ce régime comprend surtout des graisses monoinsaturées et regorge d'acides gras oméga 3, présents dans le poisson, les fruits oléagineux, les graines et les légumes.
• la consommation de fromage et de yaourt en quantité modérée.
• une grande variété de fruits et légumes à faible index glycémique fournissant des fibres alimentaires et des composés phytochimiques protecteurs.
• beaucoup d'aliments frais.
• peu d'aliments transformés.
• l'utilisation d'ingrédients familiers et la facilité d'adaptation de ce régime aux produits locaux.
• préparations relativement faciles comparée à celles des cuisines japonaise et asiatique en général.

Les inconvénients de ce régime sont les suivants :

• il ne fournit probablement pas suffisamment de fer pour les enfants et les femmes enceintes, sauf si l'on renforce la consommation d'aliments riches en fer.
• il ne fournit probablement pas suffisamment de calcium, sauf si l'on ajoute une supplémentation en calcium.

Conclusion : à quelques exceptions près, le régime méditerranéen est très proche de toutes les recommandations nutritionnelles que je vous ai faites. En outre, il se conforme pratiquement à tous les principes de base que j'ai décrits au premier chapitre de ce livre. C'est un style de cuisine que j'apprécie au plus haut point et qui réduit

Pyramide du régime méditerranéen

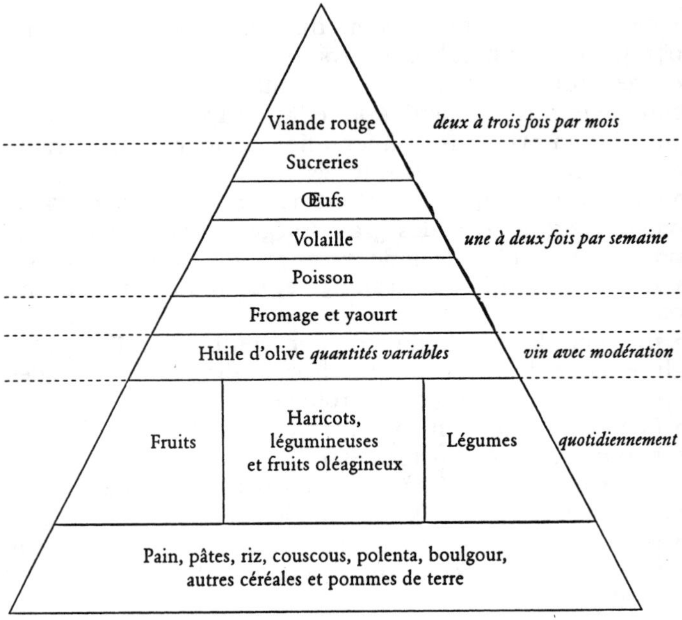

les risques d'obésité, de maladies cardiovasculaires et de cancer par rapport à la situation qui prévaut dans la plupart des pays d'Europe et du continent américain. En outre, il s'agit sans le moindre doute d'une cuisine extrêmement savoureuse qui n'est en rien une cuisine de privation.

Toutefois, j'aimerais vous mettre quelque peu en garde contre un enthousiasme démesuré pour le régime méditerranéen. Tout d'abord, je vous ai décrit le régime méditerranéen traditionnel, qui est sans doute en train de prendre le même chemin que le régime traditionnel japonais. En Grèce, en Italie et en Espagne, les aliments transformés et la restauration rapide connaissent le même succès qu'ailleurs, et l'enrichissement de ces pays est associé à une consommation accrue de calories et de viande. En outre, le régime méditerranéen traditionnel est indissociable d'un contexte culturel particulier, dans lequel les gens ont une activité physique supérieure à celle de la plupart des Américains, et où ils bénéficient de solides liens sociaux et familiaux, notamment lors des repas. Partager un repas et prendre plaisir à la dégustation des plats est une caractéristique fondamentale de ces sociétés très équilibrées. Les bienfaits du régime méditerranéen ne tiennent pas seulement à l'utilisation de l'huile d'olive.

J'espère que ces analyses des différents régimes vous aideront à élaborer votre propre régime pour une santé optimale. Gardez à l'esprit qu'il n'existe pas de régime idéal valable pour tous et que vos besoins nutritionnels peuvent varier avec le temps. Il est possible d'adapter les principes d'une alimentation saine présentés dans ce livre à un grand nombre de préparations culinaires, de la cuisine chinoise à la cuisine italienne. Bien manger ne signifie pas qu'il faille renoncer à tout ce qu'on aime. On peut même se laisser aller à consommer des produits « malsains » de temps à autre, sans mettre en péril sa santé. Bien manger signifie simplement comprendre les bases de la nutrition humaine afin de maximiser autant que possible les qualités nutritionnelles et gustatives des aliments.

Voici maintenant un ensemble de menus pour vous montrer comment l'on peut conjuguer d'une façon pratique et réaliste les qualités communes de divers régimes équilibrés du monde entier. Vous aurez ainsi une idée de ce que peut être un régime pour une santé optimale. Les préparations marquées d'un astérisque sont détaillées au chapitre des recettes, page 313. Les recettes ci-dessous sont des exemples de plats équilibrés et conformes aux conseils diététiques proposés dans ce livre.

PETITS DÉJEUNERS

• un bol de fruits rouges, des céréales riches en fibres mélangées à du lait de soja.
• un fruit frais, des œufs brouillés ou du tofu, un pain grillé complet.
• un jus de fruits frais, une gaufre de farine complète avec de la purée de fruits, des saucisses de tofu.
• un fruit avec un yaourt maigre, du *pain à la banane* * ou des *muffins au potiron* *.
• un fruit frais, du porridge au lait de soja.
• un fruit frais, une tranche de pain grillé tartinée de beurre d'amande.

DÉJEUNERS

• un hamburger de soja ou de seitan sur un petit pain complet avec de la laitue, des tomates, et une salade de chou.
• un bol de *soupe d'orge aux champignons* * et une salade composée assaisonnée à l'huile d'olive et au vinaigre.
• une salade de *lentilles* * avec du pain complet.
• de la *pâte à tartiner aux sardines ou aux harengs* * sur une tranche de pain complet, avec des feuilles de laitue et des tomates.
• des pâtes à la *sauce marinara* * et un morceau de parmesan, une salade verte assaisonnée à l'huile d'olive et au vinaigre.
• *soupe « pasta e fagioli »* *, crackers de céréales complètes, une pomme ou une poire.
• *humus* * avec une pita complète et de la salade hachée.

DÎNERS

• *saumon poché* * avec une *salade aux canneberges et aux grains de blé complet* *, des brocolis à la vapeur (avec de l'huile d'olive et de l'ail si vous le désirez) ; un fruit frais ou une *tarte aux myrtilles* * pour le dessert.
• des pâtes aux chou frisé, une grande salade composée assaisonnée à l'huile d'olive et au vinaigre ; un fruit frais ou un sorbet aux fruits pour le dessert.
• *soupe de légumes grillés* *, haricots cuits au four avec des saucisses de tofu, *salade à l'orange et à la patate douce* * ; fruits rouges pour dessert.
• *soupe d'asperges* *, *filets de poisson pochés à l'aneth* * avec une *sauce tartare* *, *couscous* *, et salade composée assaisonnée à l'huile d'olive et au vinaigre ; *tarte à la framboise et au chocolat* * pour le dessert.
• *riz sauté à la chinoise* *, *chou vert aux champignons* * ; *gâteau de carottes* * pour le dessert.
• hamburger à base de soja ou de céréales sur un petit pain complet, *pommes de terre au four* *, chou rouge sauté à la chinoise à la sauce aigre-douce ; fruit frais pour le dessert.
• *velouté de tomates* *, *steaks de thon* *, *salade de betteraves* * ; fruit frais et biscuits pour le dessert.

SNACKS

• des bâtonnets de carottes, une petite poignée de graines de courge ou de fruits oléagineux, un morceau de fromage avec du pain grillé de seigle, une pomme, un morceau de chocolat noir.

BOISSONS

• le mieux est de consommer de l'eau pure. L'eau minérale, gazéifiée ou non, est également acceptable. Je recommande la consommation régulière de thé, chaud ou glacé, avec une préférence pour le thé vert en raison de ses effets anticancéreux et de ses effets bénéfiques pour le cœur. Il existe des thés verts décaféinés si vous ne souhaitez pas ingérer de caféine. Vous pouvez aussi boire du vin avec modération, mais pas tous les jours. Le vin rouge a de puissants effets antioxydants, et l'on trouve de plus en plus dans le commerce des vins biologiques dépourvus d'additifs.

Ces menus impliquent que vous ayez l'envie et le temps de préparer des repas. Les recettes proposées à la fin de ce livre sont faciles et rapides. Toutefois, il est évident que de nombreux lecteurs prennent souvent leurs repas au restaurant. Voici des idées de repas pour une semaine qui vous permettront de profiter au restaurant des bienfaits du régime optimal.

DÉJEUNERS

• une soupe de légumes et un sandwich de pain complet au thon.
• une grande salade verte assaisonnée à l'huile d'olive, au vinaigre, avec du fromage (bleu, emmenthal ou chèvre).
• des haricots, du riz et une petite salade.
• des sushis avec une portion d'*edamame* et du thé vert.
• des pâtes à la marinara et une petite salade.
• des fruits frais avec du fromage blanc maigre.
• du riz et des légumes sautés à la chinoise (avec si possible du tofu).

DÎNERS

- salade, spaghettis à l'huile d'olive et à l'ail.
- saumon grillé aux légumes et au riz.
- antipasti végétarien ; pâtes avec des tomates, du basilic et du parmesan, brocolis ou épinards à l'huile d'olive et à l'ail.
- salade grecque, tarte aux épinards (*spanakopita*), riz.
- tofu aux épices et aux champignons, brocolis à la sauce au soja noir, riz frit aux légumes, thé.
- mozzarella fraîche, basilic et salade de tomates ; poisson grillé avec légumes et du riz.
- burritos aux haricots avec du riz et de la salade.

Voici des exemples de plats équilibrés que vous pouvez trouver dans bon nombre de restaurants ainsi que dans des établissements italiens, grecs, chinois et japonais. Pour le petit déjeuner, vous pouvez tout simplement adapter mes suggestions à vos produits alimentaires habituels. Quant aux desserts, le mieux serait de choisir des fruits frais ou un sorbet de fruits.

Vous pouvez élaborer vos propres plats en privilégiant les ingrédients et les principes que je vous ai recommandés, et en les adaptant à votre goût. Gardez toujours à l'esprit qu'un repas équilibré doit être nourrissant, qu'il doit renforcer les mécanismes de défense et d'autoguérison de l'organisme, mais qu'il doit aussi être une source de plaisir et de satisfaction.

PORTRAIT D'UNE GUÉRISON : UN NOTABLE EN PARFAITE SANTÉ

À quatre-vingt-treize ans, Roy P. Drachman, un des citoyens les plus en vue de Tucson, dans l'Arizona, a conservé toutes ses facultés mentales et est resté très actif. Il attribue sa bonne santé au changement de mode de vie qu'il a effectué il y a quarante ans après avoir lu un article dans le magazine *Forbes*. On y racontait l'histoire d'un homme qui, voyant ses amis et relations mourir les uns après les autres, de crise cardiaque ou d'attaque cérébrale, décida d'aller consulter son médecin, qui lui recommanda de suivre un régime alimentaire équilibré et de faire régulièrement de l'exercice. « J'ai donné cet article à ma gouvernante et, depuis lors, j'ai suivi ce régime à la lettre », me dit Roy.

Le régime de Roy est composé ainsi : poulet, dinde, poisson et légumes ; pas de viande ni d'aliments riches en graisses. « Mon péché, c'est la cuisine mexicaine, mais je ne me permets ce genre d'écarts que de temps à autre, deux fois par mois au maximum », dit-il. Voici comment il décrit son train-train quotidien :

> Je me lève vers sept heures chaque jour. Je commence par boire un grand verre d'eau. Ensuite, pendant un quart d'heure, je fais les exercices au sol que l'on m'a prescrits pour mon dos. J'ai moins mal depuis que je les fais. Ensuite, je prends une douche chaude suivie d'une douche froide, puis je me rase et m'habille. Je prends le même petit déjeuner tout au

long de l'année : un grand pamplemousse coupé en morceaux et un morceau de pain complet grillé. L'été, quand j'en trouve, je mange des pêches avec mon morceau de pain grillé. Les seules boissons que je m'autorise sont l'eau et une petite canette de jus de pamplemousse auquel j'ajoute du Metamucil. Je prends ces boissons le matin au réveil et le soir avant de me coucher.

En général, je marche environ trois kilomètres chaque jour, en fin d'après-midi en hiver, et avant le petit déjeuner sur la plage en été, lorsque je réside à La Jolla, en Californie. Quand je suis à Tucson, je me rends à mon bureau tous les jours, au plus tard à 9 heures. J'y reste jusqu'à 16 h 30. À La Jolla, je travaille à l'extérieur. Je n'ai jamais envisagé de prendre ma retraite.

Pour le déjeuner, je prends presque toujours un bol de soupe, parfois accompagné d'un morceau de pain. Une fois par semaine, environ, je mange un tout petit morceau de tarte aux fruits, mais en fait, je ne mange que les fruits. Il m'arrive aussi de prendre une cuillerée de glace. Pour le dîner, une très grande assiette de salade — laitue et légumes légèrement assaisonné — me suffit. Le plat principal, au dîner, est composé d'une portion de légumes, bouillis ou à la vapeur, et d'un tout petit morceau de poulet, de dinde ou de poisson. Je prends d'ordinaire un petit verre de vin blanc avant le dîner. Cela fait au moins vingt et un ans que je n'ai pas pris d'alcool fort — non pas à cause d'un problème d'alcoolisme, mais parce que je me sens mieux comme ça. Et je n'ai jamais touché à une cigarette de ma vie. Je suis modéré en tout. Je vais me coucher vers 22 h 30 ou 23 heures, et je dors environ huit heures. Je pense qu'il est important de dormir suffisamment.

Roy Drachman est toujours un responsable municipal aux multiples activités communautaires. Sa philosophie de la vie tient en une Règle d'or qu'il répète souvent à ses enfants : « Votre vie ne dépend en grande partie que de vous-même, qu'il s'agisse de votre santé ou de votre réputation. Je crois que si je suis encore actif et en bonne santé aujourd'hui, c'est grâce au choix de mode de vie que j'ai fait il y a quarante ans. La décision de faire très attention à mon régime alimentaire a été l'élément le plus important. »

PORTRAIT D'UNE GUÉRISON : JE NE MANGE PLUS DE FAST-FOOD

Durant toute son enfance dans le sud-ouest des États-Unis, Sue Leverenz a surtout mangé « des haricots et des hot-dogs ». Elle a toujours mangé beaucoup d'aliments fast-food et d'aliments transformés ou préparés. « Je mangeais d'énormes tacos[1], dont je raffolais littéralement. J'aimais aussi beaucoup les courgettes frites. Il y avait bien des légumes dans ce plat, mais une fois sortie de la friteuse, il n'en restait pas grand-chose. »

Elle vient d'avoir quarante ans et travaille à présent dans le cadre du programme de médecine intégrative à Tucson, où elle participe à la formation des médecins dans ce nouveau domaine. Aujourd'hui, son régime alimentaire s'est énormément amélioré. Je lui ai demandé ce qu'elle avait changé dans son alimentation :

> Il y a dix ans de cela, on m'a diagnostiqué une hypogammaglobulinémie après six accès de pneumonie en quatre ans, dont quatre avaient nécessité une hospitalisation. Un immunologiste a finalement décidé de me traiter avec des injections mensuelles de gammaglobulines. Depuis lors, tout va bien, à l'exception d'un léger asthme, qui ne requiert pas de médication. Le médecin m'a dit que je devais éviter les gens enrhumés, et qu'il fallait que je prenne mieux soin de

---

1. Crêpe de maïs frite, fourrée d'une sauce épaisse ou de viande hachée assaisonnée de piment, de haricots noirs ou de purée d'avocat à l'oignon. (*N.d.T.*)

moi et de mon alimentation. Il ne m'a pas conseillé de régime particulier, seulement de faire attention.

À cette époque, je voulais aussi perdre du poids. Je n'étais pas vraiment grosse, mais j'en étais persuadée. Je pesais presque quatre-vingts kilos, mais je suis grande, un mètre quatre-vingts. Quoi qu'il en soit, j'ai pensé qu'il serait bon d'arrêter les fast-food et de faire ainsi d'une pierre deux coups en économisant probablement de l'argent. Après deux jours de réflexion, ma décision fut prise et je cessai de manger ces cochonneries. Chez moi, je continuai à manger comme avant. Je consommais toujours des aliments transformés et je dînais toujours en ville, mais je n'allais plus dans les fast-food.

La première chose que j'ai notée, c'est que j'avais besoin de moins de sommeil. Depuis toujours, je dormais en moyenne dix heures par nuit. Moins d'une semaine après avoir arrêté les fast-food, je me réveillais bien reposée après seulement huit heures de sommeil. Ça n'a pas changé depuis. Je ne suis pas absolument sûre que ce soit grâce à mon changement d'alimentation, mais en tout cas, cela a coïncidé avec ce changement. En outre, j'avais plus d'énergie, et ça, c'est une certitude.

J'ai commencé à perdre du poids. Ce fut une perte progressive, équilibrée. Je ne faisais pas plus d'exercice à l'époque, mais mon poids s'est stabilisé depuis à environ soixante-dix kilos. En outre, ma constipation chronique a disparu.

Aujourd'hui, je perfectionne sans cesse mon régime et mon mode de vie. Je mange du poulet et de la dinde, mais très peu de viande rouge. Je prends du pain complet et consomme régulièrement des fruits et légumes. Tous ces changements découlent de ma décision de cesser de manger des produits fast-food.

Je voudrais ajouter que je ne suis en rien une fanatique. Parfois, j'ai envie d'une pizza ou d'un hamburger, et je ne m'en prive pas. La seule différence, c'est qu'aujourd'hui il s'agit d'un petit plaisir occasionnel.

V

UNE AFFAIRE DE POIDS

Les États-Unis et le Canada sont tous les deux victimes d'une épidémie : l'obésité. Lorsque je retourne en Amérique du Nord après un séjour en Asie ou dans la plupart des autres pays du monde, je suis chaque fois stupéfié par le nombre invraisemblable d'obèses dans ces deux pays. La vérité, c'est que nous n'avons jamais cessé de grossir. J'ai lu récemment que le principal sujet de plainte des Américains à propos de leur vie quotidienne est le fait que la taille des sièges avait diminué dans les avions. En réalité, les compagnies aériennes ont récemment augmenté la taille de leurs sièges, et j'en conclus que ce sont les passagers qui ont grossi. Des études médicales récentes étayent cette conclusion. Une étude conduite par l'American Medical Association a révélé qu'un Américain sur cinq était obèse en 1998 ; en 1991, le rapport était de 1 pour 8, et dans les années 50, il était encore plus bas.

De nos jours, les aliments pauvres en graisses ou sans matières grasses connaissent un énorme succès. Nous sommes des millions à acheter des ouvrages de diététique et des produits amaigrissants, des millions à fréquenter les établissements de cure et les médecins spécialistes de l'obésité, mais les Américains continuent de grossir. Pour comprendre cette épidémie d'obésité, on pourrait peut-être examiner les changements qui se sont produits dans notre société depuis les années 50.

Nous sommes moins actifs, c'est une évidence. La télévision et l'ordinateur favorisent cette inactivité, surtout chez les jeunes qui passent de nombreuses heures d'immobilité devant leur écran. D'autre part, nous passons beaucoup plus de temps dans notre voiture et nous marchons moins. Durant mon enfance à Philadelphie, les gens allaient au marché et au cinéma à pied. Aujourd'hui, ils prennent leur voiture pour aller dans les centres commerciaux. Le développement tentaculaire des villes, la rareté des trottoirs et la pollution atmosphérique n'encouragent pas les gens à marcher et à faire de l'exercice en plein air. Une activité physique moindre implique une dépense calorique moindre.

Aujourd'hui, non seulement nous mangeons plus, mais nous mangeons plus souvent. Lorsque j'étais enfant, personne ne mangeait de pop-corn au cinéma, de muffins surdimensionnés, ni ne buvait des litres de boissons gazeuses. Récemment, dans un aéroport, j'ai acheté un biscuit d'une marque célèbre deux fois plus grand qu'un biscuit ordinaire. Sur l'emballage, on pouvait lire le slogan suivant : « Un seul ne suffira jamais ! » En fait, la moitié d'un biscuit de cette taille devrait largement suffire, mais la plupart des gens pensent que plus c'est gros, mieux c'est ! La tendance à grignoter toute la journée n'arrange rien, surtout qu'il s'agit la plupart du temps de produits riches en graisses et en glucides raffinés — chips, cacahuètes, etc. — qui favorisent la prise de poids. Les produits de fast-food contribuent certainement au phénomène. Inconnus dans les années 50, ils sont aujourd'hui omniprésents. Bon nombre de gens en consomment chaque jour et certains, plusieurs fois par jour. Ces mauvaises habitudes ne font qu'augmenter l'apport en lipides et en glucides à index glycémique élevé.

Pour essayer de comprendre le phénomène de l'obésité en Amérique du Nord, on peut aussi comparer les différences de mode de vie dans les pays où l'obésité est rare. On a beaucoup écrit sur le « paradoxe français », car la France, où l'alimentation traditionnelle est très riche en graisses saturées (principalement des graisses animales) normalement associées à une forte prévalence de mortalité par coronaropathies, se retrouve au rang des pays où le taux de mortalité coronarienne est le plus bas. En fait, ce sujet a été l'objet de nombreuses controverses, car le recensement de la mortalité par maladies coronariennes en France n'est peut-être pas aussi précis qu'en Amérique du Nord, et donc la fréquence de ces décès est peut-être plus grande que ce qu'en disent certains auteurs. Toutefois, il ne fait aucun doute que la fréquence de l'obésité est bien inférieure en France. On y voit très peu d'obèses. Pourtant, non seulement les Français adorent manger, mais ils adorent le beurre, la crème fraîche, le fromage, la viande, les sauces et les dessert riches. Dans ces conditions, comment font-ils ?

Il se peut tout simplement qu'ils mangent moins que les Américains, qu'ils se contentent de rations plus petites et qu'ils ne se laissent pas aller à grignoter toute la journée. Il est possible aussi qu'ils soient plus actifs, qu'ils marchent davantage, par exemple. En outre, encore récemment, ils évitaient les restaurants fast-food. Enfin, il est possible aussi que, malgré leurs riches desserts, ils consomment moins de sucre et, d'une manière générale, moins de glucides à index glycémique élevé.

Le Japon est également un pays où l'obésité était extrêmement rare. Les Japonais adorent manger et mangent beaucoup. Le fait qu'ils commencent à prendre du poids au fur et à mesure qu'ils adoptent les habitudes alimentaires occidentales peut être riche d'enseignements. J'aimerais beaucoup savoir, par exemple, dans quelle mesure le riz et le blé favorisent la prise de poids chez ceux qui en mangent quotidiennement. Les régimes à base de riz ont la réputation de favoriser la perte de poids, et il est vrai que la fréquence de l'obésité augmente au Japon au fur et à mesure que les Japonais abandonnent le riz pour le pain. Le blé complet a une teneur plus élevée en lipides que le riz complet, mais je me demande si la différence n'est pas due en fait à la forme des amidons présents dans les aliments préparés avec ces deux céréales. Je pense qu'il n'est pas négligeable que, dans les sociétés où domine la culture du riz, on consomme les grains entiers de cette céréale, même s'il s'agit de riz poli, tandis que dans les sociétés où le blé est la principale céréale, on mange surtout des produits à base de farine de blé ou de blé concassé. Si la différence se révèle importante, alors les Occidentaux obèses feraient bien de réduire fortement leur consommation de pain.

Perdre du poids est devenu une telle obsession dans nos sociétés que les gens sont prêts à suivre n'importe quelle méthode non contraignante. Au moment où j'écris ces lignes, de longs messages publicitaires sont diffusés à la télévision américaine pour vanter les mérites d'un produit amaigrissant appelé Fat Trapper[1]. Composé principalement de chitine — la substance organique de structure semblable à celle de la cellulose (polysaccharide), constituant de la carapace des insectes et des crustacés — ce produit est supposé fixer les lipides dans le tube digestif et empêcher leur absorption. La chitine a été utilisée pour absorber les nappes de pétrole ou de mazout lors d'une marée noire, et cette publicité nous la montre en train de piéger les lipides dans une éprouvette pour les attirer en masse au fond de celle-ci. Mais pour que la chitine ait un tel effet sur les graisses, il faudrait en ingurgiter des quantités industrielles. Ce faisant, vous infligeriez des dégâts considérables à votre tube digestif et vous bloqueriez en outre l'absorption des vitamines liposolubles et des composés phytochimiques protecteurs.

L'aspect le plus scandaleux de cette publicité est la scène où l'on voit des personnes minces et séduisantes avaler goulûment d'énormes portions de pizzas, de ragoûts, de tartes à la crème ou de gâteaux tout en arborant un sourire radieux pour laisser croire qu'avec Fat Trapper, on ne prendra pas de poids. Pour finir, cette publicité indique que, si l'on achète ce produit immédiatement, on recevra en cadeau un autre produit — « L'exercice en bouteille » — qui vous épargnera la corvée d'une

1. Le « Piégeur de graisses ». (*N.d.T.*)

activité physique ennuyeuse. Le célèbre Barnum aurait été ravi.

Le succès constant de telles publicités et de tels ouvrages vantant les mérites de régimes miracles traduit le désespoir de gens qui ne supportent pas leur corps, mais qui sont incapables de maîtriser leur appétit et leur gourmandise. Ils recherchent des solutions magiques : un régime alimentaire ou, mieux encore, une pilule magique qui donnera le même résultat sans effort ni sacrifices.

L'industrie pharmaceutique a bien conscience de l'extraordinaire potentiel commercial d'un tel produit. Malheureusement, le bilan de cette industrie dans le domaine de la perte pondérale n'est pas très convaincant. Les médicaments qu'elle a mis sur le marché ont des effets nuls ou très modestes. Les plus efficaces sont toxiques et provoquent des troubles divers — dépendance, cataractes, troubles cardiaques. Actuellement, une nouvelle substance, l'Orlistat (alias Xenical), suscite un formidable engouement. Pourtant, ce produit ne promet qu'une perte de poids minime à long terme et doit être associé à une hygiène de vie — régime hypocalorique et exercice physique. En outre, il peut entraîner des troubles intestinaux. Ce n'est pas exactement la pilule magique que l'on attendait.

Pourtant, certains espèrent que la recherche actuelle sur la régulation hormonale ouvrira des perspectives pharmacologiques. Il y a quelques années de cela, un grand tapage médiatique a salué la découverte de la leptine, une hormone qui joue un rôle dans la régulation de l'appétit, mais qui, à ce jour, n'a démontré aucune efficacité dans le traitement et la prévention de l'obésité. Le problème fondamental avec ces substances, c'est qu'elles agissent sur le métabolisme énergétique, et qu'elles sont donc susceptibles d'entraîner de graves effets nocifs. Je vous conseille la plus grande prudence dans l'utilisation de tout nouveau médicament amaigrissant tant qu'il n'a pas fait la preuve de son innocuité et de son efficacité.

Malheureusement, l'équation fondamentale entre l'apport calorique et le poids est très simple : si l'apport calorique est supérieur à la dépense, l'organisme aura tendance à stocker le surplus sous forme de graisses. En fait, si d'innombrables Américains souffrent de surcharge pondérale, c'est tout simplement parce qu'ils absorbent beaucoup plus de calories qu'ils n'en dépensent. Les nutritionnistes recommandent aux adultes modérément actifs un apport de 2 000 à 3 000 calories par jour, selon le sexe et la taille. Si votre alimentation n'est pas équilibrée et si vous n'êtes pas attentif aux portions, vous pouvez facilement absorber 1 500 calories ou plus au petit déjeuner, et dépasser très largement l'apport calorique recommandé après les deux autres repas, sans parler du grignotage.

Récemment, en lisant la rubrique culinaire d'un journal de Tucson, je suis tombé sur les résultats d'un concours, celui de la meilleure entrée. Voici la recette gagnante :

Macaronis au fromage et au piment vert

1 livre de pâtes, de préférence des pennes
2 litres de crème épaisse
50 g d'oignons jaunes émincés
6 gousses d'ail hachées menu
100 g de piment vert frais haché
1 cuillerée à soupe d'huile d'olive
1 livre de cheddar dur râpé en filaments
1/2 livre de mozzarella râpée en filaments
poivre et sel selon votre goût
1 cuillerée à soupe de coriandre fraîche hachée

Je ne vais pas vous livrer l'intégralité de cette recette, car je ne peux envisager que vous prépariez ce plat, même pour un petit plaisir occasionnel. Celle-ci est prévue pour six personnes, chaque portion fournissant 1 803 calories, 150 grammes de matières grasses (soit 73 % des calories totales), 46 grammes de protéines, 71 grammes de glucides et 535 milligrammes de cholestérol. En d'autres termes, une portion de ce plat comblerait pratiquement tous vos besoins caloriques quotidiens. Avec des plats de ce type, malsains et trop riches en calories, il n'est guère étonnant que tant d'Américains soient obèses.

Cependant, il est vrai que d'autres facteurs affectent cette équation de base.

En premier lieu, il y a les facteurs génétiques. J'ai déjà mentionné l'existence des « gènes prévoyants » qui permettent à certaines personnes de stocker plus facilement les calories sous la forme de lipides. Ces gènes constituaient un grand avantage pour des populations qui traversaient souvent des périodes de pénurie alimentaire. Nos lointains ancêtres étaient probablement confrontés à de telles conditions, qui ont sans doute favorisé les gènes en question. Et c'est probablement pour cette raison que de nombreux individus ont aujourd'hui ce patrimoine génétique. Les personnes obèses se plaignent couramment ainsi : *J'ai l'impression que regarder des aliments suffit à me faire grossir*. C'est une hyperbole, bien sûr, mais il est vrai que bon nombre d'entre nous sont génétiquement programmés pour transformer aussi efficacement que possible les calories en graisses. Le problème, c'est que ces gènes ne constituent plus un avantage à une époque où les aliments nous sont accessibles en abondance. D'autre part, nous connaissons tous des gens qui restent minces quel que soit leur régime alimentaire. Certains d'entre eux voudraient même prendre du poids et se plaignent d'en être incapables. Ils ont une constitution génétique et un métabolisme différents (et leur situation ne serait pas enviable si la nourriture venait à manquer).

Les gènes régulent la faim et les réserves lipidiques par le biais d'un centre de contrôle de l'appétit situé dans l'hypothalamus — une petite structure, à la base du cerveau, qui contrôle de nombreuses fonctions de l'organisme. Ce mécanisme est réglé différemment chez chacun d'entre nous. Il est surtout déterminé par le patrimoine génétique et n'est guère susceptible de changer. Ces réglages nous maintiennent à un certain poids, en compensant les variations de l'apport calorique et de l'activité physique. C'est la raison pour laquelle suivre un régime est si difficile. Quand vous réduisez votre apport calorique, l'hypothalamus modifie le métabolisme pour accroître l'efficacité de la transformation des calories en réserves lipidiques. Et comme, par définition, un régime amaigrissant est un régime provisoire, on reprend du poids dès qu'on l'interrompt.

Les deux seuls moyens de modifier le réglage hypothalamique de l'appétit sont l'exercice physique et les stimulants. Outre qu'il accroît la dépense calorique, l'exercice physique régulier peut, à long terme, changer en votre faveur l'équation de base et vous permettre de perdre du poids une fois pour toutes. De même, les stimulants comme les amphétamines, la cocaïne, l'éphédrine, la caféine, la nicotine et le phénylpropanolamine favorisent la perte pondérale en agissant sur le centre de contrôle hypothalamique de l'appétit. Malheureusement, ces substances (certaines sont illégales) induisent une dépendance, ont des effets secondaires physiques et psychologiques potentiellement nocifs et perdent de leur efficacité avec le temps. En outre, lorsqu'on cesse d'en prendre, les kilos perdus reviennent aussitôt.

C'est pourquoi les conseils des nutritionnistes et des médecins aux personnes qui veulent perdre du poids n'ont jamais varié :

- prendre en compte l'équation de base et ne pas tomber dans le piège des régimes à la mode et des charlatans.
- réduire l'apport calorique tout en maintenant les proportions recommandées de glucides, lipides et protéines.
- accroître la dépense calorique en faisant davantage d'exercice physique.

Il y a d'autres méthodes possibles, mais avant de les évoquer, je voudrais aborder les problèmes culturels qui entourent l'obésité. Être obèse est un handicap majeur dans notre société, parce que l'on s'écarte ainsi des critères dominants de beauté et de séduction sexuelle. J'ai dit plus haut que certains peuples — les Polynésiens et les Gitans, par exemple — ne partagent pas ces idéaux esthétiques, qui n'ont d'ailleurs pas toujours prévalu dans l'histoire de l'Occident. Il n'y a pas si longtemps, être un homme fort ou une femme plantureuse était à la mode et désirable. Il est intéressant de noter que, dans les sociétés qui apprécient les formes rebondies, on s'inquiète très peu des dangers de l'obésité. Ces peuples associent l'embonpoint à la prospérité, certes, mais également à la santé du corps, de l'esprit et de l'âme.

Dans notre culture, le rejet de l'obésité est en grande partie justifié par des considérations médicales. Les médecins et les experts de la santé publique nous mettent constamment en garde contre les dangers de la surcharge pondérale : augmentation des risques de maladies cardiovasculaires, de diabète, de certains cancers, et autres troubles associés. Mais de quelle obésité s'agit-il ? Nous savons tous ce qu'est l'obésité morbide, et nous comprenons facilement qu'elle accroît la charge de travail du cœur et des poumons, qu'elle entrave la motilité et affecte gravement l'équilibre affectif. Mais la majorité des gens qui veulent à tout prix perdre du poids n'appartiennent pas à cette catégorie, même s'ils sont un peu trop gros selon les critères du moment. Je ne suis pas convaincu que les quelques kilos en trop que ces gens ont par rapport aux tables du poids idéal compromettent leur santé, surtout s'ils se maintiennent en forme et prennent soin d'eux-mêmes d'une manière générale.

Le fait est que la médecine occidentale a intégré les préjugés de la culture occidentale sur l'obésité. Cette attitude, selon moi, a faussé la recherche et la pratique médicales, en occultant les véritables risques de l'obésité pour la santé. Ainsi, la plupart des médecins pensent que l'obésité diminue l'espérance de vie, et qu'il suffit de perdre du poids pour la prolonger, mais des études récentes conduites par des physiologistes ont jeté le doute sur cette affirmation. Aucun lien n'a pu être établi entre l'obésité et une espérance de vie réduite chez les obèses actifs qui maintiennent leur poids.

Aussi, si vous ne souffrez pas d'une obésité pathologique, si vous êtes actif et conservez un mode de vie sain, vous pouvez ignorer les affirmations des médecins tout en ayant l'assurance d'avoir une durée de vie normale. Dans ces conditions, pourquoi tant de gens veulent-ils perdre du poids ? La réponse, probablement, est qu'ils ne s'aiment pas tels qu'ils sont, tels que la nature, leur patrimoine génétique et leur hypothalamus les ont faits. Si vous êtes dans ce cas, efforcez-vous de reconsidérer l'image que vous avez de vous-même en essayant d'accepter votre corps tel que la nature l'a conçu. N'oubliez pas que la mode, qu'elle concerne le corps ou les vêtements, est capricieuse ; elle va et vient. Vous auriez pu naître à une époque où la minceur était assimilée à la laideur et à la maladie. Je me rends bien compte que la plupart de mes lecteurs obèses auront du mal à accepter ces conceptions, mais je voudrais quand même qu'ils y réfléchissent.

Mais supposons que vous vouliez réellement perdre du poids. Dans ce cas, comment pourriez-vous utiliser les informations que je vous ai livrées sur la nutrition et le régime optimal ?

Tout d'abord, il faut que vous preniez en compte l'équation de base et que, d'une part, vous réduisiez votre apport calorique, et de l'autre, que vous augmentiez votre dépense calorique. Comme les nutritionnistes, je pense qu'il vaut mieux réduire l'apport calorique de tous les types d'aliments que chercher à modifier radicalement les proportions idéales des macronutriments. L'apport glucidique devrait continuer à représenter de 50 à 60 % du total des calories, l'apport lipidique, 30 %, et celui des protéines, de 10 à 20 %. Il suffit en fait de réduire la quantité d'aliments consommés, en diminuant la taille des portions et en évitant le grignotage, surtout le genre de grignotage inconscient auquel se livrent nerveusement tant de gens.

Il ne s'agit pas pour autant de se contenter de trois

petits repas par jour. Si vous concevez la perte pondérale comme une privation, vous allez droit à l'échec. Vous devriez au contraire trouver un moyen de manger moins sans jamais avoir faim. La maîtrise de la faim ne consiste pas uniquement à satisfaire ses besoins physiologiques. Elle concerne également les plaisirs multiples que l'on retire de la consommation d'aliments. Si vous n'assouvissez pas votre faim durant la journée, il est fort probable que vous dévorerez le soir tout ce qui vous tombera sous la main, au point d'absorber plus de calories que vous ne l'auriez fait en temps normal. J'ai remarqué que lorsque je n'avais à ma disposition que de très mauvais aliments — en voyage, par exemple, quand je suis condamné à manger à l'aéroport et dans l'avion —, mon envie d'une alimentation saine devient vraiment forte, même si j'ai absorbé suffisamment de calories par rapport à mon activité.

Pour moi, la maîtrise de la faim, c'est faire en sorte d'avoir régulièrement une alimentation saine. D'autres ont besoin de manger fréquemment — cinq ou six petits repas tout au long de la journée plutôt que les trois repas traditionnels. Chaque individu est différent, et tout individu qui s'efforce de réduire son apport calorique doit assouvir sa faim d'une manière ou d'une autre. Si vous êtes vraiment incapable de manger moins, vous devriez peut-être consulter un nutritionniste ou un diététicien qui vous aidera à maîtriser votre appétit.

Il existe aussi quelques « trucs » pour y arriver. Le spectacle d'une abondance de mets variés favorise les excès alimentaires, et c'est d'ailleurs la raison pour laquelle la fréquentation des buffets peut avoir des effets désastreux. Évitez-les et ne faites pas vos courses quand vous avez faim. À table, enlevez les plats de service après vous être servi, car il vaut mieux qu'ils soient hors de votre vue. Dans la mesure du possible, évitez de fréquenter des gens qui mangent trop ou qui vous encouragent à faire des excès.

J'ai déjà fait part de mes réticences vis-à-vis des

régimes pauvres en glucides, mais je pense que la relation entre les glucides et l'obésité mérite que l'on aborde cette question plus en détail. Walter Willet, le grand spécialiste du régime méditerranéen, pense que les aliments glucidiques raffinés — farine et sucre, surtout — sont les principaux responsables de l'obésité en Occident. Je partage son opinion et conseille aux gens qui cherchent à perdre du poids de réduire leur consommation de glucides raffinés et d'augmenter celle de produits à base de céréales complètes et de fruits.

Bon nombre de gens qui suivent un régime pauvre en glucides affirment que leur envie de sucreries a disparu, même après avoir perdu du poids. Il s'agit probablement de sujets présentant une susceptibilité aux glucides qui supportent mal les amidons et les sucres à index glycémique élevé. Ces personnes pourraient consommer en petite quantité des aliments à faible index glycémique — céréales complètes, pâtes *al dente* et fruits rouges. Certaines personnes m'ont dit qu'elles avaient perdu du poids uniquement en réduisant leur consommation de pain. J'ai écrit plus haut que la plupart des pains avaient un index glycémique très élevé, à cause de la nature des farines utilisées. Si vous avez des « gènes prévoyants » et si, de ce fait, vous prenez facilement du poids, faites attention à la quantité et au type de glucides que vous consommez, car c'est pour vous le meilleur moyen de maîtriser votre poids. Pour commencer, le plus simple consiste à réduire au maximum les aliments à base de farine et de sucre.

Je ne vous conseille pas pour autant le régime Atkins ou l'un de ses « produits dérivés ». Ces régimes conviennent surtout à ceux qui adorent la viande et les matières grasses, qui peuvent se passer d'amidons et de sucres et qui n'apprécient pas les légumes. Le gros problème, avec ces régimes, c'est qu'ils fournissent beaucoup trop de protéines (ce qui peut entraîner, à long terme, de graves troubles hépatiques et rénaux), trop de graisses saturées et, *last but not least*, trop peu des éléments protecteurs présents dans les fruits et légumes qui représentent, à la vieillesse, la meilleure protection contre le cancer et les maladies dégénératives. Pour une perte de poids à court terme, ils ne posent probablement aucun problème — ils sont aussi efficaces que n'importe quel autre régime-choc — mais, à long terme, ils exposent l'organisme aux éléments nocifs présents dans les aliments.

La consommation de mauvais glucides est sans doute à l'origine de l'épidémie d'obésité qui sévit aux États-Unis malgré l'énorme succès des aliments pauvres en graisses ou sans matières grasses. Pensons au succès extraordinaire des yaourts glacés sans matières grasses que l'on propose dans les aéroports, les cafétérias, etc. Ce type de yaourt est très sucré, mais les gens le perçoivent comme un substitut diététique de la glace. Au lieu de prendre de la glace une fois par semaine, comme autrefois, beaucoup de gens consomment aujourd'hui ces yaourts chaque jour ou presque. Certains mangent sans arrêt des biscuits sans matières grasses, comme s'il s'agissait d'aliments peu caloriques. En réalité, ces aliments récemment apparus sur le marché sont très riches en sucres raffinés, alourdissent la charge glycémique et augmentent les réserves lipidiques des individus présentant une susceptibilité aux glucides.

Il faut également noter que l'épidémie d'obésité correspond à un usage largement répandu des édulcorants de synthèse et, plus récemment, à celui de l'Olestra, un substitut de corps gras hypocalorique. Les édulcorants de synthèse peuvent sans doute rendre service aux diabétiques, mais on n'a jamais pu démontrer leurs effets amaigrissants. Ce n'est pas surprenant, étant donné que les gens les rajoutent à des aliments d'ores et déjà très riches en calories et en glucides raffinés. En outre, je considère qu'à long terme ils sont dangereux pour la santé.

Quant à l'Olestra — une molécule de synthèse non assimilable qui possède les mêmes qualités gustatives et sensorielles que les matières grasses naturelles —, on l'utilise aujourd'hui dans la fabrication, entre autres, des chips sans matières grasses et il pourrait bien être bientôt autorisé pour de nombreux autres produits — biscuits, gâteaux, etc. Les associations de consommateurs ont demandé son interdiction parce qu'il entrave l'absorption des nutriments liposolubles, surtout des caroténoïdes et des vitamines A, D, E et K, et parce qu'il provoque des troubles intestinaux chez certaines personnes. Mais le véritable problème est ailleurs. L'utilisation de ce faux corps gras ne fait qu'encourager la consommation d'aliments glucidiques de mauvaise qualité riches en sodium, truffés d'additifs dangereux et dépourvus d'éléments nutritionnels protecteurs. Ceux qui consomment ces aliments auront tendance à prendre du poids, parce qu'ils absorberont davantage de « mauvaises » calories.

Je voudrais évoquer un autre effet possible sur l'équation de base, mais pour lequel on ne dispose d'aucune preuve scientifique. Je me suis aperçu qu'à certaines périodes de ma vie mon poids reste stable, voire diminue, quelle que soit la nature de mon alimentation. Durant ces périodes, je me sens plein d'énergie, créatif et j'accepte mon corps tel qu'il est. J'aimerais vraiment comprendre ce phénomène. Ce changement métabolique est-il la résultante d'un état d'esprit particulier ? S'agit-il d'un changement du réglage hypothalamique lié à des causes génétiques ? Je sais seulement que l'état d'esprit peut affecter la physiologie. Je pense qu'il est intéressant d'observer les corrélations entre l'esprit et le métabolisme. En identifiant un état mental ou émotionnel qui affecte le métabolisme, on peut faire en sorte de conserver plus longtemps cet état d'esprit.

Un certain nombre d'amis, de collègues et de patients ont vécu une expérience similaire : lors de vacances en France ou en Italie, ils ne se sont privés de rien pendant plusieurs semaines sans s'inquiéter des conséquences sur leur poids, puis sont rentrés chez eux pour découvrir avec stupéfaction et ravissement qu'ils n'avaient pas pris un gramme, voire perdu un peu de poids. Ils n'avaient pas été particulièrement plus actifs durant cette période et étaient incapables d'expliquer ce phénomène : était-il dû à la qualité des aliments dans ces pays, ou bien au fait qu'ils avaient bien mangé sans être obsédés par la prise de poids ? Malheureusement, je n'ai aucune réponse à leur offrir, mais j'aimerais beaucoup trouver une explication à ce phénomène.

Pour finir, j'aimerais dire quelques mots sur le jeûne. Le jeûne a des effets importants sur le corps et sur l'esprit. Il permet à l'organisme d'économiser l'énergie normalement consommée par la digestion. C'est la raison pour laquelle il permet d'abréger la durée d'un rhume. Il permet également d'aiguiser sa concentration, de mieux comprendre son psychisme, et même de développer sa conscience spirituelle (d'où son usage fréquent par les adeptes de toutes les religions). Toutefois, ce n'est pas un moyen de perdre du poids. Le jeûne prépare l'organisme au manque de nourriture en ralentissant le métabolisme et en favorisant le stockage des calories sous forme de graisses.

Voici maintenant un résumé de ce que je vous ai dit sur le poids :

• Il existe une équation de base qui gouverne la relation entre l'apport calorique et la dépense calorique. Si vous absorbez régulièrement plus de calories que vous n'en dépensez, vous aurez tendance à stocker les calories excédentaires sous forme de graisses dans le tissu adipeux.
• Le poids et la tendance à prendre du poids sont déterminés par les gènes qui régulent le centre de contrôle de l'appétit situé dans l'hypothalamus.
• Bon nombre de gens prennent facilement du poids parce qu'ils sont génétiquement programmés pour transformer aussi efficacement que possible les calories en graisses.
• L'exercice physique et les stimulants peuvent favoriser la perte pondérale en modifiant le réglage du centre hypothalamique de la faim (mais il vaut mieux éviter les stimulants). Il est probable que certains états de conscience aient le même effet.

• Il faut établir une distinction entre l'obésité ordinaire et l'obésité morbide, qui affecte gravement la santé et la motilité, et qui relève de la médecine.
• Dans notre société, la recherche, la pratique et l'enseignement médicaux sont fortement influencés par des préjugés culturels sur l'obésité, ce qui compromet l'objectivité de la médecine sur les effets de l'obésité sur la santé.
• Si votre poids est supérieur à ce qu'il « devrait » être, sans qu'il s'agisse d'une obésité pathologique, efforcez-vous de rester en bonne forme physique. Adoptez un mode de vie sain afin de minimiser les risques de maladies chroniques et de mort prématurée.
• Si vous voulez perdre du poids parce que vous n'aimez pas votre corps, essayez de changer d'attitude envers lui, tout en poursuivant vos efforts pour maigrir.
• Évitez *toutes* les méthodes amaigrissantes qui promettent une perte pondérale sans modification du régime alimentaire.
• Les régimes fondés sur une modification radicale des proportions des macronutriments, comme les régimes très pauvres en graisses ou en glucides, ne doivent pas être suivis durablement.
• Pour perdre du poids, diminuez globalement l'apport calorique, en maintenant les proportions recommandées de macronutriments : 50 à 60 % du total des calories devraient provenir des glucides, 30 % des lipides, et 10 à 20 % des protéines.
• Soyez particulièrement attentif à la quantité et au type de calories glucidiques que vous absorbez, en réduisant au maximum l'apport en amidons et en sucres raffinés, et en aliments à index glycémique élevé (surtout le pain ordinaire et les autres aliments à base de farine de blé raffinée).
• Dans la mesure du possible, éliminez les en-cas pauvres en graisses ou sans matières grasses, mais riches en sucres raffinés.
• Évitez les édulcorants de synthèse et les produits qui en

contiennent, ainsi que les produits contenant de l'Olestra, un substitut de corps gras.

• Méfiez-vous des nouveaux produits pharmaceutiques amaigrissants tant que l'ensemble des autorités médicales n'ont pas établi leur efficacité et leur innocuité.

• Augmentez votre dépense calorique en faisant davantage d'exercice physique. Vous perdrez plus facilement du poids en étant actif tout au long de la journée qu'en vous astreignant à quelques séances hebdomadaires d'entraînement intense. Marcher, monter les escaliers, faire des travaux domestiques ou du jardinage, tout cela vous aidera à perdre du poids.

• Les régimes alimentaires ne permettent pas de perdre du poids durablement. Comme vous l'avez souvent entendu dire, tous ceux, ou presque, qui suivent un régime amaigrissant reprennent leurs kilos perdus (et parfois plus). La seule solution consiste à adopter un mode de vie sain — alimentation équilibrée, exercice physique régulier. La maîtrise de la faim est la clé du problème. Les nouvelles habitudes alimentaires que vous adopterez devront à la fois satisfaire la faim physique et le besoin de plaisirs sensoriels.

• Calculez la moyenne de votre apport calorique quotidien à partir de votre apport calorique hebdomadaire (pour ce faire, utilisez les tables de composition des aliments et vérifiez la composition des aliments sur les étiquettes des produits que vous consommez). N'oubliez pas qu'il est très facile de dépasser l'apport calorique nécessaire à vos besoins quotidiens. Dès lors que vous avez déterminé cet apport, il n'est pas nécessaire de compter les calories à tout bout de champ. Gardez seulement en tête la quantité d'aliments dont vous avez vraiment besoin, en tenant compte de votre niveau d'activité physique.

• Faites particulièrement attention aux portions de vos aliments préférés. Apprenez à évaluer les portions appropriées, en lisant bien les étiquettes et en pesant les aliments.

• Évitez les situations où vous seriez tenté de trop manger (buffets, etc.). Placez les plats de service hors de votre vue chaque fois que possible.
• Si vous aimez grignoter entre les repas, prenez de préférence des aliments moins caloriques et faites attention aux quantités. Si vous ne pouvez pas vous passer de chips, choisissez des produits allégés et composés de graisses plus saines, et consommez-les avec modération. D'une manière générale, essayez de remplacer ces aliments par des fruits et des légumes crus, et des fruits oléagineux (en quantité modérée), voire par un morceau de chocolat noir si vous éprouvez un besoin irrépressible de sucreries.
• Enfin, lors d'un repas très copieux, et il vous arrivera forcément d'en prendre de temps à autre, choisissez de préférence des aliments de bonne qualité.

La suite de ce livre est consacrée à l'achat et à la préparation d'aliments délicieux et équilibrés — le genre d'aliments qui, consommés judicieusement et inclus dans un mode de vie actif, pourront vous aider à conserver un poids idéal.

PORTRAIT D'UNE GUÉRISON : GUÉRIR DE TROUBLES DE LA NUTRITION

Debra Dubois a quarante-quatre ans et est l'une de mes assistantes. J'ai été étonné d'apprendre qu'elle avait souffert de troubles de la nutrition, parce que son alimentation m'apparaissait tout à fait équilibrée. Voici son témoignage :

> J'ai grandi dans une ferme de l'Iowa, puis nous avons déménagé dans l'Arizona quand j'étais en sixième. J'étais la plus grosse de la classe. Aucune de mes trois sœurs n'était grosse. On m'avait dit, je ne sais combien de fois, que je ne devais pas laisser une miette dans mon assiette. Je consommais beaucoup de viande, de sucres et de boissons gazeuses. Plus tard, mes problèmes de poids ont profondément détérioré l'image que j'avais de moi-même. J'ai essayé des produits amaigrissants, autorisés ou non. Ils étaient efficaces, mais ils me plongeaient dans de terribles états émotionnels. À l'âge de dix-neuf ans, après la naissance de mon premier enfant, je pesais plus de quatre-vingt-dix kilos.
>
> C'est alors que j'ai commencé à avoir des crises de boulimie suivies de vomissements volontaires. L'idée m'en était venue en regardant une émission à la télévision. De cette manière, ainsi qu'en cessant de boire des sodas, j'avais perdu vingt-cinq kilos à l'époque de la naissance de mon second enfant. Mon mari me battait et abusait sexuellement de moi. En mangeant excessivement, puis en vomissant, j'avais au moins le sentiment de maîtriser un aspect de ma vie.

À l'âge de vingt-quatre ans, environ, j'ai commencé à cultiver mes propres légumes, j'ai cessé de manger de la viande, et me suis mise aux céréales complètes. J'ai également arrêté de prendre des produits amaigrissants. Je buvais du café à la place, beaucoup de café, au moins une cafetière pleine par jour.

Il y a environ trois ans, j'ai enfin réussi à guérir de ma boulimie. J'ai appris à m'aimer, à mettre un terme à des relations déplaisantes, et à jeter un regard nouveau sur l'alimentation. J'ai fait tout cela toute seule. Je n'ai jamais recherché l'aide d'un thérapeute.

Avec le recul, je suis stupéfaite par ce que j'ai vécu. Durant mes quatorze années de mariage, mon mari n'a jamais su que j'étais boulimique. Je vomissais après chaque repas ou presque, même au travail. Je savais le faire discrètement et très rapidement (certains aliments, les pizzas et les glaces, par exemple, déclenchent facilement les vomissements). Il est certain que mon organisme a beaucoup souffert, aussi bien mon œsophage que mes dents, qui ont perdu leur émail.

Aujourd'hui, manger est devenu un rituel pour moi. Je ne manque jamais de prendre mon petit déjeuner et je prépare toujours la table pour le dîner, même si je suis seule. Je cuisine beaucoup et j'aime essayer de nouveaux plats. En outre, j'apprécie vraiment les aliments, leurs saveurs et leurs textures. J'aime essayer de nouveaux assaisonnements et, en voyage, j'emporte toujours une bouteille de Tabasco avec moi. Je ne me prive de rien, pas même de pizzas ou de glaces. Je pense que le fait de se priver d'un aliment que l'on aime ne fait qu'aiguiser le désir. Je n'aime pas manger après 18 heures, car mon corps me dit « non ».

J'ai remplacé le café par du thé vert, ce qui me convient parfaitement. Depuis que j'en bois, je suis plus détendue et j'ai beaucoup moins de rhinites et de bronchites allergiques.

Mes plus jeunes enfants, qui ont neuf et onze ans, sont de bons mangeurs. Mon fils aîné est végétarien.

Ma fille aînée est obèse, mais aucun de mes enfants n'a eu de troubles de la nutrition.

Mon poids s'est aujourd'hui stabilisé entre soixante-sept et soixante-dix kilos. Quand j'ai le sentiment de prendre du poids, je me mets au régime pendant une journée : jus de fruits et sushis, rien d'autre. Côté exercice physique, je fais des randonnées. Je pense que ma boulimie traduisait un comportement de fuite. Mon ennemi n'était pas la nourriture, mais mes propres démons intérieurs. Je pense que j'ai maintenant une bonne relation avec la nourriture. On ne peut vraiment apprécier les aliments que si l'on prend le temps de s'asseoir pour les déguster.

VI

COMMENT BIEN CHOISIR SES ALIMENTS AU MARCHÉ ET AU RESTAURANT

C'est le pire des ingrédients qui détermine la qualité d'un plat. Avant de commencer un régime optimal, il faut apprendre à bien choisir ses aliments et à bien choisir ses restaurants.

Au supermarché, je me suis aperçu que j'achète surtout des produits frais et très peu d'aliments transformés, emballés, en conserve ou congelés. Je vais souvent faire mes courses dans les magasins d'alimentation naturelle, surtout dans les superettes d'alimentation naturelle qui se sont multipliés depuis quelques années et qui, je l'espère, deviendront les épiceries de demain. Outre un choix de fruits et légumes plus important — la plupart biologiques —, on y trouve toutes sortes de produits à base de soja et de compléments alimentaires. Je suis également membre d'un groupe d'achats qui passe commande dans une coopérative biologique qui vend, quasiment au prix de gros, céréales, fruits oléagineux, farines, graines et bien d'autres produits biologiques que j'utilise fréquemment.

Le conseil le plus important que je puisse vous donner est de bien lire les étiquettes. Les informations qui y figurent sont aujourd'hui plus complètes et plus lisibles qu'auparavant. Commencez par lire la liste des ingrédients, qui sont indiqués par ordre décroissant, selon leur quantité. D'une manière générale, je rejette tous les produits dont la liste des ingrédients est trop longue ou dont l'étiquette est trop petite. J'élimine systématiquement les produits qui contiennent des ingrédients « partiellement hydrogénés », ou trop d'additifs alimentaires, que j'évoquerai brièvement plus loin.

Ensuite, regardez la rubrique « analyse nutritionnelle », en commençant par la valeur calorique et la répartition des macronutriments. Notez le pourcentage de calories d'origine lipidique et la contribution respective des graisses saturées, monoinsaturées et polyinsaturées. Vérifiez également la teneur en cholestérol et en sodium, ainsi qu'en glucides et en fibres, s'il y a lieu. Vérifiez enfin que ce produit contient des vitamines et des minéraux essentiels comme le fer et le calcium.

Voyons maintenant comment procède un bon « lecteur d'étiquettes ». Pour ce faire, examinons ensemble plusieurs produits courants, bons, mauvais ou exécrables. Commençons par une brique de bouillon de légumes biologiques provenant du rayon alimentation naturelle d'un supermarché. L'étiquette indique fièrement que ce bouillon est « entièrement naturel », « sans matières grasses », « sans glutamate » (un exhausteur de goût qu'il est préférable d'éviter). Voici les ingrédients de ce produit : « eau filtrée, carottes biologiques, céleri biologique, oignons biologiques, poireaux biologiques, tomates biologiques, ail biologique, sel marin, feuilles de laurier, persil, thym ». Tout cela me semble parfait et j'utiliserais à peu près les mêmes ingrédients pour un bouillon « maison ». Toutefois, j'aurais préféré une version « sans sel » de ce produit, ce qui m'aurait permis d'en rajouter à ma convenance, surtout si l'on considère qu'un bol de ce bouillon contient 670 milligrammes de sodium, soit presque un tiers de l'apport quotidien recommandé (que certains experts considèrent d'ailleurs comme trop élevé).

La rubrique « analyse nutritionnelle », où est indiquée la teneur en sodium, me confirme que ce bouillon est sans matières grasses, en fait pratiquement sans calories. Il fournit une petite partie (2 et 6 %, respectivement) de la quantité recommandée de calcium et de fer. Ainsi, dans l'ensemble, c'est un bon produit, une bonne soupe que l'on peut aussi utiliser (en rajoutant de l'eau) pour cuire des céréales ou des légumes. Il suffit de faire attention à la quantité globale de sel.

Ensuite, au même rayon, j'ai trouvé une soupe instantanée « aux pâtes et au parmesan », à laquelle il suffit d'ajouter de l'eau bouillante. L'étiquette indique que ce produit est sans matières grasses et sans cholestérol, avec 40 % de sodium en moins que dans d'autres marques célèbres ». La liste des ingrédients me semble passablement longue, mais en la lisant, je suis rassuré : le fabricant a pris la peine de tout indiquer avec clarté et précision. Voici ce que l'on peut lire : « linguines (100 % semoule de blé dur), légumes déshydratés (tomates, oignons, petits pois, carottes, brocolis, piment rouge, ail), granulés de soja, sauce de soja en poudre (soja, blé, sel), arômes naturels (pas de glutamate), extrait de levure, vinaigre en poudre, parmesan, (lait, sel, enzymes), sel marin, persil, origan, romarin, poivre blanc, poivre de Cayenne, thym, feuilles de laurier, fécule de pommes de terre, béta-carotène naturel. » Tous ces ingrédients sont bien connus et parfaitement sains. Les légumes répertoriés ne sont pas biologiques, mais il y en a si peu que ce détail est insignifiant.

L'apport nutritionnel me semble également bon : 100 calories par portion, pas de graisses ni de cholestérol, seulement 290 mg de sodium ; la plupart des calories proviennent des glucides (80), et les autres (20), des protéines. En outre, ce produit contient un peu de béta-carotène et de vitamines C. Mais attention ! Je pensais que ce produit contenait une portion, mais, en examinant l'étiquette de plus près, j'ai lu : « pour deux personnes ». Je considère qu'il s'agit d'une tromperie. Sans doute un enfant se contenterait-il de cette portion, mais tous les adultes que je connais avaleraient le contenu de la boîte tout entière. L'apport est alors de 200 calories, et non de 100, et de 600 mg de sodium, presque autant que dans le bouillon salé présenté ci-dessus. Si cela représente réellement « 40 % de sodium en moins que dans d'autres marques célèbres », imaginez la quantité énorme de sel que l'on consomme avec ces marques.

Essayons maintenant des crackers de bonne qualité, une sorte de pain grillé trouvé dans un supermarché normal. Sur l'emballage, on peut lire qu'il s'agit d'un produit entièrement naturel, sans matières grasses et sans cholestérol, et composé de « 100 % de seigle complet ». La pyramide des aliments de l'U.S.D.A. est reproduite en couleur, avec sa base — « pain, céréales, riz et pâtes » — surlignée, et la liste des ingrédients est courte, ce qui est une agréable surprise : « farine de seigle complet, levure, sel ». Un cracker, apprenons-nous, contient 45 calories, la plupart d'origine glucidique, les autres provenant des protéines et des deux grammes de fibres alimentaires. Ces deux grammes représenteraient un dixième de vos besoins quotidiens en fibres, ce qui est insuffisant. Chaque cracker ne contient que 40 milligrammes de sodium, ce qui est tout à fait satisfaisant. Il s'agit d'un bon produit.

Enfin, examinons une boîte de haricots à la sauce tomate, achetée également dans un supermarché normal. L'étiquette indique qu'il s'agit d'un produit « riche en fibres ». Les ingrédients sont les suivants : « haricots blancs cuits, eau, sucre brun, sucre, concentré de tomate, sel, fécule de maïs, moutarde, poudre d'oignons, épices, extrait de paprika, poudre d'ail et arôme naturel ». La rubrique « analyse nutritionnelle » nous apprend qu'une portion équivaut à une demi-tasse, mais, là encore, je mangerais facilement tout le contenu de la boîte. Une tasse de ces haricots fournit 260 calories, 192 provenant des glucides (dont 32 des sucres, ce qui n'est pas excessif), et le reste des protéines. Elle fournit également 12 g de fibres, ce qui est respectable et représente presque un tiers de l'apport quotidien recommandé, ainsi qu'un peu de vitamines A, de fer et de calcium. La seule mauvaise nouvelle est la haute teneur en sodium — 1 100 mg —, un problème, comme nous l'avons vu, qui concerne tous les aliments préparés et qui se pose surtout aux individus présentant une susceptibilité au sel.

Les produits que je viens de décrire sont des produits relativement sains que l'on trouve aujourd'hui couramment dans le commerce. Ils sont tous dépourvus d'ingrédients et d'additifs dangereux — il faut le souligner.

Pour les produits suivants, je me suis aventuré jusque dans les profondeurs du supermarché, là où se trouvent des rayons que je visite rarement. J'ai d'abord examiné un paquet de farine de maïs pour tortillas, portant, en gros caractères, les inscriptions suivantes : « Qualité supérieure » et « Sans graisses animales, sans cholestérol ». Voici les ingrédients : « farine blanchie et enrichie (farine, niacine, fer, mononitrate de thiamine, riboflavine, acide folique), eau, graisses végétales (huile de soja et/ou huile de coton partiellement hydrogénées) ; contient 2 % ou moins des ingrédients suivants : sel, agents levants (bicarbonate de potassium, sulfate double d'aluminium et de sodium, fécule de maïs, phosphate monocalcique, et/ou pyrophosphate disodique, sulfate de calcium), acide propionique, propionate de calcium, acide sorbique, sorbate de potassium, acide benzoïque et acide phosphorique (pour préserver la fraîcheur) ; agents de conditionnement de la pâte (acide fumarique, L-cystéine, métabisulfite de sodium). »

Sur cette liste, les ingrédients les plus dangereux ne sont pas ceux que l'on croit. Ils se trouvent au tout début : la farine blanchie et enrichie — le prototype de l'aliment glucidique raffiné — et les graisses végétales, qui excluent d'entrée de jeu ce produit du régime optimal. Quant aux ingrédients chimiques, ils sont pour la plupart inoffensifs : vitamines B, agents levants et conservateurs pour retarder le développement des moisissures. Je préférerais me passer des conservateurs, mais j'aimerais encore moins manger une farine de maïs moisie.

Une tortilla (pesant 51 grammes) contient 160 calories, dont 30 proviennent des graisses et 10 des graisses saturées, 360 mg de sodium et seulement 1 gramme de fibres. La plupart des calories proviennent de glucides à index glycémique élevé. Je replace ce produit dans son rayon (je peux acheter dans ma coopérative d'alimentation naturelle une farine de blé complet pour tortillas à base de blé biologique et sans matières grasses ajoutées).

Ensuite, je trouve un paquet de « crackers au goût de fromage ». Voici ses ingrédients : « semoule de maïs enrichie (semoule de maïs, sulfate ferreux, niacine, mononitrate de thiamine, riboflavine et acide folique), huile végétale composée de l'une ou de plusieurs des huiles suivantes : huile de maïs, huile de coton, huile partiellement hydrogénée de coton ou de soja, ou huile hydrogénée (maïs ou coton), lactosérum, sel, cheddar (lait de culture, sel enzymes), arôme artificiel, glutamate, acide lactique, colorants artificiels (E 110, curcumine et extraits d'annatto), et acide citrique. »

Outre les problèmes posés par les glucides raffinés — cette fois sous la forme de semoule de maïs finement moulue — et par la présence de graisses très nocives, ce produit contient du glutamate et du jaune orangé (E 110), un colorant de synthèse. Voici ce que dit mon guide de référence sur les additifs alimentaires à propos de ce colorant :

FD& C [Food, Drug & Cosmetic] Jaune orangé — Il a été démontré que ce colorant provoque des réactions allergiques — urticaire, rhinites et congestion nasale. Il semble qu'il provoque des tumeurs au niveau des reins et des glandes surrénales chez le rat, et il est peut-être cancérogène. La FDA a examiné les études sur le rat et a estimé que ce colorant est sans danger. Ce colorant est interdit en Norvège et en Suède. On le trouve dans les aliments suivants : saucisses, confiserie, gélatine et produits de boulangerie et pâtisserie.

Mais le plus inquiétant se trouve sous la mention « apport nutritionnel ». Le paquet contient 283 grammes de crackers couleur orange vif et indique qu'il y a dix portions. Je pense que la plupart des gens pourraient avaler d'un coup un quart du paquet. Ce faisant, ils absorberaient 425 calories, dont 250 (59 %) proviendraient des graisses. Ce produit fournit presque un quart des besoins caloriques quotidiens d'un individu et presque la moitié des calories d'origine lipidique. Inutile de dire qu'il ne s'agit pas de bonnes graisses. Ce produit ne fournit que 2 grammes de fibres, une misère, et 925 milligrammes de sodium, ce qui est énorme. Remettons-le bien vite sur son étagère.

Le produit suivant est une boîte de « grains de riz soufflés et sucrés » destinée aux enfants et fabriquée par l'un des plus importants fabricants de céréales. Le nom de ce produit a tout pour plaire aux enfants, et la boîte, aux couleurs brillantes, est décorée de célèbres personnages de bande dessinée. Comme ça, vous pouvez être sûr que vos enfants vous casseront les pieds jusqu'à ce que vous leur achetiez ce produit. Ces grains soufflés violets sont mélangés à d'autres, de couleur verte, en forme de reptiles ! L'étiquette indique que ce produit est « pauvre en graisses et sans cholestérol », et qu'il contient « 10 vitamines et minéraux essentiels ». Voici ses ingrédients : « sucre, riz, farine de riz, huiles végétales hydrogénées (huile de noix de coco et huile de noix de palme), sirop de glucose, sel, malt d'orge et extraits de maïs, farine d'orge, amidons de blé, tartrazine, rouge allura, érioglaucine, indigotine ». Suit une liste des vitamines (A, B et D) et des minéraux (fer et zinc) ajoutés.

Notez que le premier ingrédient sur la liste est le sucre, avant même les céréales, un bon exemple du problème que pose le sucre ajouté dans les aliments transformés. Dans ce mélange, toutes les céréales sont raffinées. Les graisses sont fortement saturées, et ce produit contient une multitude de colorants chimiques. Mon guide de référence recommande d'utiliser la tartrazine avec précaution parce que ce colorant est susceptible de provoquer des réactions allergiques et, chez l'enfant, des troubles du comportement (hyperactivité et trouble de l'attention). Il conseille également la plus grande prudence en ce qui concerne le rouge allura, un colorant alimentaire développé récemment pour remplacer d'autres rouges qui ont été interdits. On soupçonne le rouge allura d'être cancérogène. « C'est le colorant alimentaire le plus répandu et on le trouve surtout dans les aliments les moins nutritifs », selon mon guide de référence. Ce guide est encore plus sévère pour les deux colorants bleus, l'érioglaucine et l'indigotine, qui, selon lui, doivent être évités.

Erioglaucine (ou bleu brillant) — On la trouve dans les desserts, les confiseries, les sucreries et les boissons. Ce colorant n'a pas été suffisamment testé et on le soupçonne d'être cancérogène. Il est interdit en Finlande et en France.

Indigotine (ou carmin d'indigo) — On ne sait pas grand-chose de ce colorant, bien qu'on le soupçonne de provoquer des tumeurs cérébrales chez l'animal. Il peut provoquer des réactions allergiques. On le trouve dans les boissons gazeuses, les sucreries et les produits de boulangerie et pâtisserie, ainsi que dans les aliments pour animaux domestiques. Il est interdit en Norvège.

Ces flocons de céréales sont, c'est vrai, pauvres en graisses, avec seulement 10 % de calories provenant des lipides, mais il s'agit uniquement de graisses saturées. La teneur en glucides est épouvantable. J'espère que vous saurez résister aux pressions de vos enfants et que vous renoncerez à acheter ces produits joliment emballés, mais remplis d'ingrédients nocifs.

Enfin, il est temps de prendre un dessert. Que penseriez-vous d'un « véritable gâteau au fromage », un dessert conçu par l'un des plus gros fabricants d'aliments transformés ? Si je devais préparer moi-même un tel gâteau, les seuls ingrédients que j'utiliserais seraient du fromage à tartiner, de la crème aigre, des œufs, du sucre, de la vanille, du jus de citron, de la farine tamisée et du beurre (je ne fais jamais de gâteaux au fromage car ils contiennent trop de graisses saturées et de lacto-protéines). Voici les ingrédients de ce produit : « **Garniture** : sucre, fromage blanc (lait écrémé, acide lactique, ferments), huile de noix de coco hydrogénée, sirop de glucose, amidon modifié d'usage alimentaire, phosphate de sodium (épaississant), huile de palme partiellement hydrogénée, caséinate de sodium (issu du lait), monostéarate de propylèneglycol (émulsifiant), lactosérum (issu du lait), lécithine de soja hydroxylée et monoglycéride acétylé (émulsifiants), hydroxyanisole butylé (conservateur), tartrazine, arôme artificiel, E 110 et bétacarotène (colorants), acide citrique (conservateur). **Croûte** : farine de blé enrichie (farine, niacine, fer réduit, mononitrate de thiamine, riboflavine, acide folique), farine de blé entier, sucre, huiles végétales partiellement hydrogénées (huile de soja et/ou huile de coton et/ou huile de colza), mélasses, sirop de glucose à haute teneur en fructose, sel, bicarbonate de potassium, hydroxyanisole butylé, hydroquinone de butyle tertiaire et acide citrique (conservateurs). »

Je ne pense pas que cette liste mérite un quelconque commentaire et, après l'avoir recopiée, j'ai si mal à la tête que je n'ai même pas la force de regarder la rubrique « apport nutritionnel ».

J'espère que j'ai pu vous aider à comprendre à quel point il est important de bien lire les étiquettes sur les produits alimentaires. Je vais maintenant vous résumer certaines des recommandations que j'ai faites dans ce chapitre :

- Achetez de préférence des aliments qui contiennent des ingrédients que vous utiliseriez chez vous.
- Évitez les produits qui contiennent une multitude d'ingrédients.
- Vérifiez si le produit contient des ingrédients dangereux comme des huiles partiellement hydrogénées.
- Évitez les produits contenant des colorants artificiels, des édulcorants de synthèse, des nitrites ou des nitrates, des sulfites, du bromate de potassium et des huiles végétales bromées. Selon moi, toutes ces substances présentent des risques pour la santé.

• Réduisez au maximum votre consommation de produits contenant du glutamate, de l'aluminium ainsi que les conservateurs suivants qui, selon moi, sont dangereux : hydroxyanisole butylé, hydroxytoluène butylé et hydroquinone de butyle tertiaire.
• Lorsque vous examinez la rubrique « analyse nutritionnelle » sur les étiquettes, vérifiez que la taille des portions correspond à ce que vous mangeriez, et établissez votre apport calorique quotidien en conséquence.

Lorsque vous mangez au restaurant, vous ne pouvez évidemment pas lire les étiquettes des produits utilisés. Toutefois, vous aurez plus de chances de trouver une alimentation de qualité en choisissant bien vos restaurants et vos plats. J'adore aller dans de bons restaurants, et j'aime y déguster des plats que je ne mange pas chez moi. Lorsque je voyage, je suis parfois obligé de fréquenter des établissements qui ne me conviennent pas. Cependant, depuis quelques années, il est plus facile de trouver une alimentation de bonne qualité dans les restaurants. Bon nombre d'entre eux proposent aujourd'hui des plats végétariens pauvres en graisses — aux effets bénéfiques pour le cœur — ou du poisson frais. Certains proposent même des légumes et des produits animaux biologiques. Je sais que je pourrais toujours trouver un bon plat de sushis (et d'*edamame*) dans les meilleurs restaurants japonais, des hors-d'œuvre végétariens à base d'huile d'olive dans les restaurants grecs et moyen-orientaux, des pâtes à la marinara et de bonnes salades dans les restaurants italiens, et des légumes sautés au tofu dans les restaurants chinois. Quand je mange dans un bon restaurant, je prends souvent du poisson, dont la qualité est en général excellente.

Je suis sûr que vous connaissez les nombreux pièges d'un repas pris au restaurant. Voici quelques trucs pour les éviter :

• Au restaurant, les portions sont souvent trop grandes. Ne vous sentez pas obligé de finir tout ce que l'on vous sert. Vous pourriez partager certains plats avec les autres convives, ou emporter les restes chez vous, ou encore les laisser dans leurs plats. Un de mes amis, qui dînait un soir dans un restaurant à la mode avec le fantaisiste George Burns, lui a demandé comment il faisait pour rester aussi mince tout en mangeant très souvent au restaurant. Burns leva les yeux et dit : « Je ne mange que des demi-poulets ! »

- Évitez les buffets. Le spectacle d'une profusion d'aliments, présentés de manière attrayante, favorise les excès alimentaires.
- En attendant votre premier plat, n'abusez pas de pain et de beurre. Dans la plupart des cas, le pain servi dans les restaurants est du pain blanc très calorique. Si vous avez du mal à résister, demandez au serveur d'apporter le pain en même temps que le repas. Mangez-en en petite quantité, et si vous avez absolument besoin d'un corps gras pour accompagner votre pain, demandez de l'huile d'olive vierge extra. Bon nombre de restaurants en proposent aujourd'hui à la place du beurre.
- Demandez à ce que l'assaisonnement des salades soit servi à part, afin que vous puissiez doser la quantité voulue. Choisissez, lorsque c'est possible, un assaisonnement à base d'huile d'olive, ou bien demandez simplement de l'huile d'olive, du vinaigre et du citron.
- Évitez les soupes à la crème fraîche.
- Demandez également à ce que les sauces soient servies à part, car elles sont généralement riches en graisses saturées.
- Évitez les fritures.
- Demandez à ce que le poisson grillé soit préparé sans beurre.
- Choisissez des légumes cuits à la vapeur ou assaisonnés à l'huile d'olive plutôt qu'au beurre.
- Si vous aimez les desserts riches, efforcez-vous de n'en consommer qu'une petite partie seulement.
- Si l'eau que l'on vous sert sent le chlore, prenez de l'eau minérale à la place.

Je voudrais à présent aborder un sujet qui n'est jamais évoqué par les nutritionnistes, les diététiciens et les médecins, mais qui n'en est pas moins important à mes yeux : la qualité spirituelle des aliments. De nombreux peuples pensent que les aliments véhiculent autre chose que la somme de leurs nutriments — une sorte d'énergie vitale qui émane des vibrations émotionnelles et spirituelles de ceux qui les ont touchés. Je partage ces convictions, mais il est évident que je ne dispose d'aucune preuve pour les étayer. Pour moi, cet aspect de l'alimentation ne concerne ni la biochimie, ni la nutrition.

Manifestement, il existe des différences entre les carottes jaunies et défraîchies de l'épicerie du coin et les magnifiques carottes d'une couleur orange éclatante que l'on trouve dans les magasins d'alimentation naturelle. Certaines de ces différences sont scientifiquement démontrables. Sous un microscope, par exemple, on s'apercevrait que les protoplasmes des carottes biologiques sont plus actifs au niveau cellulaire que ceux des carottes défraîchies. On pourrait donc dire que les premières ont davantage d'énergie vitale que les secondes, ce qui est sans doute dû aux facteurs mesurables suivants : déshydratation, temps écoulé depuis la récolte, température, etc. Les carottes de belle apparence seront certainement plus croquantes et auront sans doute meilleur goût. La valeur nutritionnelle de ces deux catégories de carottes dont la teneur en macronutriments et en micronutriments est identique pourrait-elle être différente ? Je pense que oui.

Établissons la même comparaison entre des carottes biologiques et des carottes de l'agriculture conventionnelle. Certaines carottes biologiques que j'ai goûtées étaient délicieusement sucrées et beaucoup plus savoureuses que les carottes conventionnelles. Apparemment, leur teneur en sucre était supérieure. Était-ce dû à des différences génétiques ou aux méthodes de culture différentes — l'inné ou l'acquis ? Quelques rares études suggèrent que les fruits et légumes biologiques ont une valeur nutritionnelle supérieure à celle des fruits et légumes conventionnels. J'aimerais que les agronomes entreprennent des recherches intensives dans ce domaine.

Maintenant, imaginons que nous demandions à deux personnes de préparer une soupe avec le même lot de carottes. Le premier cuisinier est en colère, car il n'a aucune envie d'accomplir cette tâche, mais il suit quand même notre recette à la lettre. Le second est concentré et calme et prépare la même soupe avec amour et le désir de satisfaire ceux qui la mangeront. Y aura-t-il une quelconque différence entre ces deux soupes ? Les gens qui la consommeront vivront-ils une expérience différente sur les plans physique, mental et spirituel ? Je doute fortement que l'on puisse démontrer de telles différences avec les méthodes scientifiques actuelles. Des essais comparatifs ne permettraient probablement pas d'apporter une réponse. Quoi qu'il en soit, je suis persuadé qu'il y a des différences.

La plupart d'entre nous sont intimement persuadés qu'un plat préparé avec amour sera meilleur. Le réconfort que procure un bol de soupe préparée par sa maman lorsqu'on est malade est sans doute bien supérieur à celui que procurerait la même soupe en boîte. Peut-être la pensée joue-t-elle ici un rôle, ou bien s'agit-il d'une réponse placebo. Mais qui pourrait affirmer que la qualité vibratoire des aliments ne joue pas un rôle que les instruments scientifiques du moment sont incapables de mesurer ?

Les Hindous orthodoxes accordent une grande importance à cette qualité vibratoire. Ils considèrent que l'état de conscience du cuisinier a une grande influence sur la nature énergétique des aliments, et que, indépendamment de leur valeur nutritionnelle, les aliments peuvent affecter de manière positive ou négative l'état de conscience de ceux qui les consomment. Dans la mesure du possible, ils ne consomment que des aliments qui viennent d'être préparés, et refusent les plats réchauffés, parce que leur énergie est devenue négative.

Je ne vais pas vous donner des conseils sur la manière de protéger la qualité vibratoire des aliments, ce serait grotesque. Mais je voudrais au moins que vous réfléchissiez à cette question. Les éléments nutritifs ne sont pas tout. Comme je l'ai déjà dit, l'alimentation est une source majeure de plaisir, un élément essentiel de l'interaction sociale ; elle définit l'identité individuelle et culturelle, et elle a une grande influence sur la santé. Pensez aux sensations agréables — réconfort, sentiment de sécurité et d'amour — que procurent un plat préparé avec soin et amour et que l'on savoure en compagnie de sa famille ou d'amis.

Pensez à cela lorsque vous faites vos courses, quand vous préparez un repas ou quand vous choisissez un restaurant. Quels sentiments suscitent en vous ce magasin, ce restaurant et les gens qui les dirigent ? Quelle impression vous inspirent les aliments, leur apparence, leur fraîcheur, leur couleur et leur odeur ? Observez vos sentiments lorsque vous lavez, coupez et préparez les aliments que vous avez achetés. Voilà, j'en ai assez dit. Je conclurai par un poème de Lao Tseu :

Si ton visage porte le signe de la vie
Celui qui le percevra
Se sentira bien dans son âme et dans son corps
Tout comme le voyageur,
Lorsqu'il se trouve dans un lieu accueillant,
Sûr d'être bien traité,
Attend, le cœur rempli de bonheur.
Même s'il ne goûte pas la saveur d'un mets
Et même s'il ne voit pas la nourriture
Ou n'entend pas le bruit des plats qui s'entrechoquent,
Sa joie est infinie !

PORTRAIT D'UNE GUÉRISON : RIEN N'EST FACILE

À soixante-trois ans, Jack Gumbin, homme d'affaires à la retraite de Tucson, dans l'Arizona, est réputé pour prendre grand soin de sa personne. Un certain nombre de personnes qui le connaissent bien m'ont confié à quel point ils étaient impressionnés par l'attention qu'il porte à son régime alimentaire. En avril 1983, Jack a subi un quintuple pontage coronarien. Chose remarquable, il n'a plus eu de problèmes cardiaques depuis lors, et les pontages fonctionnent toujours à merveille.

« Je n'ai jamais eu de crise cardiaque », me dit Jack. Puis, il continue :

> Ma santé a toujours été bonne. Et puis, un jour, alors que je jouais au squash avec un gars de vingt et un ans, j'ai ressenti soudain une grande fatigue et j'ai voulu me reposer, mais lui voulait absolument continuer. J'ai fini la partie, mais ensuite, j'ai été fatigué pendant tout le week-end. La semaine suivante, suite à un examen cardiovasculaire, on a découvert mon problème et j'ai subi une intervention chirurgicale.
>
> Je n'ai jamais fumé et je n'ai jamais été obèse. Mais j'aime les plats riches en cholestérol et en matières grasses. Le rosbif était mon plat favori. Je jouais au squash une ou deux fois par semaine, mais, à part ça, je ne faisais pas d'exercice. En outre, ma vie était particulièrement stressante.
>
> Lorsque je me suis remis de mon pontage coronarien, j'ai suivi un cours sur la santé et le mode de vie

à l'université de l'Arizona, où, en particulier, j'ai appris à réduire mon stress et à améliorer mon régime alimentaire pour protéger mes artères. J'ai suivi une brève psychothérapie, ce qui m'a aidé. J'ai fortement diminué ma consommation de viande rouge et de matières grasses. À l'époque, j'avais un taux de cholestérol élevé (248 mg/l) et un faible taux de HDL (38 mg/l). En changeant mon alimentation, mon taux de cholestérol est descendu à 200 mg et mon taux de HDL est remonté à 50 mg environ.

Par l'aide qu'elle m'a apportée, ma femme a joué un rôle très important. J'aime aller au restaurant, mais, aujourd'hui, je prends rarement de la viande rouge. Je mange souvent du poisson et des légumes. Je buvais beaucoup de café, mais cela me donnait des maux de tête. Maintenant, je prends un café très léger trois ou quatre fois par semaine, mais je bois surtout du thé vert, que j'apprécie beaucoup. Il y a environ un an, j'ai suivi un traitement hypocholestérolémiant (lovastatine), et mon taux de cholestérol a encore diminué. Je prends aussi tous les jours un produit à base de graines de psyllium, ainsi que de la vitamine C.

Je fais régulièrement des exercices aérobiques, sur un tapis roulant, par exemple.

J'ai demandé à Jack s'il lui a été facile de changer de mode de vie.

« Rien n'est facile, m'a-t-il répondu. Mais c'est beaucoup plus facile quand votre vie est en jeu. »

VII

UN ALCHIMISTE DANS LA CUISINE

J'ai découvert les joies de la cuisine à l'époque de mes études cliniques à l'école de médecine. Je me suis aperçu que le fait de travailler de longues heures durant avec des gens stressés, anxieux et souvent malheureux dans leur vie, affectait grandement mon état d'esprit — ce qui n'est pas surprenant. En outre, là où je travaillais, la nourriture était exécrable. Quand on ratait l'heure du repas à la cantine dans le prestigieux hôpital bostonien où j'étais affecté — c'était chose courante quand on était débordé —, il fallait se rabattre sur les distributeurs automatiques de confiseries et de boissons gazeuses qui se trouvaient dans une petite pièce sans fenêtres. Il y avait aussi sur une table un grand tube de beurre de cacahuètes (à base d'huiles partiellement hydrogénées), un tube de gelée, et des paquets de crackers salés.

Après quarante-huit ou soixante-douze heures d'affilée passées dans cet environnement, j'éprouvais le besoin de me désintoxiquer. Je prenais une douche ou un bain, puis je me préparais quelque chose de bon à manger. J'aimais faire la cuisine ; cela me faisait du bien sur les plans mental et spirituel. Cela me permettait d'éveiller ma conscience. Le fait de couper ou de hacher des aliments a toujours été une pratique méditative pour moi, c'est pourquoi je préfère préparer mes aliments sans recourir aux robots ménagers. J'aime maîtriser diverses techniques de coupe avec de bons couteaux bien aiguisés, par exemple pour sectionner une tête de chou, couper en tranches un céleri rave ou un ananas. Je pratique cette activité avec conscience, en me concentrant au maximum sur le moment présent. La conscience du danger que représente un instrument tranchant m'aide à concentrer mon attention.

J'aime la cuisine parce que c'est une façon de créer l'harmonie, par exemple en réduisant un légume d'apparence fruste en tranches relativement égales. Lorsque j'enlève les feuilles extérieures d'un chou, que j'épluche des oignons, ou que je découpe les parties noircies de fruits ou de légumes, j'ai le sentiment de séparer le bon grain de l'ivraie, pour réserver les meilleures parties des aliments à la préparation culinaire. Combien de fois ai-je vu des gens jeter les tiges coriaces des brocolis, parce qu'ils ignoraient que le cœur de ces tiges est tendre et délicieux. Il suffit de quelques minutes et d'un peu d'habileté pour retirer la peau fibreuse d'un brocoli et n'en laisser que la partie tendre. Coupées en rondelles et cuites à la vapeur ou bouillies avec les fleurs, les tiges de brocolis sont délicieuses. En outre, c'est une préparation très économique, car on utilise toutes les parties du légume.

Si la préparation des aliments me procure un sentiment de paix intérieure, elle représente aussi une pratique magique qui influence grandement les autres aspects de mon existence. Lorsqu'on prépare les ingrédients crus d'un plat, on a une idée précise de ce que l'on veut faire. Cette idée peut prendre l'aspect d'une représentation visuelle ou d'une description verbale. Elle peut susciter des arômes et des saveurs imaginaires. La tâche d'un cuisinier consiste à transformer cette vision en réalité, à manifester dans le monde réel une création née dans l'esprit. N'est-ce pas là une pratique magique ?

L'art culinaire commence par la représentation mentale d'un mets délicieux, de son apparence, de son arôme et de son goût. Il implique ensuite la manipulation d'un grand nombre de variables pour mettre son idée en pratique. Vous n'apprendrez jamais la cuisine dans les livres, et la recette la plus détaillée ne vous permettra pas de réussir un plat, car ce n'est qu'avec la pratique, de préférence en compagnie de personnes plus expérimentées, que l'on peut tirer les enseignements de ses erreurs et réussir une cuisine savoureuse.

Les bons cuisiniers ne se fient jamais aux livres de cuisine. Ils improvisent, expérimentent et se sentent libres de modifier une recette. Lorsque l'on maîtrise l'art magique de la cuisine, on peut lire une recette pour s'en inspirer, puis laisser sa propre créativité s'exprimer. On peut s'écarter de la recette en ajoutant des ingrédients par poignées entières, ou bien en très petite quantité. Avec de l'imagination, on pourra toujours remplacer un ingrédient manquant, corriger des saveurs déséquilibrées avec des épices et des herbes, ou préparer à la perfection plusieurs plats qui requièrent des méthodes et des temps de cuisson différents.

J'aime me trouver dans une cuisine que je ne connais pas et, avec ce que je trouve dans le réfrigérateur et le garde-manger, préparer un repas délicieux et sain. J'aime faire mes courses sans avoir la moindre idée de ce que je vais faire pour le dîner, me laisser guider par l'aspect des aliments que je découvre. Si je tombe sur des brocolis biologiques très frais et d'un vert irrésistible, j'en ferai certainement mon plat principal, accompagné de pâtes, tout comme je n'hésiterai pas à acheter de beaux filets de saumon pour les préparer grillés ou pochés. Si je trouve des fraises biologiques, elles feront sans nul doute un excellent dessert pour le soir.

Acheter et préparer soi-même ses aliments est également une bonne façon de protéger sa santé et celle de toute sa famille. De bonnes habitudes alimentaires constitueront un immense bienfait pour vos enfants, qui les conserveront toute leur existence. Ils pourront ainsi résister à l'énorme pression exercée par leurs petits camarades et par la publicité pour les pousser vers de mauvais choix alimentaires. Faites participer vos enfants à vos préparations culinaires chaque fois qu'ils semblent s'y intéresser, parlez-leur de l'alimentation et faites-leur comprendre qu'une alimentation saine est la pierre angulaire d'un mode de vie équilibré, qu'ils seront ainsi forts, beaux et plein d'énergie. Dites-leur que même de petites modifications du régime alimentaire peuvent changer leur vie.

Dès lors que vous avez compris les principes de l'art culinaire, vous pouvez les appliquer à d'autres domaines de la vie. Lorsque je suis allé en Amérique du Sud dans les années 60 pour étudier les plantes médicinales, j'ai séjourné quelque temps sur les hauts plateaux arides du Pérou, dans une région pauvre où l'alimentation était peu abondante et peu variée. J'étais souvent contraint de manger dans des gargotes où l'on servait surtout du riz, des pommes de terre frites et des ragoûts trop gras et trop pimentés, de gros morceaux de viande dures comme de la semelle et des légumes trop cuits. De temps à autre, toutefois, je tombais sur une enseigne salvatrice — *chifa* —, le mot péruvien qui désigne un restaurant chinois. Il y a beaucoup de bons restaurants chinois à Lima et dans d'autres villes côtières du Pérou. Mais ces petits établissements — souvent tenus par les descendants d'ouvriers chinois embauchés pour construire les voies ferrées des hauts plateaux andins — étaient rares dans les montagnes.

J'aimais ces restaurants parce qu'on y servait une bonne nourriture préparée avec des produits locaux. Ce n'était pas la cuisine chinoise que l'on sert en Amérique du Nord — il y avait des piments, du maïs et des pommes de terre, par exemple — mais c'était bon. La viande, finement découpée, était sautée à la chinoise et bien relevée. Je pouvais aussi commander des plats purement végétariens. Ces chefs venus d'ailleurs utilisaient des principes culinaires d'une cuisine sophistiquée et les appliquaient aux produits locaux. Leur cuisine était meilleure que celle des restaurants indigènes. C'est là un bon exemple de ce que j'entends par « emporter l'art magique de la cuisine avec soi ».

La maîtrise de cet art requiert le développement des facultés d'observation et d'imagination. Il faut apprendre à gérer son temps, à affronter des situations inattendues et à ne pas se laisser gagner par des sentiments de frustration et de désespoir quand les choses tournent mal. Faire la cuisine en compagnie d'autres personnes est la meilleure façon de tester sa capacité d'établir de bonnes relations sociales. En bref, la formation à l'art culinaire est une bonne préparation à la vie en général.

En évoquant les plaisirs et les gratifications que procurent la cuisine, je ne cherche pas à mésestimer ses difficultés. Il est évident que la préparation d'un repas est une corvée ennuyeuse pour beaucoup. C'est pourquoi la cuisine fast-food et les aliments transformés leur paraissent une alternative très séduisante. J'ai moi-même vécu des expériences pénibles lorsque je n'avais pas envie de préparer un repas, et je ne connais rien de plus ennuyeux que de réaliser une recette qui ne marche pas. Les recettes trop complexes qui ne donnent pas le résultat escompté sont les pires. J'ai essayé des plats exotiques aux ingrédients si singuliers que je ne les ai jamais plus préparés par la suite. Il y a longtemps de cela, j'ai tâté un peu de la cuisine française, puis j'ai suivi quelques cours de cuisine chinoise. Aujourd'hui, ma cuisine est simple et efficace. Même seul, je me prépare presque toujours un repas complet. J'aime les plats que je peux faire rapidement, avec les ingrédients que j'ai sous la main, et peu d'ustensiles. Bien sûr, ma cuisine se doit d'être toujours saine et délicieuse.

Avec les recettes proposées au chapitre suivant, vous arriverez aux mêmes résultats. Elles se conforment aux lignes directrices du régime optimal, telles que je les ai définies dans ce livre [1]. Certaines sont de ma propre invention, d'autres sont adaptées de recettes que j'ai trouvées ailleurs, et d'autres encore sont des contributions de mes collègues et amis. Je les ai toutes testées, et elles font toutes partie de mon régime alimentaire, certaines de manière régulière. J'espère que vous les aimerez autant

1. Voir appendice A.

que moi et que, grâce à elles, vous découvrirez qu'une cuisine saine peut être facile et rapide, et même amusante. N'hésitez pas à modifier ces recettes selon vos goûts et votre convenance.

Vous découvrirez certainement qu'il est plus amusant de cuisiner à plusieurs. Je vous invite à visiter mon site Internet *(www.drweil.com)*. Vous pourrez discuter avec des gens qui partagent votre intérêt pour l'alimentation saine, trouver des idées de plats et améliorer ces recettes. Dans tous les cas, amusez-vous !

PORTRAIT D'UNE GUÉRISON : POURQUOI JE MANGE SAINEMENT

J'ai pensé qu'il serait intéressant d'interroger ma fille Diana, âgée de huit ans, sur ses habitudes alimentaires. Ses demi-frères et sa demi-sœur mangent de la viande, mais pas elle, et elle a également cessé, il y a quelque temps, de manger du poisson. Je lui ai demandé de me dire pourquoi elle suit un tel régime et voici son témoignage :

> Je mange sainement parce que, après, je ne suis jamais malade. Et je suis sûre que l'on vit plus longtemps lorsqu'on mange comme cela et que l'on fait de l'exercice.
>
> Je n'aime pas manger des trucs épicés, et je n'aime pas les épinards et les oignons. J'aime beaucoup la salade, les brocolis, les pommes de terre, le riz et les pâtes. Je mange des œufs brouillés, mais pas beaucoup, et seulement des œufs de bonne qualité — j'ai oublié comment on les appelle. Je mange aussi du fromage, mais seulement certaines variétés. Je ne raffole pas du tofu, mais bon, ça passe avec la soupe. J'aime les hamburgers de soja, et je prends du lait de soja avec mes céréales au petit déjeuner. Je crois que je n'ai jamais bu de lait de vache de ma vie. J'adore les fruits et les jus de fruits, ainsi que les tomates et les carottes. Et la sauce tomate faite à la maison... c'est ce que j'aime le plus sur les pâtes !
>
> C'est à cause de toi que je me suis intéressée à l'alimentation saine. Et quand j'étais toute petite, j'ai

mangé de la viande, mais un jour, quelqu'un m'a donné un hot-dog en me disant : « Voilà ton sandwich de cochon. » Jusque-là, je n'avais pas compris que la viande venait des animaux. Quand je l'ai compris, j'ai arrêté d'en manger. Je crois que je suis la seule végétarienne de ma classe. Environ la moitié de mes amis s'intéressent à l'alimentation saine. Je ne sais pas vraiment comment l'enseigner aux autres, mais si je le savais, je le ferais. Mais je ne veux surtout pas blesser quelqu'un ou le mettre en colère.

La seule chose qui m'énerve, c'est quand les gens disent qu'ils sont végétariens et qu'ils mangent du poulet ou même des hot-dogs.

Je ne vais jamais dans les fast-food, ou alors seulement quand je fais un long trajet en voiture et qu'il n'y a pas d'autre endroit où manger. En tout cas, je ne commande presque jamais de frites, et s'il n'y a rien d'autre, je prends un hamburger sans manger la viande. Quand je vais au restaurant, s'il n'y a pas de plats sains, je prends ce qu'il y a de moins mauvais.

Je suis très heureuse de manger sainement, mais j'aime aussi le chocolat, les biscuits, et certaines sucettes.

VIII

LES RECETTES

Après chaque recette, vous trouverez une analyse de sa valeur nutritionnelle (pour une personne) qui vous aidera à évaluer votre apport calorique quotidien et sa décomposition en macronutriments (les valeurs ne concernent jamais les ingrédients facultatifs). Vous trouverez également des informations sur l'apport nutritionnel de ces plats. Notez que, dans la plupart des recettes, je n'indique pas la teneur en sodium, car il provient surtout du sel ajouté ou de la sauce de soja ; une cuillère à café de sel fournit 2 120 milligrammes de sodium, et une cuillère à soupe de sauce de soja à faible teneur en sodium en fournit 700 milligrammes.

1. Soupes

Soupe d'orge aux champignons

150 g d'orge perlé
1 litre de bouillon de légumes
150 g d'oignons émincés
2 gousses d'ail hachées menu
3 cuillerées à soupe d'huile d'olive vierge extra
1 livre de champignons coupés en lamelles
(des champignons shiitake, si possible)
4 cuillères à soupe de xérès sec
4 cuillères à soupe de sauce de soja à faible teneur en sodium
(ou selon votre goût)
2 cuillères à café d'aneth émietté
100 g de carottes coupées en rondelles
50 g de céleri émincé
150 g de champignons finement coupés
sel
1/2 bouquet de persil

1. Rincez et égouttez l'orge. Dans une grande casserole, mélangez l'orge dans 40 cl de bouillon de légumes. Portez à ébullition à feu moyen, couvrez et laissez mijoter jusqu'à ce que l'orge soit tendre.

2. Dans une casserole, faites chauffer l'huile d'olive. Ajoutez l'oignon et l'ail et faites-les sauter à feu moyen jusqu'à ce qu'ils soient transparents. Ajoutez les champignons et le xérès et laissez mijoter, à découvert, jusqu'à ce que les champignons se ramollissent.

3. Ajoutez les champignons à l'orge avec le restant de

bouillon de légumes et le reste des ingrédients. Portez la soupe à ébullition, baissez le feu, couvrez, laissez mijoter pendant 20 minutes, puis servez.

Pour 4 personnes : Calories : 590 ; lipides : 17 g (26 % de calories d'origine lipidique) ; graisses saturées : 3 g ; protéines : 18 g ; glucides : 91 g ; cholestérol : 4 g ; sodium : 700 mg ; fibres : 12 g.

Apport nutritionnel : céréale complète, non raffinée ; graisses monoinsaturées ; micronutriments, y compris les polysaccharides des champignons shiitake aux propriétés stimulantes du système immunitaire.

Bouillon de légumes

1 cuillerée à soupe d'huile d'olive
2 poireaux de taille moyenne (coupés en lamelles et bien nettoyés à l'intérieur, utilisez seulement les parties blanches et vert clair)
4 oignons moyens émincés
6 grandes carottes, épluchées et coupées en rondelles
3 pieds de céleri, émincés
1 petit bouquet de persil
2 cuillères à café de marjolaine
1/2 cuillère à café de thym émietté
3 feuilles de laurier
5 l d'eau

1. Faites chauffer l'huile d'olive dans une grande casserole, ajoutez les légumes et faites-les sauter jusqu'à ce qu'ils soient légèrement dorés.
2. Ajoutez les herbes et l'eau froide. Portez à ébullition, baissez le feu et faites mijoter à demi couvert pendant 1 heure.
3. Passez le bouillon à l'étamine, laissez refroidir, puis mettez-le au réfrigérateur ou au congélateur pour un usage ultérieur.

Pour 4 personnes : Calories : 36 ; lipides : moins d'1 g ;

graisses saturées : 0 g ; protéines : moins d'1 g ; glucides : 7 g ; cholestérol : 0 g ; sodium : 25 mg ; fibres : 2 g.

Apport nutritionnel : micronutriments.

Soupe d'asperges

3 1/2 livres d'asperges
3 grands oignons jaunes, émincés
2 cuillerées à soupe d'huile d'olive vierge extra
2 1/2 litres de bouillon de légumes (voir page 318)
sel et poivre selon votre goût.

1. Épluchez les asperges. Retirez la partie dure. Coupez les pointes et mettez-les de côté. Coupez les tiges en morceaux de 2 cm de longueur.
2. Faites dorer les oignons dans l'huile d'olive sur feu moyen.
3. Dans une grande casserole, mélangez les oignons et les morceaux d'asperge dans le bouillon de légumes. Portez à ébullition à feu moyen, couvrez et laissez mijoter jusqu'à ce que les asperges soient tendres.
4. Réduisez la soupe en purée avec un mixer ou un robot. Remettez-la dans la casserole, salez et poivrez selon votre goût, et ajoutez les pointes d'asperges. Portez à ébullition à feu moyen, et laissez mijoter jusqu'à ce que les pointes d'asperges soient tendres (environ 5 minutes). Cette soupe peut être servie chaude ou froide.

Pour 8 personnes : Calories : 275 ; lipides : 8,5 g (27 % de calories d'origine lipidique) ; graisses saturées : 2 g ; protéines : 10 g ; glucides : 41 g ; cholestérol : 3 mg ; fibres : 4,5 g.

Apport nutritionnel : micronutriments ; graisses monoinsaturées.

Velouté de tomates

1 grand oignon, émincé
1 cuillerée à soupe d'huile d'olive vierge extra
3 tomates fraîches coupées en petits morceaux
8 tomates séchées au soleil (faites-les tremper)
25 cl de lait de soja
sel, poivre noir ou de Cayenne, selon votre goût
3 cuillères à soupe de persil, de basilic ou d'aneth hachés

1. Dans une casserole, faites sauter les oignons à feu moyen jusqu'à ce qu'ils soient tendres, puis ajoutez les tomates fraîches en remuant sans cesse à la cuiller de bois jusqu'à ébullition.
2. Sortez les tomates séchées de leur eau de trempage et coupez-les grossièrement. Mettez-les (avec l'eau de trempage) dans la casserole et faites cuire en remuant sans cesse afin que la préparation n'attache pas.
3. Baissez le feu, couvrez et laissez mijoter doucement pendant 30 minutes. Ajoutez le lait de soja. Salez et poivrez à votre goût.
4. Servez dans des bols avec les fines herbes comme garniture.

Pour 3 personnes : Calories : 196 ; lipides : 7,5 g (31 % de calories d'origine lipidique) ; graisses saturées : 1 g ; protéines : 7,1 g ; glucides : 30 g ; cholestérol : 0 g ; fibres : 8 g.

Apport nutritionnel : graisses monoinsaturées ; micronutriments, y compris les lycopènes des tomates et les isoflavones du soja.

Soupe de légumes grillés

3 grandes carottes, épluchées et grossièrement coupées
2 pieds de céleri coupés grossièrement
1 grand oignon coupé en gros morceaux
1 cuillère à soupe d'huile d'olive vierge extra

8 gousses d'ail hachées grossièrement
1 litre d'eau
25 g de champignons secs (des bolets, si possible)
1/4 cuillère à café de thym émietté
sel, poivre noir et poivre de Cayenne, selon votre goût.

1. Préchauffez le four à 260 °C. Placez les carottes, le céleri et l'oignon dans un plat à four antiadhésif avec l'huile d'olive. Remuez les légumes pour bien les enrober d'huile. Laissez cuire pendant 10 minutes.
2. Sortez le plat du four, ajoutez le basilic, et mélangez à nouveau. Laissez cuire encore pendant 10 à 15 minutes jusqu'à ce que les légumes soient bien dorés.
3. Ressortez le plat du four, ajoutez 25 cl d'eau et tournez les légumes pour éviter qu'ils n'attachent ou qu'ils ne brûlent. Versez cette préparation dans une casserole avec le reste des ingrédients. Portez à ébullition, réduisez le feu, couvrez et laissez mijoter pendant 30 minutes.
4. Salez et poivrez à votre goût. Vous pouvez servir immédiatement cette préparation ou l'utiliser comme base pour d'autres soupes, ragoûts ou plats de pâtes.

Pour 4 personnes : Calories : 239 ; lipides : 5 g (19 % de calories d'origine lipidique) ; graisses saturées : 1 g ; protéines : 8 g ; glucides : 42 g ; cholestérol : 3 mg ; fibres : 5 g.

Apport nutritionnel : graisses monoinsaturées ; micronutriments, y compris les caroténoïdes des carottes.

Soupe de carottes au piment jaune

2 1/2 cuillères à soupe d'huile d'olive vierge extra
3 grandes carottes, épluchées et coupées en rondelles
2 poireaux coupés en petits morceaux d'1 cm (les parties blanches seulement)
1 grand piment jaune, égrené et coupé en cubes d'1 cm environ
3 branches de romarin
1 pincée de cumin en poudre
1 litre de bouillon de légumes (voir page 318)

25 g de champignons secs (des bolets, si possible)
sel et poivre noir à votre goût

1. Faites chauffer l'huile d'olive à feu moyen dans une grande casserole, ajoutez les carottes, les poireaux, le piment, le romarin et le cumin. Remuez bien, couvrez et laissez cuire pendant 10 minutes.

2. Ajoutez le bouillon et salez et poivrez à votre goût. Laissez mijoter à découvert pendant 20 minutes ou jusqu'à ce que les carottes soient tendres.

3. Enlevez le romarin, et réduisez la soupe en purée avec un mixer ou un robot.

Pour 4 personnes : Calories : 290 ; lipides : 13 g (38 % de calories d'origine lipidique) ; graisses saturées : 2 g ; protéines : 7 g ; glucides : 40 g ; cholestérol : 2 g ; fibres : 5 g.

Apport nutritionnel : micronutriments, y compris des caroténoïdes ; graisses monoinsaturées.

Soupe de courgettes au cresson

4 cuillères à soupe d'huile d'olive vierge extra
50 g d'oignons jaunes, émincés
75 cl de bouillon de légumes (voir page 318)
2 livres de courgettes (environ 4 courgettes moyennes), bien lavées et coupées grossièrement
1 botte de cresson, soigneusement lavé (enlever les tiges)
sel et poivre noir à votre goût
jus de citron à votre goût

1. Faites chauffer l'huile d'olive dans une grande casserole, ajoutez les oignons, couvrez et laissez cuire à feu doux pendant environ 25 minutes.

2. Ajoutez le bouillon et portez à ébullition.

3. Ajoutez les courgettes et portez à nouveau à ébullition. Baissez le feu, couvrez et laissez mijoter pendant environ 20 minutes.

4. Retirez la soupe du feu, ajoutez le cresson, couvrez et laissez reposer pendant 5 minutes.

5. Versez la soupe dans une passoire, en réservant le liquide. Placez les courgettes et le cresson dans le robot avec 25 cl du liquide mis de côté, puis réduisez en purée.

6. Mettez la purée dans la casserole et ajoutez environ 50 cl du liquide jusqu'à ce que la soupe ait la consistance désirée.

7. Assaisonnez à votre goût (sel, poivre, jus de citron), et laissez mijoter brièvement pour réchauffer la soupe.

Pour 4 personnes : Calories : 30 g ; lipides : 17 g (47 % de calories d'origine lipidique) ; graisses saturées : 3 g ; protéines : 9 g ; glucides : 34 g ; cholestérol : 2 mg ; fibres : 6 g.

Apport nutritionnel : micronutriments ; graisses monoinsaturées.

Soupe de haricots rouges au tofu fumé

1 livre de haricots rouges secs
6 olivettes, épluchées, égrenées et coupées en dés
1 cuillère à soupe d'huile d'olive vierge extra
1 grand oignon coupé, émincé
6 gousses d'ail hachées menu
2 litres d'eau
200 g de tofu cuit à pâte pressée (au goût fumé), coupé en dés
sel et poivre de Cayenne à votre goût.

1. Lavez les haricots et faites-les tremper toute la nuit. Égouttez-les.

2. Plongez les tomates dans l'eau bouillante pendant 15 secondes, laissez refroidir et épluchez-les. Coupez les tomates en deux, égrenez-les en deux, égrenez-les en les pressant, puis coupez-les en dés.

3. Faites chauffer l'huile d'olive à feu moyen dans une

grande casserole, ajoutez les oignons et l'ail, et faites-les sauter jusqu'à ce qu'ils deviennent tendres.

4. Après avoir ajouté les haricots et l'eau, couvrez et portez à ébullition à feu vif. Baissez le feu, ajoutez les tomates, et laissez mijoter les haricots pendant 2 à 3 heures jusqu'à ce qu'ils soient suffisamment tendres.

5. Ajoutez le tofu, salez et poivrez à votre goût, laissez mijoter brièvement.

Pour 8 personnes : Calories : 250 ; lipides : 3 g (10 % de calories d'origine lipidique) ; graisses saturées : 1,4 g ; protéines : 17 g ; glucides : 40 g ; cholestérol : 0 mg ; fibres : 16 g.

Apport nutritionnel : graisses monoinsaturées ; micro-nutriments, y compris les glucides riches en fibres et à faible index glycémique des haricots, et les isoflavones du tofu.

Soupe d'hiver aux légumes-racines

1 livre de légumes-racines (pommes de terre, carottes, panais, des navets, rutabagas ; betteraves), épluchés et coupés en cubes de 2 cm environ.

2 pommes de terre bouillies
2 panais
2 grandes carottes
1 rutabaga
2 cuillerées à soupe d'huile d'olive
1 grand oignon moyen, coupé en demi-lunes
2 gousses d'ail
1 feuille de laurier
1/2 cuillère à café de marjolaine séchée
1/2 cuillère à café de thym émietté
1/2 cuillère à café de basilic séché
1 1/2 litre d'eau ou de bouillon de légumes (voir page 318)
20 cl de vermouth blanc sec
sel et poivre noir à votre goût
1 petit de persil, haché

2 cuillères à soupe de parmesan râpé

1. Épluchez tous les légumes et coupez-les en petits morceaux.

2. Faites chauffer l'huile d'olive dans une casserole, ajoutez l'oignon, et faites cuire jusqu'à ce que l'oignon soit transparent.

3. Ajoutez les légumes et faites-les sauter jusqu'à ce qu'ils soient bien dorés.

4. Ajoutez l'ail et les fines herbes.

5. Ajoutez l'eau ou le bouillon de légumes, le vermouth, et salez et poivrez à votre goût. Portez à ébullition, couvrez, baissez le feu et laissez mijoter jusqu'à ce que les légumes soient tendres (environ 30 minutes). Enlevez la feuille de laurier et rectifiez l'assaisonnement.

6. Servez dans des bols, saupoudrez de persil haché et de parmesan râpé.

Pour 6 personnes : Calories : 468 ; lipides : 13 g (26 % de calories d'origine lipidique) ; graisses saturées : 4 g ; protéines : 15,5 g ; glucides : 65 g ; cholestérol : 13 mg ; fibres : 7 g.

Apport nutritionnel : micronutriments.

Soupe de potiron

1 cuillère à soupe d'huile de sésame grillé
2 grands oignons, émincés
1 livre de potiron, épluché, égrené et coupé en dés
4 cuillères à soupe de farine complète pâtisserie
1 1/2 litre de bouillon de légumes (voir page 318)
sel à votre goût
25 cl de lait de soja (facultatif)

1. Dans une casserole, faites chauffer l'huile d'olive à feu moyen, puis faites sauter les oignons jusqu'à ce qu'ils deviennent transparents. Ajoutez les morceaux de potiron

et faites-les sauter avec les oignons, en remuant pendant 5 minutes.

2. Ajoutez la farine, et faites sauter pendant 2 minutes supplémentaires. Ne vous inquiétez pas si un peu de farine colle à la casserole.

3. Ajoutez le bouillon de légumes, remuez bien, couvrez et portez à ébullition. Ensuite, baissez le feu et laissez mijoter jusqu'à ce que le potiron soit tendre (environ 45 minutes). Salez à votre goût.

4. Réduisez le mélange en purée avec un mixer ou un robot, puis replacez-le dans la casserole. Rectifiez l'assaisonnement. Ajoutez le lait de soja si vous le souhaitez, et servez.

Pour 6 personnes : Calories : 262 ; lipides : 7 g (24 % de calories d'origine lipidique) ; graisses saturées : 1,5 g ; protéines : 9,5 g ; glucides : 42 g ; cholestérol : 3 mg ; fibres : 4 g.

Apport nutritionnel : micronutriments, y compris les caroténoïdes du potiron les isoflavones du lait de soja.

Soupe au melon

1 cantaloup mûr, épépiné et coupé en dés
1 pastèque mûre, épépinée et coupée en dés
le jus d'un citron
1 à 2 cuillères à café de miel liquide
1/4 cuillère à café de sel
2 piments Jalapeno frais, égrenés et finement hachés
1/2 tasse de myrtilles fraîches

1. Réduisez les morceaux de potiron et de pastèque en purée. Aromatisez avec le jus de citron, le miel et le sel, selon votre goût. Ajoutez le piment haché, et réfrigérez.

2. Servez dans des bols et garnissez de quelques myrtilles.

Pour 6 personnes : Calories : 95 ; lipides : moins d'1 g (7 % de calories d'origine lipidique) ; graisses saturées :

moins d'1 g ; protéines : 2 g ; glucides : 24 g ; cholestérol : 0 mg ; sodium : 103 mg ; fibres : 2 g.

Apport nutritionnel : micronutriments.

Soupe « pasta e fagioli »

150 g de haricots blancs
1 cuillerée à soupe d'huile d'olive vierge extra
1 grand oignon, émincé
6 gousses d'ail, hachées menu
2 1/2 litres d'eau ou de bouillon de légumes (voir page 318)
1/2 cuillère à café de romarin, émietté
150 g de petites pâtes (coquillettes, torsades, etc.)
sel et poivre noir à votre goût
3 cuillères à soupe de parmesan râpé
2 cuillerées à soupe de persil haché (facultatif)

1. Lavez les haricots et faites-les tremper toute la nuit. Égouttez-les.
2. Dans une grande casserole, faites chauffer l'huile d'olive à feu moyen, ajoutez l'oignon et l'ail, et faites sauter jusqu'à ce qu'ils deviennent tendres.
3. Après avoir ajouté les haricots, l'eau ou le bouillon de légumes, couvrez et portez à ébullition à feu vif. Baissez le feu, ajoutez le romarin, et laissez mijoter jusqu'à ce que les haricots soient suffisamment tendres.
4. Ajoutez les pâtes, et portez à ébullition jusqu'à ce qu'elles soient *al dente*.
5. Salez et poivrez à votre goût, garnissez de persil si vous le désirez, et servez accompagné de parmesan et d'un supplément d'huile d'olive (facultatif).

Pour 6 personnes : Calories : 346 ; lipides : 11 g (29 % de calories d'origine lipidique) ; graisses saturées ; 2,5 g ; protéines : 15 g ; glucides : 47 g ; cholestérol : 5 mg ; fibres : 10 g.

Apport nutritionnel : graisses monoinsaturées ; micronutriments (fibres des haricots).

2. Salades

Salade libanaise

1 concombre, épluché, égrené et coupé en dés
2 tomates fraîches, égrenées et coupées en dés
2 cébettes (oignons verts) hachées très menu
100 g d'olives noires dénoyautées et hachées
2 cuillerées à soupe de persil haché
3 cuillerées à soupe de jus de citron frais
2 cuillerées à soupe d'huile d'olive vierge extra
sel et poivre noir à votre goût.

1. Mélangez tous les ingrédients.
2. Salez, poivrez à votre goût et servez.

Pour 4 personnes : Calories : 116 ; lipides : 6 g (40 % de calories d'origine lipidique) ; graisses saturées : 1,5 g ; protéines : 4 g ; glucides : 15 g ; cholestérol : 8 mg ; fibres : 4 g.

Apport nutritionnel : graisses monoinsaturées ; micronutriments.

Salade turque aux épinards

1 livre d'épinards frais, lavés (enlever les tiges)
2 tomates fraîches, coupées en rondelles
6 cébettes hachées très menu
5 cuillères à soupe de yaourt, allégé ou sans matières grasses
2 gousses d'ail, hachées

1/2 cuillère à café de thym séché
sel et poivre noir à votre goût

1. Égouttez les épinards, coupez-les grossièrement, et mélangez-les avec les tomates et les cébettes dans un bol.

2. Mélangez le yaourt, l'huile d'olive, l'ail et le thym. Ajoutez sel et poivre selon votre goût.

3. Ajoutez cette préparation aux légumes et mélangez bien. Salez et poivrez selon votre goût.

Pour 4 personnes : Calories : 124 ; lipides : 8 g (52 % de calories d'origine lipidique) ; graisses saturées : 1 g ; protéines ; 5 g ; glucides : 11,5 g ; cholestérol : 2 mg ; fibres : 5 g.

Apport nutritionnel : graisses monoinsaturées ; micronutriments ; protéines et calcium du yaourt.

Salade de lentilles

200 g de lentilles
6 branches de persil frais
1 feuille de laurier
1 pincée de thym séché
2 cuillères à soupe de vinaigre de vin
2 cébettes hachées menu
1 cuillère à café de moutarde sèche en poudre
sel et poivre noir à votre goût.
10 cl d'huile de noix.
3 cuillerées à soupe de persil frais haché

1. Recouvrez les lentilles d'eau froide et laissez tremper pendant 2 heures. Égouttez-les et placez-les dans une casserole avec les branches de persil, la feuille de laurier et le thym. Couvrez d'eau bouillante et laissez mijoter pendant 35 à 45 minutes, couvert, jusqu'à ce qu'elles deviennent tendres. Égouttez et jetez les branches de persil et la feuille de laurier.

2. Dans un saladier, battez le vinaigre, les cébettes, la

moutarde, le sel et le poivre, tout en ajoutant de l'huile de noix.

3. Ajoutez les lentilles et mélangez bien. Ajoutez le persil haché. Rectifiez l'assaisonnement. Servez chaud ou froid.

Pour 4 personnes : Calories : 346 ; lipides : 19 g (48 % de calories d'origine lipidique) ; graisses saturées : 2 g ; protéines : 15 g ; glucides : 32 g ; cholestérol : 0 mg ; fibres : 16,5 g.

Apport nutritionnel : protéines, glucides de bonne qualité, fibres des lentilles ; acides gras oméga 3 de l'huile de noix.

Salade de betteraves

3 livres de betteraves
2 cuillères à soupe de sucre roux
6 cl de vinaigre de riz ou de cidre
6 cl d'eau
1 cuillère à café de wasabi en poudre (sorte de raifort japonais)
1 cuillère à café de moutarde sèche en poudre
1 oignon moyen, finement haché
sel selon votre goût

1. Coupez les feuilles de betteraves à environ 2 cm au-dessus de la racine. Dans une grande casserole, recouvrez les betteraves d'eau froide et portez à ébullition. Couvrez et laissez bouillir les betteraves à feu moyen jusqu'à ce qu'elles deviennent tendres (environ 45 minutes).

2. Égouttez-les et épluchez-les sous l'eau froide. Enlevez les tiges et coupez-les en tranches fines.

3. Dans un saladier, mélangez les betteraves avec tous les autres ingrédients, salez à votre goût, et mettez la salade au réfrigérateur, où vous pourrez la conserver une semaine.

Pour 4 personnes : Calories : 184 ; lipides : 1 g (2 %

de calories d'origine lipidique) ; graisses saturées : moins d'1 g ; protéines : 4 g ; glucides : 39 g ; cholestérol : 0 mg ; fibres : 7 g.

Apport nutritionnel : micronutriments.

Salade tunisienne

2 tomates fraîches, égrenées et coupées en dés
1/2 concombre, épluché, égrené et coupé en dés
1 petite pomme verte (enlever le cœur), épluchée et coupée en dés
2 cuillères à soupe de piment vert frais, égrené et émietté
4 cébettes hachées menu
le jus d'un demi-citron
2 cuillerées à soupe d'huile d'olive vierge extra
1 cuillerée à soupe de feuilles de menthe verte séchée
sel et poivre noir à votre goût

1. Placez tous les ingrédients dans un saladier de service. Touillez bien et assaisonnez selon votre goût.
2. Mettez au réfrigérateur pendant 1 heure avant de servir.

Pour 4 personnes : Calories : 114 ; lipides : 7 g (49 % de calories d'origine lipidique) ; graisses saturées : 1 g ; protéines : 2 g ; glucides : 14,5 g ; cholestérol : 0 mg ; fibres : 3 g.

Apport nutritionnel : graisses monoinsaturées ; micronutriments.

Salade à l'orange et à la patate douce

200 g de patates douces, épluchées et taillées en julienne
2 oranges coupées en tranches
2 cuillerées à soupe de coriandre fraîche hachée
10 cl de jus d'orange frais
2 cuillères à soupe de vinaigre balsamique
1 cuillerée à soupe d'huile d'olive vierge extra
1 cuillerée à soupe de feuilles de menthe verte séchée

sel et poivre noir à votre goût

1. Mélangez les patates douces, les tranches d'orange et la coriandre dans un saladier.
2. Ajoutez l'assaisonnement (le reste des ingrédients), et remuez bien le mélange.

Pour 4 personnes : Calories : 107 ; lipides : 4 g (29 % de calories d'origine lipidique) ; graisses saturées : 0,5 g ; protéines : 2 g ; 18 g ; cholestérol ; 0 mg ; fibres : 7 g.
Apport nutritionnel : graisses monoinsaturées ; micronutriments.

Raïta de concombres

1 grand concombre, épluché, égrené et coupé en dés
1 oignon moyen, finement haché
1 cuillère à soupe de sel
300 g de yaourt sans matières grasses
1/2 cuillère à café de cumin en poudre
poivre noir à votre goût.

1. Mélangez les concombres, l'oignon et le sel dans un saladier. Laissez reposer pendant 1/2 heure.
2. Égouttez la préparation, rincez bien à l'eau froide, et égouttez à nouveau. Ensuite, laissez tremper dans l'eau froide pour dessaler.
3. Ajoutez le yaourt, le cumin et le poivre. Mettez le raïta au réfrigérateur pendant au moins 2 heures avant de servir.

Pour 4 personnes : Calories : 109 g ; lipides : 0,5 g (4 % de calories d'origine lipidique) ; graisses saturées : 0 g ; protéines : 8,5 g ; glucides : 19,5 g ; cholestérol : 3 mg ; fibres : 3 g.
Apport nutritionnel : protéines et calcium du yaourt.

Salade aux canneberges et aux grains de blé complet

200 g de grains de blé complet
100 g de canneberges séchées
le jus d'1 orange avec sa pulpe
le jus d'un demi-citron
sel à votre goût
50 g d'olives dénoyautées et hachées (facultatif)

1. Mettez les grains de blé complet dans une casserole dans 1 litre d'eau froide. Portez à ébullition, couvrez, baissez le feu, et laissez cuire pendant environ 1 heure, jusqu'à ce que les grains de blé soient tendres. Égouttez.
2. Mélangez les canneberges avec le restant des ingrédients. Laissez refroidir, puis salez selon votre goût.

Pour 4 personnes : Calories : 209 ; lipides ; 4,5 g (18 % de calories d'origine lipidique) ; graisses saturées ; 0,5 g ; protéines : 6,5 g ; glucides : 39,5 g ; cholestérol : 0 mg ; fibres : 8 g.

Apport nutritionnel : céréales non raffinées ; micronutriments.

Salade mélangée

400 g de mesclun [1] *lavé et égoutté*
2 cuillerées à soupe d'huile d'olive vierge extra
sel et poivre noir à votre goût
2 cuillères à soupe de vinaigre balsamique
1 gousse d'ail (facultatif)

1. Mettez les feuilles de salade dans un grand saladier. Ajoutez suffisamment d'huile d'olive pour enrober les feuilles. Tournez bien.
2. Ajoutez du sel et du poivre selon votre goût ainsi qu'un peu de vinaigre. Tournez à nouveau la salade, goû-

1. Mélange de feuilles de salades diverses (laitue, trévise, mâche, etc.). (*N.d.T.*)

tez, et rajoutez du vinaigre, du sel ou du poivre, si nécessaire.

3. Vous pouvez, si vous le souhaitez, rajouter de l'ail écrasé dans le vinaigre.

4. Servez la salade immédiatement.

Pour 4 personnes : Calories : 40 ; lipides : 3,5 g (73,5 % de calories d'origine lipidique) ; graisses saturées : 0,5 g ; protéines : 1 g ; glucides : 2 g ; cholestérol : 0 mg ; fibres : 1 g.

Apport nutritionnel : graisses monoinsaturées ; micronutriments, y compris des fibres et des composés phytochimiques protecteurs.

Sauce aux agrumes pour salade

10 cl de jus d'orange ou de pamplemousse frais
2 cuillères à soupe de vinaigre balsamique
2 cuillerées à soupe d'huile d'olive vierge extra
sel et poivre noir à votre goût

1. Mélangez bien tous les ingrédients ensemble et versez cette sauce sur les salades de votre choix.

Pour 3 personnes : Calories : 54 ; lipides ; 5 g (74 % de calories d'origine lipidique) ; graisses saturées : 1 g ; protéines : moins d'1 g ; glucides : 3,5 g ; cholestérol : 0 mg ; fibres : 0 g.

Apport nutritionnel : graisses monoinsaturées ; micronutriments.

Sauce à l'ail

120 g de tofu de soie
2 cuillerées à soupe d'huile d'olive vierge extra
1 cuillère à soupe de jus de citron frais
1 gousse d'ail

2 cuillerées à soupe de coriandre fraîche hachée ou de persil haché
sel, poivre noir et rouge selon votre goût

1. Placez tous les ingrédients dans un mixer ou un robot et mixez pour obtenir une consistance crémeuse.
2. Assaisonnez salades, légumes et poissons avec cette préparation.

Pour 4 personnes : Calories : 86 ; lipides : 8 g (83 % de calories d'origine lipidique) ; graisses saturées : 1 g ; protéines : 3 g ; glucides : 1 g ; cholestérol : 0 mg ; fibres : 1 g.

Apport nutritionnel : protéines, calcium et isoflavones du tofu ; graisses monoinsaturées ; micronutriments.

Sauce pour salade de chou

120 g de tofu de soie
2 cuillerées à soupe d'huile d'olive vierge extra
1 cuillère à soupe de vinaigre de cidre
1 cuillère à soupe de moutarde de Dijon
1 cuillère à café de miel
1/2 cuillère à café de graines de pavot
sel et poivre noir

1. Placez tous les ingrédients dans un mixer ou un robot et mixez pour obtenir une consistance crémeuse. Salez et poivrez selon votre goût.

Pour 4 personnes : Calories : 94 ; lipides : 3 g (78 % de calories d'origine lipidique) ; graisses saturées : 1 g ; protéines : 3 g ; glucides : 3 g ; cholestérol : 0 mg ; fibres : moins d'1 g.

Apport nutritionnel : protéines, calcium, et isoflavones du tofu ; graisses monoinsaturées.

Sauce tartare

120 g de tofu de soie
2 cuillerées à soupe d'huile d'olive vierge extra
1 cuillère à soupe de jus de citron frais
1 cuillerée à soupe d'oignon émincé
1 cuillère à soupe de cornichons à l'aneth, finement hachés
1 cuillère à soupe de câpres
sel et poivre noir

1. Placez le tofu, l'huile d'olive, le jus de citron et l'oignon dans un mixer ou un robot et mixez pour obtenir une consistance crémeuse.
2. Versez ce mélange dans un saladier, ajoutez les cornichons et les câpres, salez et poivrez selon votre goût.
3. Servez en accompagnement de poissons ou de légumes.

Pour 4 personnes : Calories : 90 g ; lipides : 8 g (79 % de calories d'origine lipidique) ; graisses saturées ; 1 g ; protéines : 3 g ; glucides : 2,5 g ; cholestérol : 0 mg ; fibres : moins d'1 g.

Apport nutritionnel : protéines, calcium, et isoflavones du tofu ; graisses monoinsaturées.

Pickles de carottes

3 gousses d'ail, émincées
1 cuillère à soupe d'oignon, grossièrement haché
3 cuillerées à soupe d'huile d'olive vierge extra
2 cuillères à soupe de vinaigre de cidre
1/2 cuillère à café de moutarde sèche en poudre
1 cuillère à soupe d'épices pour marinades dans une étamine
sel et poivre noir
1 livre de carottes, épluchées et coupées en julienne
1 petit oignon, coupé en fines tranches

1. Faites sauter l'ail et l'oignon dans l'huile d'olive

jusqu'à ce qu'ils soient presque tendres (environ 5 minutes).

2. Mélangez le vinaigre, la moutarde, les épices, le sel, le poivre et les carottes. Laissez mijoter, couvert, pendant 5 minutes. Les carottes doivent être très croquantes. Retirez du feu.

3. Enlevez l'étamine remplie d'épices. Transférez le mélange à base de carottes dans un plat peu profond. Garnissez avec l'oignon finement haché. Couvrez et réfrigérez le temps nécessaire, en remuant de temps à autre.

4. Servez froid comme amuse-gueule.

Pour 4 personnes : Calories : 212 ; lipides : 11 g (43 % de calories d'origine lipidique) ; graisses saturées : 1,5 g ; protéines : 3 g ; glucides : 30 g ; cholestérol : 0 mg ; fibres : 5 g.

Apport nutritionnel : micronutriments.

Oignons aigres-doux à l'indienne

1 grand oignon rouge, coupé en dés
1 cuillerée à soupe d'huile d'olive vierge extra
1 cuillère à soupe de paprika
1 cuillère à soupe de sucre roux
1 cuillère à café de curcuma
2 cuillères à soupe de jus de citron frais
1/4 de cuillère à café de poivre rouge
sel

1. Trempez l'oignon dans l'eau froide pendant 10 minutes, puis égouttez-le. Répétez l'opération à plusieurs reprises pour éliminer son goût piquant.

2. Mélangez l'oignon avec les autres ingrédients. Salez selon votre goût.

3. Servez comme condiment sur les plats de riz, ou dans les sandwichs.

Pour 4 personnes : Calories : 54 ; lipides : 4 g (57 % de

calories d'origine lipidique) ; protéines : 1 g ; glucides : 5,5 g ; cholestérol : 0 mg ; fibres : 1 g.

Apport nutritionnel : graisses monoinsaturées ; micro-nutriments.

3. Hors-d'œuvre

Sauce froide à l'ail (pour crudités)

3 tranches de pain grillé complet
50 g de noix
4 gousses d'ail, écrasées
2 cuillères à soupe de jus de citron frais
1 cuillerée à soupe d'huile d'olive vierge extra
20 cl d'eau
1/2 cuillère à café de moutarde sèche en poudre
2 cuillerées à soupe de persil haché
sel et poivre

1. Placez les tranches de pain grillé dans un robot et réduisez-les en miettes.
2. Ajoutez les noix et l'ail et continuez de mixer jusqu'à ce que le mélange soit finement moulu.
3. Ajoutez tous les autres ingrédients et continuez de mixer, en ajoutant de l'eau si le mélange semble trop épais.
4. Versez le mélange dans un saladier, salez et poivrez selon votre goût.

Pour 4 personnes : Calories : 166 ; lipides : 10 g (49 % de calories d'origine lipidique) ; graisses saturées : 1,5 g ; protéines : 6 g ; glucides : 18 g ; cholestérol : 0 mg ; fibres : 3 g.

Apport nutritionnel : les acides gras oméga 3 des noix ; micronutriments monoinsaturés ; les fibres du pain grillé complet.

Pâté aux noix et aux aubergines

1 grande aubergine
150 g de cerneaux de noix
2 cuillères à café de racine de gingembre finement hachée
2 gousses d'ail écrasées
1 cuillerée à soupe d'huile d'olive vierge extra
1 pincée de Quatre-épices
1/2 cuillère à café de moutarde sèche en poudre
sel et sauce poivrade

1. Préchauffer le four à 240 °C. Percez l'aubergine en plusieurs endroits avec une fourchette et faites-la cuire jusqu'à ce qu'elle devienne très tendre (environ 45 minutes).

2. Pendant la cuisson de l'aubergine, réduisez les noix en poudre fine avec un robot et mettez la poudre de côté.

3. Sortez l'aubergine du four, fendez-la pour laisser la vapeur et le liquide s'échapper. Après avoir extrait la pulpe, placez celle-ci dans un robot avec la racine de gingembre, l'ail et l'huile d'olive. Mixez jusqu'à ce que vous obteniez une consistance crémeuse.

4. Ajoutez les noix moulues, et mixez à nouveau.

5. Ajoutez selon votre goût une pincée de Quatre-épices, quelques gouttes de sauce poivrade et du sel. Réfrigérez.

Pour 8 personnes : Calories : 126 ; lipides : 11 g (70 % de calories d'origine lipidique) ; graisses saturées : 1 g ; protéines : 4,5 g ; glucides : 6 g ; cholestérol : 0 mg ; fibres : 2 g.

Apport nutritionnel : acides gras oméga 3 des noix ; graisses monoinsaturées ; micronutriments.

Purée de haricots secs au raifort

200 g de haricots cuits (haricots rouges, cannellini ou pois chiches)

2 cuillères à soupe d'huile d'olive vierge extra
1 cuillerée de raifort râpé
2 cébettes hachées menu
sel

1. Mélangez les haricots, l'huile d'olive, le raifort et les cébettes dans un mixer ou un robot et mixez jusqu'à ce que vous obteniez une consistance crémeuse, en ajoutant un peu d'eau si nécessaire.
2. Salez selon votre goût.

Pour 8 personnes : Calories : 94 ; lipides : 3,5 g (33 % de calories d'origine lipidique) ; graisses saturées : moins d'1 g ; protéines : 4,5 g ; glucides : 12 g ; cholestérol : 0 mg ; fibres : 4 g.

Apport nutritionnel : glucides de bonne qualité ; graisses monoinsaturées ; micronutriments.

Pâte à tartiner aux lentilles et aux noix

200 g de lentilles
50 g de noix hachées
2 cuillères à café de moutarde de Dijon
1 cuillère à soupe de vinaigre de vin
sel, poivre noir ou poivre de Cayenne

1. Lavez les lentilles, couvrez d'eau froide, portez à ébullition, et laissez cuire jusqu'à ce qu'elles deviennent tendres (environ 1 heure).
2. Égouttez les lentilles et mélangez-les avec les autres ingrédients dans un robot. Mixez pour obtenir la consistance d'une pâte à tartiner, en ajoutant de l'eau si nécessaire.
3. Rectifiez l'assaisonnement.

Pour 8 personnes : Calories : 130 ; lipides : 4,7 g (31 % de calories d'origine lipidique) ; graisses saturées : moins d'1 g ; protéines : 8,7 g ; glucides : 15 g ; cholestérol : 0 mg ; fibres : 7,5 g.

Apport nutritionnel : glucides de bonne qualité ; acides gras oméga 3 des noix ; micronutriments.

Pâte à tartiner aux sardines ou aux harengs

1 boîte de sardines à l'eau ou de harengs fumés
1 à 2 cuillères à café de moutarde de Dijon
1 cuillère à soupe d'oignon, finement haché
1/2 cuillère à café de jus de citron frais

1. Égouttez le poisson (s'il s'agit de sardines) et réduisez-le en purée avec une fourchette dans un bol, avec la moutarde.
2. Ajoutez l'oignon et le jus de citron.

Pour 1 personne : Calories : 202 ; lipides : 13,5 g (56 % de calories d'origine lipidique) ; graisses saturées : 2 g ; protéines : 19,5 g ; glucides : 2 g ; cholestérol : 60,5 mg ; sodium : 516 mg ; fibres : moins d'1 g.

Apport nutritionnel : protéines et acides gras oméga 3 du poisson.

Humus

300 g de pois chiches
1 cuillère à café de bicarbonate de soude
100 g de tahin (purée de sésame blanc)
6 cl d'eau
2 cuillères à soupe de jus de citron
3 gousses d'ail écrasées
1/2 cuillère à café de cumin
1 cuillère à thé de sel
1 cuillère à soupe d'huile d'olive vierge extra

1. Faites tremper les pois chiches toute la nuit dans l'eau froide avec le bicarbonate de soude.
2. Placez-les dans une casserole. Portez à ébullition,

baissez le feu, couvrez et laissez cuire jusqu'à ce qu'ils deviennent tendres (environ 45 minutes). Égouttez, en mettant un peu de liquide de côté.

3. Préparation du tahin : mixez dans un robot le tahin, l'eau, le jus de citron, le cumin et l'ail. Mettez de côté une demi tasse de la sauce ainsi obtenue.

4. Mettez les pois chiches égouttés dans un robot et réduisez-les en purée, en ajoutant un peu du liquide de cuisson si nécessaire. Le mélange ne doit pas être trop liquide. Ajoutez la sauce à base de tahin et mixez à nouveau pour obtenir une consistance crémeuse.

5. Versez la préparation dans un saladier. Ajoutez de l'huile d'olive et mélangez.

6. Servez avec des pitas, des crackers complets ou des bâtonnets de carottes.

Pour 4 personnes : Calories : 536 ; lipides : 24 g (39 % de calories d'origine lipidique) ; graisses saturées : 3 g ; protéines : 23 g ; glucides ; 63 g ; cholestérol : 0 mg ; fibres : 17 g.

Apport nutritionnel : protéines, fibres et bons glucides des pois chiches ; fibres, calcium et acides gras essentiels des graines de sésame ; graisses monoinsaturées.

4. Poissons

Steaks de thon

2 steaks de thon — de 120 à 180 g chacun — de 2 cm d'épaisseur environ
2 cuillères à soupe d'huile d'olive vierge extra
sel et poivre selon votre goût
2 tomates mûres de taille moyenne, coupées en dés
6 olives vertes dénoyautées et hachées
2 cuillères à café de câpres
1 gousse d'ail écrasée
1 pincée d'origan séché

1. Rincez les steaks de thon à l'eau froide et séchez-les avec un papier absorbant. Badigeonnez-les d'une cuillère à café d'huile d'olive. Salez et poivrez.

2. Préparez le gril ou préchauffez le four. Pendant ce temps, mélangez tous les ingrédients restants, salez et poivrez, et mettez cette préparation de côté.

3. Faites cuire les steaks à haute température sur le gril ou sur la grille du four, environ 2 à 3 minutes de chaque côté, ou jusqu'au degré de cuisson souhaité.

4. Versez la sauce sur les steaks et servez. Délicieux froid ou chaud.

Pour 2 personnes : Calories : 161 ; lipides : 7 g (40 % de calories d'origine lipidique) ; graisses saturées : 1 g ; protéines : 20,5 g ; glucides : 3 g ; cholestérol : 38 mg ; fibres : 1 g.

Apport nutritionnel : protéines du poisson.

Filets de poisson pochés à l'aneth

400 g de filets de poisson très minces (morue, sole, etc.)
3 cuillères à soupe d'aneth frais haché
sel et poivre selon votre goût
1 cuillère à soupe de jus de citron frais
3 cuillères à soupe d'eau

1. Rincez les filets de poisson à l'eau froide et séchez-les.
2. Salez et poivrez les filets et saupoudrez-les d'aneth.
3. Roulez les filets et placez-les dans un plat en verre ou en porcelaine avec le jus de citron et l'eau.
4. Faites cuire au four à micro-ondes pendant 2 minutes. Retournez les filets et remettez-les au four à micro-ondes pendant encore 1 minute.
5. Servez chaud ou froid avec une sauce tartare (voir page 337) ou avec une sauce à l'ail (voir page 335).

Pour 2 personnes : Calories : 71 ; lipides : 0,5 g (7 % de calories d'origine lipidique) ; graisses saturées : 0 g ; protéines : 15 g ; glucides : 1 g ; cholestérol : 37 mg ; fibres : 0 g.

Apport nutritionnel : protéines du poisson.

Filets de poisson frits aux champignons

2 cuillères à café d'huile d'olive vierge extra
400 g de filets de poisson (morue, sole, flétan, etc.)
sel et poivre noir selon votre goût
1/2 livre de champignons frais (shiitake, bolets ou pleurotes), coupés en lamelles
2 cébettes hachées très menu
3 cuillères à soupe d'eau
2 tranches de citron

1. Dans une poêle, faites chauffer l'huile d'olive, puis mettez-y les filets et faites-les cuire pendant 2 1/2 minutes

sur chaque face. Salez et poivrez, puis disposez-les sur un plat chaud.

2. Ajoutez les champignons dans la poêle et faites-les cuire jusqu'à ce qu'ils commencent à dorer. Salez et poivrez à votre goût.

3. Saupoudrez les filets avec les cébettes et servez avec les champignons et les tranches de citron.

Pour 2 personnes : Calories : 207 ; lipides : 6 g (27 % de calories d'origine lipidique) ; graisses saturées : moins d'1 g ; protéines : 32,5 g ; glucides : 5 g ; cholestérol : 73 mg ; fibres : 1.4 g.

Apport nutritionnel : protéines du poisson ; graisses monoinsaturées ; micronutriments.

Filets de poisson panés au raifort

240 à 360 g de poisson (morue ou flétan)
3 cuillères à soupe de chapelure complète
2 ou 3 cuillères à soupe de raifort
2 cuillères à soupe d'huile d'olive vierge extra
sel et poivre noir selon votre goût

1. Préchauffez le four à 180 °C. Rincez les filets de poisson à l'eau froide et séchez-les.

2. Mélangez les autres ingrédients et étalez cette préparation sur le poisson.

3. Faites cuire le poisson pendant 15 minutes ou jusqu'au degré de cuisson souhaité.

4. Faites cuire brièvement le poisson sous le gril du four pour dorer la chapelure.

Pour 2 personnes : Calories : 377 ; lipides : 17 g (40 % de calories d'origine lipidique) ; graisses saturées : 2.5 g ; protéines : 34 g ; glucides : 22 g ; cholestérol : 73 mg ; fibres : 2 g.

Apport nutritionnel : protéines du poisson ; graisses monoinsaturées.

Filets de poisson en croûte au romarin

240 à 360 g de filets de poisson épais (morue ou flétan)
1 pomme de terre moyenne
sel et poivre noir selon votre goût
1/4 cuillère à café de romarin, émietté
1 cuillère à soupe d'huile d'olive vierge extra

1. Rincez les filets de poisson à l'eau froide et séchez-les.

2. Épluchez la pomme de terre et râpez-la avec une râpe à gros trous. Éliminez l'excès d'eau en pressant la pomme de terre râpée entre plusieurs couches de papier essuie-tout.

3. Assaisonnez la pomme de terre râpée avec sel, poivre et romarin, et disposez-la autour du poisson.

4. Faites chauffer une poêle à frire antiadhésive sur feu moyen et ajoutez de l'huile d'olive. Déposez délicatement le poisson dans la poêle. Faites cuire pendant 3 minutes. Retournez le poisson, à l'aide de deux spatules, puis continuez la cuisson pendant encore 3 minutes.

Pour 2 personnes : Calories : 341 ; lipides : 8 g (21,5 % de calories d'origine lipidique) ; graisses saturées : 1 g ; protéines : 34 g ; glucides : 32 g ; cholestérol : 73 mg ; fibres : 3 g.

Apport nutritionnel : protéines du poisson ; graisses monoinsaturées.

Une recette facile de saumon poché

filets de saumon (170 g par personne)
1 carotte, épluchée coupée en rondelles
1 petit oignon émincé
1 branche de céleri haché
2 rondelles de citron
plusieurs branches de persil
6 feuilles de laurier
12 grains de poivre noir

sel
1 verre de vin blanc sec
le jus d'un demi-citron

1. Rincez les filets de saumon à l'eau froide et coupez-les en portions individuelles.
2. Placez dans une casserole les morceaux de carotte, l'oignon, le céleri, les rondelles de citron, le persil, les feuilles de laurier, et les grains de poivre noir.
3. Ajoutez le poisson, couvrez d'eau froide, ajoutez le sel, le vin et le jus de citron. Portez à ébullition, à découvert.
4. Faites mijoter pendant 5 minutes.
5. Laissez refroidir le poisson dans le court-bouillon pendant 10 minutes. Puis, disposez-le délicatement sur un plat de service.
6. Servez chaud ou froid. Le saumon poché froid est délicieux avec une sauce à l'ail (voir page 335).

1 filet par personne : Calories : 302 ; lipides : 6 g (24 % de calories d'origine lipidique) ; graisses saturées : 1 g ; protéines : 35 g ; glucides : 8 g ; cholestérol : 88 mg ; fibres : 2 g.

Apport nutritionnel : bonnes protéines ; acides gras oméga 3.

Croquettes de saumon

120 g de saumon cuit
2 cuillères à soupe de sauce à l'ail (voir page 335)
50 g de maïs en grain (cuit)
2 cuillères à café de chapelure
2 cuillères à soupe de semoule de maïs
1 cuillère à café d'huile d'olive légère

1. Écrasez le saumon en purée en ajoutant la sauce à l'ail.
2. Incorporez les grains de maïs et la chapelure.

3. Formez deux croquettes avec ce mélange, puis enrobez-les de semoule de maïs. Réfrigérez pendant au moins 1 heure avant de faire cuire.

4. Faites chauffer l'huile à haute température dans une petite poêle, puis faites cuire les croquettes 1 à 2 minutes de chaque côté.

Pour 2 personnes : Calories : 154 ; lipides : 6 g (30 % de calories d'origine lipidique) ; graisses saturées : 1 g ; protéines : 13 g ; glucides : 12 g ; cholestérol : 29 mg ; fibres : 1 g.

Apport nutritionnel : protéines et acides gras oméga 3 du saumon ; composés phytochimiques protecteurs.

5. Légumes

Pommes de terre au four

3 pommes de terre moyennes, non épluchées (biologiques)
2 cuillères à soupe de jus de citron frais
2 cuillères à soupe d'huile d'olive vierge extra
1 1/2 cuillère à café de romarin frais, finement haché (ou 1 cuillère à café de romarin séché et émietté)
1/4 cuillère à café de sel
1/4 cuillère à café de poivre noir fraîchement moulu
2 gousses d'ail, hachées menu

1. Préchauffez le four à 200 °C.
2. Lavez et séchez les pommes de terre, puis coupez-les en deux dans le sens de la longueur. Coupez chaque moitié en quatre tranches égales.
3. Mélangez tous les autres ingrédients dans un grand saladier. Ajoutez les pommes de terre et mélangez bien pour les enrober de cette préparation.
4. Placez les pommes de terre, bien espacées, sur un plat à gratin (préalablement huilé).
5. Faites cuire pendant 45 minutes ou jusqu'à ce qu'elles soient moelleuses et légèrement dorées.

Pour 6 personnes : Calories : 158 ; lipides : 2 g (9,5 % de calories d'origine lipidique) ; graisses saturées : moins d'1 g ; protéines : 33 g ; glucides : 40 g ; cholestérol : 0 mg ; fibres : 3 g.
Apport nutritionnel : un plat pauvre en graisses si on le compare aux frites traditionnelles.

Légumes au four

2 grandes aubergines, coupées en petits dés
200 g d'ignames, épluchées et coupées en petits dés
2 cuillères à soupe d'huile d'olive vierge extra
sel

1. Préchauffez le four à 240 °C.

2. Mélangez les légumes avec l'huile d'olive et salez selon votre goût. Disposez les légumes sur une plaque à pâtisserie.

3. Faites cuire pendant 15 minutes, retirez du four, et retournez autant de morceaux que vous le pouvez (vous n'êtes pas obligé de les retourner tous).

4. Continuez la cuisson pendant encore 8 minutes.

Pour 4 personnes : Calories : 175 ; lipides : 7 g (35 % de calories d'origine lipidique) ; graisses saturées : 1 g ; protéines : 2 g ; glucides : 27 g ; cholestérol : 0 mg ; fibres : 6 g.

Apport nutritionnel : graisses monoinsaturées ; micronutriments.

Croustillant de tomates grillées

2 tomates mûres
1 1/2 cuillère à soupe de chapelure complète
1 cuillère à soupe d'huile d'olive vierge extra
1 gousse d'ail, hachée menu
sel et poivre noir

1. Préchauffez le four à 180 °C.

2. Coupez les tomates dans le sens de la longueur et égrenez-les. Retournez-les pour les égoutter. Mélangez les ingrédients restants et versez la préparation sur les tomates à l'aide d'une cuillère. Disposez-les dans un plat de cuisson.

3. Faites cuire pendant 15 minutes, puis passez les tomates au gril brièvement pour les dorer.

Pour 2 personnes : Calories : 117 ; lipides ; 8 g (59 % de calories d'origine lipidique) ; graisses saturées : 1 g ; protéines : 2 g ; glucides : 10 g ; cholestérol : 0 mg ; fibres : moins d'1 g.

Apport nutritionnel : micronutriments ; graisses monoinsaturées.

Purée d'épinards

2 cuillères à soupe de noix de cajou en morceaux
15 cl d'eau
1 cuillère à café d'huile d'olive
1 oignon, haché menu
1 cuillère à soupe d'ail, émincé
1 cuillère à soupe de racine de gingembre finement hachée
1 livre d'épinards, lavés (ôter les tiges dures)
1 cuillère à soupe de curry en poudre.
sel

1. Préparez un lait de noix de cajou : passez les morceaux de noix de cajou au mixer jusqu'à ce qu'ils soient moulus très finement, ajoutez l'eau, et mixez encore 2 minutes.
2. Dans une casserole, faites chauffer l'huile d'olive à haute température. Ajoutez l'oignon et faites-le revenir jusqu'à ce qu'il commence à dorer.
3. Ajoutez l'ail et le gingembre, baissez le feu, et faites revenir pendant encore quelques minutes.
4. Ajoutez les épinards et la poudre de curry. Baissez le feu et ajoutez le lait de noix de cajou : Couvrez, et laissez mijoter une quinzaine de minutes à feu doux.
5. Retirez du feu, laissez légèrement refroidir, puis versez la préparation dans un robot et mixez jusqu'à ce que vous obteniez une consistance crémeuse.
6. Remettez la purée dans la casserole jusqu'à cuisson complète ; et salez selon votre goût.

Pour 4 personnes : Calories : 148 ; lipides : 4 g (23 % de calories d'origine lipidique) ; graisses saturées : 1,5 g ; protéines : 10 g ; glucides : 28,5 g ; cholestérol : 0 mg ; fibres : 7 g.

Apport nutritionnel : micronutriments.

Chou rouge à la sauce aigre-douce

1 cuillère à soupe d'huile d'olive vierge extra
1 grand oignon, finement haché
700 g de chou rouge coupé en fines lamelles
12 cl de compote de pommes
7 cl de vinaigre balsamique
2 cuillères à soupe de sirop d'érable
1 cuillère à soupe de graines de carvi
sel

1. Faites chauffer l'huile d'olive dans une poêle ou un wok. Ajoutez l'oignon et faites sauter jusqu'à ce qu'il soit bien doré. Ajoutez le chou, remuez bien, et laissez cuire jusqu'à ce qu'il devienne tendre (environ 3 minutes).
2. Pendant ce temps, placez les ingrédients restants dans un petit saladier. Ajoutez ce mélange au chou et continuez à remuer jusqu'à cuisson complète.
3. Salez selon votre goût. Servez chaud ou froid.

Pour 4 personnes : Calories : 103 ; lipides : 4 g (30 % de calories d'origine lipidique) ; graisses saturées : 0,5 g ; protéines : 2 g ; glucides : 18 g ; cholestérol : 0 mg ; fibres : 3 g.

Apport nutritionnel : micronutriments ; graisses monoinsaturées.

Chou vert aux champignons

100 g de chou vert coupé en dés (retirer le cœur)

25 cl de bouillon de légumes (voir page 318)
1 cuillère à soupe d'huile d'olive vierge extra
1 oignon moyen, coupé en dés
1 livre de champignons (shiitake ou pleurote, si possible)
1 1/2 cuillère à soupe de fécule de maïs mélangée à 6 cl d'eau froide
1 cuillère à soupe d'aneth frais haché, ou bien 1 cuillère à café d'aneth séché
1/2 cuillère à café de paprika
1 cuillère à soupe de graines de carvi
sel et poivre noir

1. Dans une casserole couverte, faites cuire à la vapeur à feu vif le chou dans le bouillon pendant 5 minutes, jusqu'à ce qu'il ramollisse un peu, tout en étant encore d'un beau vert. Retirez du feu et enlevez le couvercle.

2. Pendant la cuisson du chou, faites chauffer l'huile d'olive dans une grande poêle ou un wok, et faites revenir les oignons et les champignons jusqu'à ce qu'ils soient bien dorés. Ajoutez le chou et continuez la cuisson, en mélangeant bien. Mélangez la fécule de maïs et l'eau et versez le tout dans la poêle. Portez à ébullition, jusqu'à ce que le liquide s'épaississe. Baissez le feu et assaisonnez selon votre goût avec l'aneth, le paprika, le sel et le poivre.

Pour 6 personnes : Calories : 74 ; lipides : 3 g (36 % de calories d'origine lipidique) ; graisses saturées : 0.5 g ; protéines : 2 g ; glucides : 10 g ; cholestérol : 0 mg ; fibres : 1 g.

Apport nutritionnel : micronutriments.

6. Pâtes, riz, pommes de terre

Pâtes aux brocolis

1 gros bouquet de brocolis
1 livre de pâtes (penne, rigatoni, etc.)
4 cuillères à soupe d'huile d'olive vierge extra
6 gousses d'ail, hachées menu
2 cuillères à soupe de câpres
1 cuillère à café de piment rouge en paillettes
2 cuillères à café de câpres
sel
parmesan râpé (facultatif)

1. Faites bouillir de l'eau dans une grande casserole pour cuire les pâtes.

2. Coupez les extrémités des tiges du brocoli et jetez-les. Coupez la tige principale de chaque brocoli, retirez-en la peau fibreuse et coupez-la en rondelles. Séparez les fleurs des brocolis et pelez légèrement la peau au niveau des queues pour les rendre plus tendres.

3. Jetez les pâtes dans l'eau bouillante. Pendant que les pâtes cuisent, faites chauffer l'huile d'olive dans une petite casserole et ajoutez selon votre goût l'ail, le piment rouge et le sel. Faites sauter pendant 1 à 2 minutes, en remuant bien, puis retirez du feu.

4. Deux minutes avant que les pâtes soient *al dente*, ajoutez les brocolis. Dès que les brocolis sont croquants et d'un beau vert (goûtez-en un morceau), égouttez le mélange pâtes-brocolis dans une passoire, remettez-le

dans la casserole, et ajoutez l'assaisonnement à l'huile d'olive.

5. Ajoutez les câpres, et salez et poivrez à votre goût. Servez avec du parmesan, si vous le désirez.

Pour 6 personnes : Calories : 431 ; lipides : 14 g (30 % de calories d'origine lipidique) ; graisses saturées : 4 g ; protéines : 16 g ; glucides : 59 g ; cholestérol : 10 mg ; fibres : 2 g.

Apport nutritionnel : glucides de bonne qualité ; micronutriments des brocolis ; graisses monoinsaturées.

Nouilles chinoises aux brocolis

1 livre de brocolis
*1 livre de pâtes (*linguine ou fettucine*)*
2 cuillères à soupe d'huile de sésame grillé
1 cuillère à soupe d'huile d'olive légère
2 cuillères à soupe d'ail, haché menu
1 cuillère à café de piment rouge en paillettes
1 paquet (180 g) de tofu pressé, cuit et coupé en cubes
6 cuillères à soupe de sauce de soja à faible teneur en sodium
3 cuillères à soupe de vinaigre de riz
2 cuillères à soupe de sucre roux

1. Coupez les extrémités des tiges du brocoli et jetez-les. Coupez la tige principale de chaque brocoli, retirez-en la peau fibreuse et coupez-la en rondelles. Séparez les fleurs des brocolis et pelez légèrement la peau au niveau des queues pour les rendre plus tendres.

2. Faites bouillir de l'eau dans une grande casserole. Ajoutez les brocolis et faites-les cuire jusqu'à ce qu'ils soient croquants et d'un beau vert (environ 4 à 5 minutes). Sortez-les avec une cuillère à rainures et rincez-les à l'eau froide. Égouttez-les.

3. Jetez les pâtes dans l'eau bouillante et faites-les cuire *al dente*.

4. Pendant ce temps, faites chauffer l'huile d'olive

dans une poêle et ajoutez l'ail et le piment rouge. Faites sauter pendant 10 secondes. Ajoutez les brocolis, les cubes de tofu, la sauce de soja, le vinaigre, le sucre, et faites sauter pendant 30 secondes. Retirez du feu.

5. Égouttez les pâtes et mélangez-les avec les brocolis. Servez chaud ou à température ambiante.

Pour 6 personnes : Calories : 429 ; lipides : 11 g (23 % de calories d'origine lipidique) ; graisses saturées : 1,6 g ; protéines : 17,4 g ; glucides : 64 g ; cholestérol : 0 mg ; sodium : 724 mg ; fibres : 2 g.

Apport nutritionnel : glucides de bonne qualité ; protéines, calcium et isoflavones du tofu ; micronutriments des brocolis et de l'ail.

Pâtes au potiron et aux noix

1 livre de potiron, épluché, égrené et coupé en dés
1 livre de pâtes (papillons, coquillettes)
1 cuillère à soupe d'huile d'olive vierge extra
2 gousses d'ail, hachées menu
2 cuillères à soupe de persil haché
sel, poivre noir ou poivre de Cayenne selon votre goût
2 cuillères à soupe de noix finement hachées
1 cuillère à café de piment rouge en paillettes
2 cuillères à soupe de parmesan râpé

1. Placez le potiron dans une casserole avec un peu d'eau, couvrez et faites cuire à la vapeur jusqu'à ce que le potiron soit tendre. Égouttez-le et réduisez-le en purée.

2. Faites cuire les pâtes *al dente*.

3. Pendant ce temps, faites chauffer l'huile d'olive dans une poêle, ajoutez l'ail, et faites sauter pendant 30 secondes. Ajoutez la purée de potiron, le persil, et salez et poivrez à votre convenance.

4. Égouttez les pâtes et mélangez-les avec la purée de potiron et servez garni de noix finement hachées et de parmesan.

Pour 6 personnes : Calories : 361 ; lipides : 6 g (15 % de calories d'origine lipidique) ; graisses saturées : 1,2 g ; protéines : 13 g ; glucides : 64 g ; cholestérol : 3 mg ; fibres : 3 g.

Apport nutritionnel : glucides de bonne qualité ; acides gras oméga 3 des noix ; micronutriments du potiron, de l'ail et du persil.

Pâtes à la puttanesca

800 g de tomates fraîches, pelées, égrenées et concassées (ou utilisez des tomates concassées en boîte)
1 cuillère à soupe d'huile d'olive vierge extra
1 cuillère à café de piment rouge en paillettes
1 cuillère à soupe de câpres, égouttées et rincées
20 olives noires, égouttées, dénoyautées et hachées
1 cuillère à soupe d'ail, finement haché
2 cuillerées à soupe de basilic frais haché
1 livre de pâtes (penne)
5 cuillères à soupe de parmesan râpé

1. Dans un grand saladier, mélangez les tomates, l'huile d'olive, le piment rouge, les câpres, les olives, l'ail et le basilic. Laissez reposer à température ambiante pendant 1 heure.
2. Faites cuire les pâtes *al dente*. Égouttez-les bien.
3. Mélangez les pâtes chaudes avec la préparation à base de tomates. Ajoutez le parmesan et servez immédiatement.

Pour 6 personnes : Calories : 391 ; lipides : 7,5 g (17 % de calories d'origine lipidique) ; graisses saturées : 2,5 g ; protéines : 15,5 g ; glucides : 66 g ; cholestérol : 8 mg ; sodium : 247 mg ; fibres : 4 g.

Apport nutritionnel : glucides de bonne qualité ; micronutriments des tomates et de l'ail.

Pâtes au chou frisé

80 g de tomates séchées au soleil
1 livre de pâtes (penne, rigatoni ou torsades)
2 cuillères à soupe d'huile d'olive vierge extra
1 grand oignon finement haché
1/2 cuillère à café de piment rouge en paillettes
1 livre de chou frisé (enlever les tiges et les côtes), grossièrement haché
4 gousses d'ail hachées menu
2 cuillères à soupe de câpres, avec une cuillère à soupe de leur jus
sel
5 cuillères à soupe de parmesan râpé (facultatif)

1. Plongez les tomates séchées dans de l'eau chaude jusqu'à ce qu'elles deviennent molles, pendant environ 10 minutes. Égouttez-les, coupez-les en morceaux et mettez-les de côté.

2. Faites cuire les pâtes. Pendant ce temps, faites chauffer l'huile d'olive dans une grande poêle, ajoutez l'oignon et faites sauter sur feu moyen jusqu'à ce qu'il soit bien doré. Ajoutez le piment rouge et les tomates séchées, et faites sauter pendant encore 1 minute.

3. Ajoutez le chou, en remuant bien jusqu'à ce qu'il ramollisse. Ajoutez l'ail, et faites cuire pendant 5 minutes en remuant fréquemment. Ajoutez les câpres avec leur jus et retirez du feu.

4. Lorsque les pâtes sont *al dente*, égouttez-les et mélangez-les avec le chou. Servez avec du parmesan râpé si vous le souhaitez.

Pour 6 personnes : Calories : 550 ; lipides : 9 g (15 % de calories d'origine lipidique) ; graisses saturées : 1 g ; protéines : 19,5 g ; glucides : 99 g ; cholestérol : 0 mg ; fibres : 7 g.

Apport nutritionnel : glucides de bonne qualité ; micronutriments du chou frisé ; graisses monoinsaturées.

Sauce à la marinara (pour les pâtes)

2 cuillères à soupe d'huile d'olive vierge extra
2 oignons moyens émincés
1 carotte, épluchée et râpée
1 cuillère à café de sel
1/4 cuillère à café de piment rouge en paillettes (ou selon votre goût)
1 grande boîte (800 g) de tomates concassées
500 g de purée de tomate en conserve
1 cuillère à café de sucre (facultatif)
1 feuille de laurier
2 cuillerées à soupe de basilic frais haché
1 cuillère à café d'origan séché
1 pincée de graines de fenouil
1/4 cuillère à café de Quatre-épices
4 gousses d'ail hachées menu

1. Faites chauffer l'huile d'olive à feu moyen dans une grande casserole (évitez les casseroles en fonte ou en aluminium). Ajoutez les oignons et la carotte, et faites sauter jusqu'à ce que les oignons soient transparents.

2. Ajoutez le sel et le piment rouge, puis les tomates et la purée de tomate. Mélangez bien, portez à ébullition, baissez le feu, et laissez mijoter.

3. Ajoutez le sucre, les fines herbes et les épices, et laissez mijoter pendant encore 30 minutes, à découvert, en remuant de temps à autre.

4. Ajoutez l'ail, et laissez mijoter jusqu'à ce que vous obteniez la consistance désirée. Salez à votre goût. Enlevez la feuille de laurier.

Pour 8 personnes : Calories : 73 ; lipides : 4 g (43 % de calories d'origine lipidique) ; graisses saturées : 0,5 g ; protéines : 1,5 g ; glucides : 10 g ; cholestérol : 0 mg ; sodium : 402 mg ; fibres : 2 g.

Apport nutritionnel : de nombreux micronutriments, y compris le lycopène des tomates ; graisses monoinsaturées.

Riz sauté à la chinoise

1 cuillerée à soupe d'huile d'olive légère
1 petit oignon (ou 3 cébettes), émincé
2 gousses d'ail, hachées menu
1 cuillère à soupe de racine de gingembre finement hachée
1 paquet (180 g) de tofu pressé, cuit et coupé en dés
4 tasses (de 25 cl) de riz cuit et refroidi
3 cuillères à soupe de sauce de soja à faible teneur en sodium
100 g de petits pois cuits
2 cuillerées à soupe de coriandre fraîche hachée
1 cuillère à café d'huile de sésame grillé

1. Dans un wok ou une grande poêle, faites chauffer l'huile d'olive et faites sauter l'oignon, l'ail et le gingembre, en remuant constamment avec une grande cuillère.
2. Ajoutez le tofu et faites-le réchauffer.
3. Ajoutez le riz, mélangez-le avec les autres ingrédients pour bien le réchauffer. Ajoutez la sauce de soja et mélangez bien.
4. Ajoutez les petits pois, la coriandre et l'huile de sésame, et mélangez bien.

Pour 6 personnes : Calories : 698 ; lipides : 9 g (11 % de calories d'origine lipidique) ; graisses saturées : 1 g ; protéines : 19 g ; glucides : 136 g ; cholestérol : 0 mg ; sodium : 897 mg ; fibres : 5 g.

Apport nutritionnel : micronutriments ; protéines, calcium et isoflavones du tofu.

Risotto aux bolets

200 g de riz arborio
50 g de bolets secs
1 litre de bouillon de légumes (voir page 318)
1 cuillère à soupe d'huile d'olive vierge extra
1 petit oignon, émincé
sel et poivre
2 cuillères à soupe de parmesan râpé (facultatif)

1. Rincez les champignons secs à l'eau froide. Égouttez-les et ajoutez-les au bouillon de légumes chaud pour qu'ils ramollissent.

2. Dans une grande poêle, ajoutez l'oignon et faites sauter sur feu moyen jusqu'à ce qu'il soit bien doré. Ajoutez le riz et remuez pour mélanger. Ajoutez les champignons, coupés en morceaux plus petits si nécessaire. Baissez à feu doux.

3. Tout en remuant le riz, ajoutez petit à petit le bouillon de légumes, au fur et à mesure que le riz absorbe le liquide. Après 15 minutes, goûtez le riz pour voir s'il est cuit.

4. Lorsque le riz est tendre (mais non pâteux), retirez-le du feu, salez et poivrez à votre goût, et ajoutez du parmesan râpé si vous le souhaitez.

Pour 4 personnes : Calories : 411 ; lipides : 9 g (19,5 % de calories d'origine lipidique) ; graisses saturées : 2 g ; protéines : 12 g ; glucides : 70 g ; cholestérol : 6 mg ; fibres : 2,5 g.

Apport nutritionnel : glucides à index glycémique intermédiaire ; graisses monoinsaturées ; micronutriments.

Pommes de terre farcies aux légumes verts

3 grandes pommes de terre
3 bouquets de brocolis
1/2 cuillère à café de sel
1 cuillère à soupe d'huile d'olive vierge extra
2 cuillères à soupe de lait de soja
2 cuillères à soupe de parmesan râpé

1. Nettoyez les pommes de terre et incisez-les au milieu afin qu'il soit plus facile de les couper en deux à la fin de la cuisson. Faites-les cuire au four à 200 °C jusqu'à ce qu'elles soient tendres (en général une heure, selon la taille des pommes de terre).

2. Pendant ce temps, coupez les extrémités des pieds de brocoli et pelez-les. Faites cuire les brocolis à la vapeur jusqu'à ce qu'ils soient croquants et d'un beau vert (environ 5 minutes). Égouttez-les et hachez-les finement.

3. Coupez les pommes de terre en deux, enlevez le milieu et mettez-le dans un saladier. Ajoutez le sel, l'huile d'olive et juste assez de lait de soja pour obtenir une pâte crémeuse. Ajoutez le parmesan et les brocolis et mélangez bien.

4. Remplissez les pommes de terre avec le mélange obtenu, disposez-les dans un plat à four, et faites-les chauffer à la température désirée. (Les enfants adorent ce plat.)

Pour 6 personnes : Calories : 101 ; lipides : 3 g (26 % de calories d'origine lipidique) ; graisses saturées : moins d'1 g ; protéines : 4 g ; glucides : 16 g ; cholestérol : 1 mg ; sodium : 226 mg ; fibres : 3 g.

Apport nutritionnel : micronutriments.

Couscous

200 g de couscous complet
40 cl d'eau bouillante
1 cuillère à soupe d'huile d'olive vierge extra
1 tomate fraîche, coupée en rondelles
1 cuillerée à soupe de persil haché
1 gousse d'ail, hachée menu
sel
1 cuillère à soupe de câpres
2 cuillères à soupe d'amandes effilées grillées

1. Placez le couscous dans un saladier, puis versez l'eau bouillante dessus. Mélangez, couvrez et laissez reposer pendant 10 minutes.

2. Détachez les grains à l'aide d'une fourchette, versez l'huile d'olive, remuez bien, puis ajoutez les autres ingrédients. Salez selon votre goût.

3. Servez à température ambiante.

Pour 4 personnes : Calories : 147 ; lipides : 3 g (20 % de calories d'origine lipidique) ; graisses saturées : moins d'1 g ; protéines : 5 g ; glucides : 25 g ; cholestérol : 0 mg ; fibres : 2 g.

Apport nutritionnel : glucides d'une céréale complète ; micronutriments.

7. Desserts

Pain à la banane

4 ou 5 bananes très mûres
20 cl de miel liquide
2 cuillères à soupe d'huile d'olive légère
2 cuillères à café d'extrait de vanille pur
250 g de farine complète pâtisserie
2 cuillères à café de bicarbonate de soude
100 g de noix finement hachées

1. Écrasez les bananes et mélangez-les bien avec le miel, l'huile d'olive et l'extrait de vanille.

2. Mélangez à part la farine pâtisserie avec le bicarbonate de soude et les noix.

3. Mélangez les deux préparations et répartissez le mélange dans un moule légèrement huilé. Faites cuire au four à 180 °C pendant 45 à 60 minutes, ou jusqu'à ce que le centre soit bien cuit. Retirez du four, laissez un peu refroidir, et démoulez la préparation.

Pour 9 personnes. Calories : 339 ; lipides : 12,5 g (31 % de calories d'origine lipidique) ; graisses saturées : 1,5 g ; protéines : 7 g ; glucides : 56 g ; cholestérol : 0 mg ; sodium : 283 mg ; fibres : 5 g.

Apport nutritionnel : graisses monoinsaturées ; acides gras oméga 3 des noix ; micronutriments.

Gâteau aux carottes

800 g de carottes épluchées et râpées
le jus d'une grande orange
2 cuillères à café d'extrait de vanille pur
2 cuillères à soupe d'huile d'olive légère
25 cl de miel liquide
100 g d'ananas réduit en purée ou coupé en tranches fines
125 g de farine blanche non raffinée
200 g de farine complète pâtisserie
2 cuillères à café de bicarbonate de soude
1/2 cuillère à café de cannelle
1/2 cuillère à café de Quatre-épices
100 g de noix finement hachées

1. Préchauffez le four à 180 °C.
2. Mélangez les carottes, le jus d'orange, la vanille, l'huile d'olive, le miel et l'ananas.
3. Tamisez les farines avec le bicarbonate de soude et les épices. Ajoutez les noix.
4. Mélangez bien les deux préparations.
5. Étalez la pâte dans un moule légèrement huilé et faites cuire au four pendant 45 à 60 minutes, ou jusqu'à ce que le centre soit bien cuit. Retirez du four, laissez un peu refroidir, et démoulez le gâteau.

Pour 9 personnes : Calories : 375 ; lipides : 12,5 g (29 % de calories d'origine lipidique) ; graisses saturées : 1 g ; protéines : 7 g ; glucides : 63 g ; cholestérol : 0 mg ; sodium : 291 mg ; fibres : 5 g.

Apport nutritionnel : graisses monoinsaturées ; acides gras oméga 3 des noix ; micronutriments.

Croustade aux pommes

12 grandes pommes (enlever le cœur), pelées et coupées en tranches
le jus d'un citron
100 g de raisins secs
10 cl de cognac

150 g de sucre roux
2 1/2 cuillères à café de cannelle
2 cuillères à soupe de farine complète pâtisserie
150 g de flocons d'avoine
50 g de germes de blé grillés
3/4 cuillère à café de sel
2 cuillères à soupe d'huile d'olive légère
10 cl de sirop d'érable

1. Préchauffez le four à 190 °C.
2. Dans un saladier, mélangez les pommes avec le jus de citron, les raisins secs, le cognac, 50 g de sucre roux, 1 cuillerée à café de cannelle et la farine.
3. Placez les pommes dans un plat de cuisson en verre ou en céramique préalablement huilé.
4. Mélangez les ingrédients restants (y compris le reste de sucre et de cannelle) et couvrez les pommes avec cette préparation.
5. Couvrez le plat de cuisson d'une feuille d'aluminium et faites cuire pendant 20 minutes. Enlevez la feuille d'aluminium et poursuivez la cuisson 30 à 40 minutes encore, jusqu'à ce que les pommes soient moelleuses. Servez chaud.

Pour 12 personnes : Calories : 244 ; lipides : 7,5 g (27 % de calories d'origine lipidique) ; graisses saturées : 1 g ; protéines : 4 g ; glucides : 40 g ; cholestérol : 0 mg ; sodium : 140 mg ; fibres : 5 g.

Apport nutritionnel : fibres et glucides des céréales complètes ; graisses monoinsaturées ; micronutriments.

Tarte aux cerises et aux pommes

1 livre de cerises congelées, dénoyautées
1 pomme verte (enlever le cœur), coupée en dés
100 g de sucre roux
cuillère à café d'extrait d'amande
1 cuillère à soupe de poudre d'arrow-root
15 cl de jus de cerises ou de pommes (100 % jus de fruits)

30 g de flocons d'avoine
50 g de noix finement hachées
2 cuillères à soupe de farine complète pâtisserie
3 cuillères à soupe d'huile d'olive légère
sel (facultatif)

1. Préchauffez le four à 190 °C.

2. Dans un saladier, mélangez les cerises, les morceaux de pomme, 50 g de sucre roux et l'extrait d'amande.

3. Dans une tasse, mélangez bien l'arrow-root et le jus de fruits, et versez cette préparation sur les fruits, en mélangeant bien.

4. Placez les pommes dans un grand moule carré préalablement huilé.

5. Mélangez les ingrédients restants (y compris le restant de sucre) et versez la préparation sur les fruits.

6. Faites cuire pendant 30 minutes. Chauffez le four à haute température le temps de dorer légèrement la garniture (1 à 2 minutes environ). Retirez le moule du four. Servez chaud.

Pour 6 personnes : Calories : 281 ; lipides : 10 g (31,5 % de calories d'origine lipidique) ; graisses saturées : 1 g ; protéines : 2 g ; glucides : 48 g ; cholestérol : 0 mg ; sodium : 9 mg ; fibres : 4 g.

Apport nutritionnel : micronutriments ; graisses monoinsaturées ; acides gras oméga 3 des noix.

Muffins à la citrouille

400 g de citrouille réduite en purée
25 cl de sirop d'érable (ou moins, à votre convenance)
3 cuillères à soupe d'huile d'olive légère
300 g de farine complète pâtisserie
1 cuillère à café de bicarbonate de soude
1/2 cuillère à café de sel (facultatif)
1/4 cuillère à café de clous de girofle en poudre
1/4 cuillère à café de gingembre en poudre
1 cuillère à café de cannelle

100 g de noix, finement hachées

1. Préchauffez le four à 160 °C.
2. Mélangez la purée de citrouille, le sirop d'érable et l'huile d'olive.
3. Dans un bol, passez au tamis la farine complète, le bicarbonate de soude, le sel et les épices. Ajoutez ensuite les noix hachées.
4. Incorporez les deux préparations. Mélangez bien.
5. Répartissez la pâte entre les douze compartiments du moule à muffins préalablement huilés.
6. Faites cuire pendant 45 minutes. Démoulez les muffins et laissez refroidir un peu.

Pour 12 personnes : Calories : 211 ; lipides : 8,5 g (33,5 % de calories d'origine lipidique) ; graisses saturées : 1 g ; protéines : 5 g ; glucides : 32 g ; cholestérol : 0 mg ; sodium : 199 ; fibres : 4 g.

Apport nutritionnel : micronutriments ; acides gras oméga 3 des noix ; graisses monoinsaturées.

Fond de tarte (recette facile)

180 g de biscuits biologiques
2 1/2 cuillères à soupe de sirop d'érable
2 cuillères à soupe de tahin (purée de sésame)
1 1/2 cuillère à café d'eau

1. Broyez les biscuits au robot.
2. Ajoutez les ingrédients restants et continuez de mixer jusqu'à ce que le mélange soit bien homogène.
3. Étalez ce mélange de manière égale dans un moule à tarte.
4. Si vous souhaitez une garniture crue, faites cuire le fond de tarte dans un four à 180 °C pendant 20 à 30 minutes jusqu'à ce qu'il soit légèrement doré. Sinon, ajoutez la garniture et faites cuire la tarte de la même façon.

Pour 8 personnes : Calories : 355 ; lipides : 4 g (10 % de calories d'origine lipidique) ; graisses saturées : 1 g ; protéines : 2,7 g ; glucides : 81 g ; cholestérol : 0 mg ; sodium : 137 mg ; fibres : 1 g.

Apport nutritionnel : micronutriments ; pas de graisses saturées.

« *Pizza* » *aux fruits*

préparation pour fond de tarte (voir ci-dessus)
1 livre de tofu ferme
1 cuillère à café d'extrait de vanille pur
zestes de 2 citrons biologiques, râpés
40 g de sucre
300 g de fruits frais (myrtilles et raisins, fraises, pêches, kiwis coupés en fines tranches)
50 g de marmelade d'orange
1 cuillère à soupe de fécule d'arrow-root
1 cuillère à café de jus de citron

1. Préchauffez le four à 180 °C.
2. Étalez le mélange pour fond de tarte sur une plaque à pizza et faites cuire pendant 20 mihutes. Retirez du feu, laissez refroidir et mettez au congélateur.
3. Égouttez le tofu et passez-le au robot pour obtenir une consistance crémeuse, tout en ajoutant la vanille, les zestes de citron et le sucre.
4. Étalez cette préparation sur le fond de tarte froid, et réfrigérez pendant au moins 1 heure.
5. Disposez les tranches de fruits sur le mélange de tofu.
6. Dans un petit saladier en verre ou en céramique, faites chauffer au four à micro-ondes la marmelade d'orange et le jus de citron jusqu'à ce que cette préparation devienne mousseuse. Versez-la sur la pizza et réfrigérez pendant encore 1 heure.

Pour 8 personnes : Calories : 467 ; lipides : 7 g (13,5 % de calories d'origine lipidique) ; graisses saturées : 1 g ; protéines : 7,5 g ; glucides : 99 g ; cholestérol : 0 mg ; sodium : 148 mg ; fibres : 3 g.

Apport nutritionnel : protéines, calcium et isoflavones du tofu ; micronutriments ; pas de graisses saturées.

Tarte au potiron

2 fonds de tarte (non cuits) (voir page 373)
80 g de noix de cajou en morceaux
25 cl d'eau
3 cuillères à soupe d'huile d'olive légère
300 g de farine complète pâtisserie
4 1/2 cuillères à soupe de poudre d'arrow-root
800 g de potiron réduit en purée
100 g de sucre
50 g de sucre roux
4 cuillères à soupe de cognac
3/4 cuillère à café de gingembre en poudre
3/8 cuillère à café de clous de girofle en poudre
1 1/2 cuillère à café de gingembre en poudre
1 1/2 cuillère à café de cannelle
100 g de noix, finement hachées

1. Préchauffez le four à 200 °C.

2. Dans un mixer, réduisez les morceaux de noix de cajou en poudre très fine. Ajoutez l'eau, et mixez à grande vitesse pendant 2 minutes. Ajoutez la poudre d'arrow-root et mixez à petite vitesse pendant 30 secondes. Laissez le mélange dans le mixer pour le moment.

3. Dans un robot ou un mixer, mélangez la purée de potiron, les deux types de sucre, le cognac et les épices.

4. Mixez le mélange noix de cajou/arrow-root pendant quelques secondes supplémentaires ; puis ajoutez la purée de potiron et continuez à mixer jusqu'à ce que tous les ingrédients soient bien incorporés.

5. Répartissez la garniture de tarte en deux parts égales entre les deux fonds de tarte. Garnissez des noix

finement hachées. Faites cuire les tartes pendant 50 à 60 minutes jusqu'à ce qu'elles deviennent légèrement dorées et croquantes.

6. Sortez les tartes du four, laissez refroidir, puis mettez-les au réfrigérateur toute la nuit pour que la garniture puisse se raffermir. Servez frais ou à température ambiante.

Pour 16 personnes (8 parts par tarte) : Calories : 491 ; lipides : 9,5 g (17,5 % de calories d'origine lipidique) ; graisses saturées : 1,5 g ; protéines : 5,5 g ; glucides : 100 g ; cholestérol : 0 mg ; sodium : 142 mg ; fibre : 3 g.

Apport nutritionnel : micronutriments ; acides gras oméga 3 des noix ; pas de graisses saturées.

Tarte aux framboises et au chocolat

préparation pour fond de tarte (voir page 373)
3 cuillères à soupe de poudre de cacao non sucré
1 cuillère à soupe de sirop d'érable
1 1/2 livre de framboises congelées (les décongeler, les égoutter et réserver le jus)
2 cuillères à soupe de poudre d'arrow-root
75 g de sucre roux
1 cuillère à café d'extrait d'amande

1. Préchauffez le four à 180 °C.

2. Dans un robot, ajoutez la poudre de cacao et le sirop d'érable à la préparation pour fond de tarte, et mixez jusqu'à ce que le tout soit homogène. Étalez le mélange dans un moule à tarte et faites cuire pendant 20 minutes jusqu'à ce que la pâte soit légèrement dorée. Laissez refroidir.

3. Mélangez le jus des framboises avec l'arrow-root dans une casserole jusqu'à ce que vous obteniez une consistance crémeuse. Ajoutez le sucre et incorporez délicatement les framboises. Mettez sur feu moyen et remuez à la cuiller de bois jusqu'à ce que le mélange devienne

transparent et épais. Poursuivez la cuisson pendant 1 minute encore. Ajoutez l'extrait d'amande. Laissez refroidir.

4. Versez la préparation de framboises dans le fond de tarte à l'aide d'une cuillère. Réfrigérez pendant au moins 2 heures avant de servir.

Pour 8 personnes : Calories : 513 ; lipides : 4,5 g (8 % de calories d'origine lipidique) ; graisses saturées : 1 g ; protéines : 4 g ; glucides : 121 g ; cholestérol : 0 mg ; sodium : 144 mg ; fibres : 5,5 g.

Apport nutritionnel : micronutriments, y compris les fibres des framboises.

Tarte à la crème aux myrtilles

1 livre de tofu de soie
40 g de sucre, ou plus selon votre goût
2 cuillères à café d'extrait de vanille pur
zeste d'1 citron biologique, finement râpé
préparation pour fond de tarte (voir page 373)
1 livre de myrtilles fraîches ou congelées
40 g de sucre roux
1/2 cuillère à café de cannelle
1 cuillère à soupe de jus de citron frais
1 1/2 cuillère à soupe de poudre d'arrow-root
2 cuillères à soupe d'eau

1. Égouttez bien le tofu et passez-le au mixer jusqu'à ce qu'il prenne une consistance crémeuse. Ajoutez le sucre, la vanille et le zest de citron, et mixez bien.

2. Versez le mélange de tofu dans le fond de tarte, puis mettez au réfrigérateur.

3. Mettez les myrtilles dans une casserole et faites-les cuire à feu moyen jusqu'à ébullition, puis laissez cuire à petite ébullition pendant 10 minutes.

4. Ajoutez le sucre, le jus de citron et la cannelle, puis laissez cuire encore 2 minutes.

5. Mélangez bien l'arrow-root avec l'eau et versez cette préparation sur les myrtilles, tout en continuant à remuer. Laissez cuire, en remuant, jusqu'à ce que la préparation devienne transparente et épaisse. Poursuivez la cuisson pendant encore 1 minute. Retirez du feu et laissez refroidir.

6. Lorsque les myrtilles sont bien froides, versez-les à l'aide d'une cuillère sur le mélange à base de tofu, et laissez la tarte 2 heures au réfrigérateur avant de servir.

Pour 8 personnes. Calories : 430 ; lipides : 7 g (15 % de calories d'origine lipidique) ; graisses saturées : 1,5 g ; protéines : 7 g ; glucides : 90 g ; cholestérol : 0 mg ; sodium : 141 mg ; fibres : 2 g.

Apport nutritionnel : protéines, calcium et isoflavones du tofu ; glucides à faible index glycémique et micronutriments des myrtilles.

Tarte aux myrtilles

1 1/2 livre de myrtilles fraîches ou congelées
75 g de sucre roux
le jus d'1/2 citron
1 cuillère à café de cannelle
2 cuillères à soupe de poudre d'arrow-root
2 cuillères à soupe d'eau
1 fond de tarte cuit (voir page 373)

1. Faites chauffer les myrtilles à feu moyen dans une casserole jusqu'à ébullition, puis laissez cuire à petite ébullition pendant 10 minutes.

2. Ajoutez le sucre, le jus de citron et la cannelle, puis laissez cuire encore 2 minutes.

3. Mélangez bien l'arrow-root avec l'eau et versez cette préparation sur les myrtilles, tout en continuant à remuer. Laissez cuire, en remuant, jusqu'à ce que la préparation devienne transparente et épaisse. Poursuivez la

cuisson pendant encore 1 minute. Retirez du feu et laissez refroidir.

4. Versez les myrtilles dans le fond de tarte à l'aide d'une cuillère et laissez la tarte 2 heures au réfrigérateur avant de servir.

Pour 8 personnes. Calories : 461 ; lipides : 3 g (6 % de calories d'origine lipidique) ; graisses saturées : 1 g ; protéines : 3 g ; glucides : 108 g ; cholestérol : 0 mg ; sodium : 144 mg ; fibres : 4 g.

Apport nutritionne : glucides à faible index glycémique des myrtilles ; micronutriments.

Tarte à la banane

6 bananes très mûres
35 g de sucre roux
1 cuillère à soupe de jus de citron vert
1 cuillère à café de cannelle
1 cuillère à café de vanille préparation pour fond de tarte (voir page 373)
100 à 200 g de fruits rouges ou d'autres fruits, coupés en tranches

1. Placez tous les ingrédients, excepté le fond de tarte et les fruits rouges, dans un mixer ou un robot et mixez jusqu'à ce que vous obteniez une consistance crémeuse.
2. Versez le mélange sur le fond de tarte et réfrigérez pour que la pâte se raffermisse.
3. Sortez la tarte 15 minutes avant de servir et garnissez-la des fruits.

Pour 8 personnes. Calories : 462 ; lipides : 3 g (6,5 % de calories d'origine lipidique) ; graisses saturées : 1 g ; protéines : 3,5 g ; glucides : 108 g ; cholestérol : 0 mg ; sodium : 141 mg ; fibres : 215 g.

Apport nutritionnel : micronutriments ; graisses monoinsaturées ; peu de graisses saturées.

Tourte aux carottes et aux noix

1 livre de carottes, épluchées et râpées
1 cuillerée à soupe de gingembre frais finement haché
100 g de noix, grossièrement moulues
75 g de sucre roux
15 cl de sirop d'érable
3 cuillères à soupe d'huile d'olive légère
1 cuillère à café d'extrait de vanille pur
1 cuillère à café d'extrait d'amande
2 cuillères à café de rhum
150 g de farine complète pâtisserie
50 g de farine blanche non raffinée
1 cuillère à soupe de levure chimique

1. Préchauffez le four à 180 °C.
2. Mélangez dans un saladier les carottes, le gingembre, les noix, le sucre, le sirop d'érable, l'huile d'olive, les extraits de vanille et d'amande, et le rhum.
3. Dans un autre saladier, mélangez les farines et la levure chimique, puis passez-les au tamis.
4. Mélangez les deux préparations. Étalez la pâte dans un moule à charnière préalablement huilé.
5. Faites cuire pendant 60 minutes, retirez du four, et laissez refroidir avant de servir.

Pour 8 personnes. Calories : 326 ; lipides : 18 g (42,5 % de calories d'origine lipidique) ; graisses saturées : 1,5 g ; protéines : 6 g ; glucides : 43 g ; cholestérol : 0 mg ; sodium : 162 mg ; fibres : 4 g.

Apport nutritionnel : graisses monoinsaturées ; acides gras oméga 3 des noix.

Pudding au tapioca et au chocolat

100 g de tapioca perlé
1 litre de lait de soja aromatisé à la vanille
3 cuillères à soupe de poudre de cacao non sucrée
75 g de sucre roux

2 cuillères à café d'extrait de vanille pur

1. Faites tremper les pois chiches toute la nuit dans l'eau froide. Égouttez-les.

2. Dans une casserole, mélangez le tapioca avec le lait de soja, la poudre de cacao et le sucre.

3. Faites cuire cette préparation à petite ébullition, en remuant fréquemment jusqu'à ce que le mélange s'épaississe et que les perles du tapioca soient transparentes (environ 45 minutes). Retirez du feu et incorporez l'extrait de vanille.

4. Servez chaud ou froid.

Pour 4 personnes : Calories : 178 ; lipides : 3,5 g (17 % de calories d'origine lipidique) ; graisses saturées : 0,5 g ; protéines : 5 g ; glucides : 34,5 g ; cholestérol : 0 mg ; sodium : 27 mg ; fibres : 3,5 g.

Apport nutritionnel : isoflavones du lait de soja ; peu de graisses saturées.

Pudding indien

1 litre de lait de soja aromatisé à la vanille
120 g de semoule de maïs
75 g de sucre roux
6 cl de sirop d'érable ou de mélasse
1/2 cuillère à café de gingembre en poudre
1 cuillère à café de cannelle
1/4 cuillère à café de clous de girofle en poudre
1/4 cuillère à café de sel

1. Préchauffez le four à 150 °C.

2. Dans une casserole de taille moyenne, portez le lait de soja à ébullition. Baissez à feu doux et versez la semoule de maïs tout en remuant. Ajoutez les ingrédients restants et laissez mijoter pendant 15 minutes, en remuant de temps à autre. Retirez du feu et versez la pré-

paration dans un plat légèrement huilé qui résiste à la chaleur.

3. Faites cuire le pudding pendant 45 à 60 minutes jusqu'à ce qu'il soit bien doré. Retirez du four. Servez chaud.

Pour 6 personnes. Calories : 213 ; lipides : 3,5 g (14 % de calories d'origine lipidique) ; graisses saturées : 0,5 g ; protéines : 6 g ; glucides : 42 g ; cholestérol : 0 mg ; sodium : 121 mg ; fibres : 3 g.

Apport nutritionnel : isoflavones du lait de soja.

Biscuits aux flocons d'avoine

150 g de farine complète pâtisserie
150 g de farine blanche non raffinée
1 cuillère à café de levure chimique
1 cuillère à café de sel (facultatif)
1 cuillère à café de cannelle
1/4 cuillère à café de noix de muscade
150 g de flocons d'avoine
150 g de fruits secs (noisettes ; raisins secs, dates, etc.) coupés en morceaux
180 g de tofu de soie
12 cl d'huile d'olive légère
6 cl d'eau
150 g de sucre roux
2 cuillères à café d'extrait de vanille pur

1. Préchauffez le four à 200 °C.

2. Tamisez les farines avec la levure chimique, le sel et les épices. Ajoutez les flocons d'avoine et les fruits secs.

3. Dans un autre saladier, réduisez le tofu en purée avec une fourchette ou une cuiller en bois, et incorporez les ingrédients restants.

4. À l'aide d'une spatule en caoutchouc, mélangez bien les deux préparations.

5. Avec une cuillère à soupe, laissez tomber la pâte sur une plaque à biscuits non huilée, et tassez légèrement

chaque boule de pâte avec une fourchette. Faites cuire les biscuits pendant environ 10 minutes, jusqu'à ce que leurs bords soient bien dorés.

48 biscuits. Calories : 78 ; lipides : 3,5 g (39 % de calories d'origine lipidique) ; graisses saturées : 0,5 g ; protéines : 1 g ; glucides : 11 g ; cholestérol : 0 mg ; sodium : 8 mg ; fibres : 1 g.

Apport nutritionnel : micronutriments ; presque pas de graisses saturées.

Biscuits aux amandes et aux graines de sésame

150 g de farine complète pâtisserie
150 g de farine blanche non raffinée
1 cuillère à café de levure chimique
1 cuillère à café de sel (facultatif)
40 g de graines de sésame
100 g d'amandes, grossièrement hachées
120 g de tofu de soie
12 cl d'huile d'olive légère
100 g de sucre roux

1. Préchauffez le four à 180 °C.
2. Dans un saladier, tamisez les farines avec la levure chimique et le sel. Ajoutez les graines de sésame et les amandes hachées, et mélangez bien le tout.
3. Dans un autre saladier, réduisez le tofu en purée et incorporez l'huile d'olive, le sucre et l'extrait d'amande.
4. À l'aide d'une spatule en caoutchouc, mélangez bien les deux préparations. Formez de petites boules avec cette pâte, aplatissez-les entre les paumes de vos mains, et placez-les sur une plaque à biscuits non huilée. Faites cuire les biscuits pendant environ 10 minutes, jusqu'à ce que leurs bords soient bien dorés.

48 biscuits. Calories : 88 ; lipides : 5 g (52 % de calories d'origine lipidique) ; graisses saturées : 1 g ; protéines : 1,5 g ; glucides : 9 g ; cholestérol : 0 mg ; sodium : 45 mg ; fibres : 1 g.

Apport nutritionnel : protéines, calcium et isoflavones du tofu ; calcium et fibres des graines de sésame ; peu de graisses saturées.

Biscuits à la crème d'amande

150 g de farine complète pâtisserie
150 g de farine blanche non raffinée
1 cuillère à café de levure chimique
1 cuillère à café de sel (facultatif)
120 g de tofu de soie, égoutté
10 cl de crème d'amande épaisse
8 cl d'huile d'olive légère
75 g de sucre roux
6 cl de sirop d'érable
1 cuillère à soupe d'extrait de vanille pur

1. Préchauffez le four à 180 °C.
2. Dans un saladier, tamisez les farines avec la levure chimique et le sel.
3. Dans un autre saladier, réduisez le tofu en purée et incorporez la crème d'amande, l'huile d'olive, le sucre, le sirop d'érable et l'extrait de vanille.
4. À l'aide d'une spatule en caoutchouc, mélangez bien les deux préparations. Formez de petites boules avec cette pâte, placez-les sur une plaque à biscuits non huilée, et tassez légèrement chaque boule avec une fourchette. Faites cuire les biscuits pendant environ 10 minutes, jusqu'à ce que leurs bords soient bien dorés.

48 biscuits. Calories : 42 ; lipides ; 1 g (28 % de calories d'origine lipidique) ; graisses saturées : 0 g ; protéines : 1 g ; glucides : 7 g ; cholestérol : 0 mg ; sodium : 15 mg ; fibres : 0,5 g.

Apport nutritionnel : protéines, calcium et isoflavones du tofu ; calcium et fibres des graines de sésame ; pas de graisses saturées.

Biscuits aux noix

150 g de farine complète pâtisserie
150 g de farine blanche non raffinée
1 cuillère à café de levure chimique
1 cuillère à café de sel (facultatif)
75 g de noix finement hachées
120 g de tofu de soie, égoutté
12 cl d'huile d'olive légère
75 g de sucre roux
6 cl de sirop d'érable
1 cuillère à soupe d'extrait de vanille pur

1. Préchauffez le four à 180 °C.

2. Dans un saladier, tamisez les farines avec la levure chimique et le sel. Ajoutez les noix hachées et mélangez bien.

3. Dans un autre saladier, réduisez le tofu en purée et incorporez l'huile d'olive, le sucre, le sirop d'érable et l'extrait de vanille.

4. À l'aide d'une spatule en caoutchouc, mélangez bien les deux préparations. Avec une cuillère à café, laissez tomber des boules de pâte sur une plaque à biscuits non huilée. Faites cuire les biscuits pendant environ 10 à 12 minutes, jusqu'à ce que leurs bords soient bien dorés.

48 biscuits. Calories : 50 ; lipides : 3 g (55 % de calories d'origine lipidique) ; graisses saturées : 0,5 g ; protéines : 1 g ; glucides : 5 g ; cholestérol : 0 mg ; sodium : 14 mg ; fibres : 0,5 g.

Apport nutritionnel : acides gras oméga 3 des noix ; peu de graisses saturées.

APPENDICE A

LE RÉGIME OPTIMAL

Tout au long de ce livre, je me suis référé à un « régime optimal ». Je voudrais ici résumer ses caractéristiques. Un régime optimal devrait :

• combler tous les besoins en calories, macronutriments et micronutriments.
• maintenir un bon état de santé général tout au long de la vie et favoriser la longévité.
• apporter le plaisir que l'on est en droit d'attendre de la nourriture.
• favoriser l'interaction sociale et renforcer l'identité personnelle et culturelle.

CARACTÉRISTIQUES GÉNÉRALES DU RÉGIME OPTIMAL

• *Variété*. Il est important de satisfaire ses besoins nutritionnels fondamentaux et de réduire au maximum sa consommation d'aliments contenant des éléments nocifs.
• *Fraîcheur*. Le pourcentage d'aliments frais dans le régime doit être le plus élevé possible.
• *Naturel*. Le pourcentage d'aliments transformés doit être aussi bas que possible.
• *Riche en fruits et légumes*. Plus on consomme de fruits et légumes, et plus on absorbe de composés phytochimiques protecteurs.

Calories

Selon leur sexe, leur corpulence et leur niveau d'activité, la plupart des adultes ont besoin de consommer entre 2 000 et 3 000 calories par jour. Les femmes, ainsi que les hommes peu actifs et de petite taille, ont besoin de moins de calories ; les hommes, ainsi que les femmes actives et de grande taille, ont besoin de davantage de calories. Si votre apport calorique est approprié et si votre niveau d'activité ne varie pas, votre poids devrait rester stable.

La distribution des calories devrait être la suivante : 50 à 60 % du total des calories devraient provenir des glucides, 30 % des lipides, et 10 à 20 % des protéines.

Glucides

Les femmes adultes devraient consommer environ 225 à 270 grammes de glucides par jour, tandis que les hommes devraient en consommer entre 288 et 345 grammes. La plus grande partie de ces glucides devraient provenir d'aliments moins raffinés, moins transformés, et dotés d'un faible index glycémique (par exemple, en dessous de 60). En outre, il faudrait s'efforcer de manger un peu d'aliments glucidiques à faible IG à chaque repas (céréales complètes, haricots, légumes, et fruits des pays tempérés). Si vous consommez des glucides à indice élevé, efforcez-vous de les manger en même temps que des aliments à faible indice.

Essayez de réduire votre consommation d'aliments à base de farine de blé et de sucre, et d'accroître votre consommation de légumineuses.

Lipides

Dans un régime contenant 2 000 calories par jour, 600 calories peuvent être d'origine lipidique, c'est-à-dire environ 67 grammes. Le bon rapport entre les différents lipides devrait être de 1/2/1 (5 % de graisses saturées, 20 % de graisses monoinsaturées, et 5 % de graisses polyinsaturées), ce qui signifie que 100 calories au maximum devraient provenir des graisses saturées. Réduisez votre consommation de graisses en mangeant moins de beurre, de crème fraîche, de fromage et d'autres produits laitiers riches en lipides, de poulets avec leur peau, de viandes grasses et de produits à base d'huile de palme et d'huile de coco. Le rapport oméga 6/oméga 3 des graisses polyinsaturées devrait se situer entre 2/1 et 4/1. Dans la pratique, cela signifie qu'il faut réduire sa consommation d'huiles végétales polyinsaturées et accroître sa consommation d'huiles de poisson, d'œufs fermiers, de soja, de noix, ou d'huile de chanvre et d'huile de lin.

Évitez la margarine, les graisses végétales, tous les produits à base d'huiles partiellement hydrogénées, et les fritures dans les restaurants, surtout dans les fast-food.

Protéines

L'apport protéinique quotidien devrait se situer entre 50 et 100 grammes dans le cadre d'un régime de 2 000 calories par jour. Consommez moins de protéines si vous souffrez de troubles hépatiques, rénaux, allergiques ou d'affections auto-immunes. Consommez davantage de protéines végétales — surtout des légumineuses d'une manière générale, et du soja en particulier — et moins de protéines animales, à l'exception du poisson et des produits laitiers allégés. Évitez les compléments alimentaires protéinés.

Vitamines et minéraux

Un régime riche en produits frais, en particulier en fruits et légumes, vous fournira la plupart des micronutriments dont vous avez besoin. En outre, je vous recommande de compléter votre régime avec les supplémentations suivantes :

- vitamine C, 100 mg, deux fois par jour.
- vitamine E, 400 à 800 UI, sous une forme naturelle (alpha-tocophérol associé à d'autres tocophérols).
- sélénium, 200 mcg, sous forme de levures.
- un complexe de caroténoïdes, 25 000 UI.
- un complexe de vitamines B fournissant au moins 400 mcg d'acide folique.
- du calcium, 1200 à 1500 mg sous forme de carbonate de cal-

cium (jusqu'à 65 ans), ou de citrate de calcium (au-delà de 65 ans).

Fibres alimentaires

Le régime optimal devrait fournir 40 grammes de fibres par jour. On peut atteindre cette quantité en accroissant sa consommation de fruits (en particulier de fruits rouges), de légumes (surtout des haricots), et de céréales complètes.

Composés phytochimiques protecteurs

Pour se protéger au mieux contre le cancer, les maladies dégénératives et les substances toxiques de l'environnement, il faut consommer une grande variété de fruits, de légumes, de champignons, et boire du thé, surtout du thé vert.

Eau

Efforcez-vous de boire de 6 à 8 verres d'eau pure chaque jour. Buvez de préférence de l'eau minérale ou installez chez vous un système de purification d'eau. Je vous recommande de boire régulièrement du thé pour ses effets antioxydants, surtout du thé vert. Il existe des marques de thé vert décaféiné.

Si vous buvez de l'alcool, le vin rouge constitue probablement le meilleur choix, en raison des effets antioxydants de ses pigments rouges. Quoi qu'il en soit, je déconseille une consommation d'alcool excessive ou régulière.

Le chapitre « recettes » de ce livre, tout comme les suggestions de menus, contient des recommandations qui sont totalement en accord avec le régime optimal.

APPENDICE B

RECOMMANDATIONS ALIMENTAIRES POUR LES PROBLÈMES DE SANTÉ COURANTS

Au début de ce livre, j'ai cité le célèbre conseil d'Hippocrate : « Que l'aliment soit ton médicament ». J'ai également exprimé l'espoir qu'à l'avenir les médecins soient formés pour recommander à leurs patients les modifications alimentaires qui permettent de prévenir et de traiter la maladie. En attendant, j'aimerais vous faire des recommandations spécifiques pour des affections courantes. Nombre de ces conseils vous seront familiers après avoir lu les chapitres précédents. N'oubliez pas que, dans la médecine intégrative que je préconise, mes recommandations concerneraient également les compléments alimentaires, l'exercice physique, la réduction du stress et les interactions corps/esprit, ainsi que certains éléments de la médecine conventionnelle.

Affection intestinale inflammatoire (rectocolite hémorragique, maladie de Crohn)

- Éliminez le lait et les produits laitiers.
- Éliminez toutes les sources de caféine.
- Évitez les produits sucrés au sorbitol ou au xylotol.
- Durant les poussées inflammatoires, évitez les fruits et légumes crus, les graines et les fruits oléagineux, et prenez de la crème de riz : elle est très digeste et elle a un effet apaisant.

Affections auto-immunes

- Suivez les recommandations concernant les allergies.
- Suivez les recommandations concernant l'inflammation.

Affections de la vessie (cystite chronique et troubles apparentés).

- Évitez le café, le café décaféiné, ainsi que le poivre noir et le poivre de Cayenne.
- Diminuez votre consommation de sucre, sous toutes ses formes.

Allergies

- L'apport en protéines ne doit pas dépasser 10 % de l'apport calorique quotidien.
- Remplacez autant que possible les protéines animales par des protéines végétales.
- Éliminez le lait et les produits laitiers, et remplacez-les par d'autres sources de calcium.
- Consommez le plus possible de fruits et légumes biologiques, ainsi que des produits biologiques à base de blé ou de soja.

Anémie (carence en fer)

- Augmentez votre consommation de viande rouge de bonne qualité ou de haricots secs, de fruits secs, de légumes verts à feuilles, de mélasse et de cacao.
- Prenez un peu de vitamine C (100 milligrammes) au cours de repas comportant des aliments riches en fer.
- Préparez vos repas avec des poêles en fonte.

Arthrite

- Voir *arthrose* et *polyarthrite rhumatoïde*.

Arthrose

• Diminuez votre consommation de protéines.
• Remplacez les protéines animales par des protéines végétales.
• Mangez régulièrement des aliments à base de soja.
• Consommez des brocolis et des légumes verts à feuilles pour leur teneur en vitamines K, qui protègent les os.

Asthme

• Suivez les recommandations concernant les allergies.
• Suivez les recommandations concernant l'inflammation.
• Essayez d'éliminer (un seul aliment à la fois), le blé, le maïs, le soja et le sucre pendant 6 à 8 semaines pour voir si votre état s'améliore.
• Prenez régulièrement du gingembre et du curcuma pour leurs effets anti-inflammatoires.

Bronchite

• Éliminez le lait et les produits laitiers, et remplacez-les par d'autres sources de calcium.
• Mangez régulièrement de l'ail pour ses effets antibiotiques.
• Consommez régulièrement du raifort, du wasani (le raifort japonais), ainsi que de la moutarde forte pour favoriser la liquéfaction des sécrétions bronchiques.

Bursite

• Suivez les recommandations concernant l'inflammation.

Constipation

• Mangez davantage de fruits et légumes, de fruits oléagineux, de graines et de céréales complètes, pour leur richesse en fibres.

Déficit immunitaire

• Mangez beaucoup de fruits et légumes biologiques.
• Mangez régulièrement des champignons shiitake, enokitake, maitake, ainsi que des pleurotes, pour leurs propriétés stimulantes du système immunitaire.
• Suivez les recommandations concernant les lipides à la rubrique *prévention du cancer*.

Diabète

• Étudiez l'index glycémique des aliments et efforcez-vous de mettre en pratique les conseils sur les glucides du chapitre 2.

Diarrhée

• Tant que le trouble persiste, éliminez le lait et les produits laitiers, les fruits et légumes crus, le son, les céréales complètes, les aliments sucrés, les épices, la caféine et l'alcool.

Diverticulite

• Augmentez votre consommation de fibres alimentaires sous forme de son de blé, de céréales riches en fibres, de graines de lin ou de psyllium, et buvez beaucoup d'eau.
• Évitez de manger des légumes crus tant que le trouble persiste.
• Éliminez toutes les sources de caféine.

Eczéma

• Suivez les recommandations concernant les allergies.
• Augmentez votre consommation d'aliments riches en oméga 3.

Épidermophytie interdigitale et autres dermatoses érythémateuses

- Diminuez votre consommation de sucre, sous toutes ses formes.
- Consommez régulièrement de l'ail (de préférence frais, légèrement cuit dans les plats, ou cru dans l'assaisonnement des salades ou dans d'autres préparations).

Fibromes de l'utérus

- Éliminez les produits animaux (viandes, volaille et produits laitiers) contenant des hormones ajoutées.
- Mangez régulièrement des aliments à base de soja.
- Diminuez votre consommation de graisses afin qu'elle ne dépasse pas 25 % de l'apport calorique quotidien et suivez les recommandations concernant les lipides à la rubrique *prévention du cancer*.
- Mangez beaucoup de fruits et légumes biologiques.

Fibromyalgie

- Suivez les recommandations concernant les lipides à la rubrique *inflammation*.
- Consommez régulièrement du gingembre et du curcuma.

Goutte

- Diminuez votre consommation de produits animaux.
- L'apport en protéines ne doit pas dépasser 10 % de l'apport calorique quotidien.
- Éliminez toutes les sources de protéines.
- Réduisez au maximum votre consommation d'alcool.

Grossesse

- Au cours du dernier trimestre, augmentez votre consommation d'aliments riches en acides gras oméga 3, surtout du poisson ou des œufs riches en DHA.

Hypertension

- Augmentez votre consommation de fruits et légumes.
- Évitez les aliments trop salés, comme les aliments transformés.
- Consommez régulièrement de l'ail, une à deux gousses chaque jour.

Hypoglycémie

- Évitez les aliments glucidiques à index glycémique élevé.
- Chaque repas doit comprendre des aliments glucidiques à faible index glycémique.

Infections de l'oreille (otite moyenne chronique de l'enfant)

- Éliminez le lait et les produits laitiers pendant trois mois pour voir si le problème persiste. Le lait de soja et les produits à base de soja enrichis en calcium peuvent se substituer au lait de vache.

Inflammation

- Évitez les huiles végétales polyinsaturées, la margarine, les graisses végétales, toutes les huiles partiellement hydrogénées et tous les aliments (comme les fritures) susceptibles de contenir des acides gras *trans*.
- L'huile d'olive vierge extra doit être votre principale source de lipides.
- Augmentez votre consommation d'aliments riches en acides gras oméga 3.
- Mangez davantage de fruits et légumes.
- Consommez régulièrement du gingembre et du curcuma.

Maladies cardiaques (coronaropathies, insuffisance cardiaque globale)

• Un régime végétarien pauvre en graisses est essentiel à la prévention des maladies cardiaques.
• Diminuez votre consommation de produits animaux et de graisses saturées.
• Suivez les recommandations concernant les lipides à la rubrique *prévention du cancer*.
• Augmentez votre consommation d'aliments riches en acides gras oméga 3, surtout du poisson ou des œufs riches en EPA.
• Diminuez votre consommation d'aliments glucidiques raffinés.
• Mangez beaucoup de fruits et légumes pour leurs effets antioxydants et pour leurs autres effets protecteurs.
• Consommez des céréales complètes, des fruits oléagineux et des graines pour leurs fibres alimentaires et pour leurs autres effets protecteurs.
• Mangez régulièrement des aliments à base de soja.
• Consommez régulièrement de l'ail.
• Mangez fréquemment des champignons shiitake et des pleurotes.

Ménopause

• Mangez régulièrement des aliments à base de soja.
• Consommez des aliments riches en calcium.

Migraine

• Évitez de consommer des aliments qui entraînent couramment les migraines : chocolat, vin rouge, fromages forts, aliments fermentés, sardines, anchois, hareng saumuré et salaisons de viande.
• Éliminez toutes les sources de caféine.

Odeurs corporelles

• Évitez le café et les autres aliments contenant de la caféine.
• Diminuez votre consommation de produits animaux.

Prévention du cancer

- Évitez les huiles végétales polyinsaturées, la margarine, les graisses végétales, toutes les huiles partiellement hydrogénées et tous les aliments (comme les aliments frits) susceptibles de contenir des acides gras *trans*.
- Augmentez votre consommation d'aliments riches en acides gras oméga 3.
- Réduisez votre consommation de produits animaux.
- Ne consommez que de la viande, de la volaille et des produits laitiers biologiques.
- Mangez beaucoup de fruits et légumes.
- Mangez régulièrement des produits à base de soja.
- Choisissez autant que possible des produits biologiques.
- Mangez fréquemment des champignons shiitake, enokitake et maitake, ainsi que des pleurotes.
- Buvez régulièrement du thé vert.

Problèmes de cholestérol

- Consommez le moins possible de graisses saturées : pas plus de 5 % de l'apport calorique quotidien.
- Augmentez votre consommation d'aliments riches en acides gras oméga 3, surtout du poisson.
- Réduisez au maximum votre consommation d'aliments glucidiques raffinés.
- Augmentez votre consommation d'aliments riches en fibres solubles, comme le son d'avoine.
- Consommez fréquemment de l'ail, du piment rouge séché et des champignons shiitake.
- Buvez régulièrement du thé vert.
- Mangez beaucoup de fruits et légumes, y compris des légumes verts à feuilles, des oranges, des fruits et légumes jaunes, et des fruits rouges et violets.
- Consommez des produits à base de soja et d'autres légumineuses.

Polyarthrite rhumatoïde

• Suivez les recommandations concernant les allergies.
• Suivez les recommandations concernant l'inflammation.

Sclérose en plaques

• Suivez les recommandations concernant les allergies.
• Suivez les recommandations concernant l'inflammation.

Sinusites

• Éliminez le lait et les produits laitiers pendant au moins deux mois pour voir si votre état s'améliore.

Syndrome de fatigue chronique

• L'apport en protéines ne doit pas dépasser 10 % de l'apport calorique quotidien.
• Mangez une grande variété de fruits et légumes pour leurs composés phytochimiques protecteurs.
• Mangez régulièrement de l'ail pour ses effets antibiotiques.
• Mangez régulièrement des champignons — shiitake, enokitake, maitake, et pleurotes — pour leurs propriétés stimulantes du système immunitaire.

Syndrome du côlon irritable

• Éliminez le lait et les produits laitiers.
• Éliminez toutes les sources de caféine.
• Augmentez votre consommation de fibres alimentaires en mangeant davantage de céréales complètes, de son et de fruits et légumes.
• Évitez les produits sucrés au sorbitol ou au xylotol.

Troubles de la prostate

- Diminuez votre consommation de produits animaux et de graisses saturées.
- Mangez régulièrement des aliments à base de soja.
- Suivez les recommandations concernant les lipides à la rubrique *prévention du cancer*.
- Mangez beaucoup de fruits et légumes frais, y compris des tomates cuites (sauce tomate à l'huile d'olive, par exemple).
- Mangez des céréales complètes, des fruits oléagineux et des graines, surtout des graines de courge crues ou grillées.
- En cas de prostatite, évitez la caféine, l'alcool, le poivre noir et le poivre de Cayenne.
- Buvez du thé vert ou utilisez un extrait de thé vert décaféiné.

Troubles de la vésicule biliaire

- Diminuez votre consommation de graisses afin qu'elle ne dépasse pas 25 % de l'apport calorique quotidien.
- Diminuez l'apport en cholestérol afin qu'il ne dépasse pas 300 milligrammes par jour.
- Diminuez votre consommation de produits animaux.
- Mangez régulièrement des aliments à base de soja.
- Consommez des aliments riches en calcium.

Troubles de l'humeur (sautes d'humeur, psychose maniaco-dépressive bipolaire)

- Augmentez votre consommation d'aliments riches en acides gras oméga 3, surtout du poisson ou des œufs riches en DHA.

Troubles digestifs

- Éliminez toutes les sources de caféine, ainsi que le café décaféiné.
- Réduisez votre consommation d'alcool, ou cessez complètement d'en consommer, si vous le pouvez.

Troubles hépatiques

• Diminuez votre consommation de protéines afin qu'elle ne dépasse pas 10 % de l'apport calorique quotidien.
• Diminuez votre consommation de graisses afin qu'elle ne dépasse pas 25 % de l'apport calorique quotidien.

Troubles menstruels (syndrome prémenstruel, dysménorrhée)

• Suivez les recommandations concernant les lipides à la rubrique *inflammation*.
• Éliminez les produits animaux (viandes, volaille et produits laitiers) contenant des hormones ajoutées.
• Mangez régulièrement des aliments à base de soja.
• Éliminez toutes les sources de caféine.

Troubles oculaires (cataracte, dégénérescences maculaires)

• Éliminez toutes les sources de caféine.
• Diminuez votre consommation de graisses afin qu'elle ne dépasse pas 25 % de l'apport calorique quotidien.
• Éliminez les produits animaux (viandes, volaille et produits laitiers) contenant des hormones ajoutées[1].
• Mangez régulièrement des aliments à base de soja.

Troubles rénaux

• Diminuez votre consommation de protéines afin qu'elle ne dépasse pas 10 % de l'apport calorique quotidien.
• Remplacez les protéines animales par des protéines végétales (soja, etc.)

---

1. Voir note page 170.

Troubles thyroïdiens

- Prenez des repas plus fréquents et moins abondants.
- Éliminez toutes les sources de caféine, ainsi que le café décaféiné.
- Évitez l'alcool.
- Évitez le lait et les produits laitiers.
- Mangez beaucoup de fruits et légumes frais.
- Prenez du piment rouge séché, qui favorise la guérison des ulcères.

Troubles urinaires

- Éliminez toutes les sources de caféine.

APPENDICE C

RÉPONSES AUX QUESTIONS LES PLUS COURANTES CONCERNANT LES ALIMENTS ET LA NUTRITION

Comment puis-je perdre du poids ? J'ai tout essayé...

Relisez le chapitre 5. Calculez votre apport calorique quotidien et efforcez-vous de moins manger et de faire davantage d'exercice. Le mieux serait d'effectuer quotidiennement une marche rapide de quarante-cinq minutes. Diminuez les quantités de chaque plat et réduisez au maximum votre consommation d'aliments riches en graisses et d'aliments glucidiques à IG élevé. Vérifiez que les aliments que vous consommez sont conformes aux conseils nutritionnels exposés dans ce livre, qu'ils vous rassasient et qu'ils vous procurent du plaisir.

J'ai l'impression que de regarder des aliments suffit à me faire de prendre du poids. Pourquoi ?

Vous avez peut-être hérité de « gènes prévoyants » qui vous donnent la faculté de stocker efficacement les calories sous forme de lipides. Cet héritage génétique vous rend sans doute sensible aux glucides, aussi, lisez attentivement les informations sur les glucides du chapitre 2, section 2. Votre apport total en glucides ne doit pas dépasser 50 % de l'apport calorique quotidien. Évitez les aliments glucidiques à IG élevé, surtout les aliments qui contiennent du sucre et de la farine.

J'ai eu un cancer. Quels aliments dois-je éviter ?

Évitez les aliments cancérogènes — cacahuètes, germes crus de légumineuses, champignons de Paris, salaisons de viande, ainsi que les viandes grillées carbonisées : Lisez très attentivement les informations sur les lipides au chapitre 2, section 3, et éliminez totalement les huiles végétales polyinsaturées, tous les aliments qui contiennent de la margarine ou des huiles partiellement hydrogénées, et donc des acides gras *trans*. Évitez à tout prix les fritures au restaurant. Réduisez votre consommation de produits animaux et essayez de vous rapprochez d'un régime végétarien. Mangez beaucoup de fruits et légumes frais, de préférence biologiques.

Je n'ai plus d'énergie. Pensez-vous que mon régime alimentaire puisse être la cause de ce problème ?

C'est possible. Essayez de consommer moins de protéines et de lipides, moins d'aliments glucidiques à IG élevé, et davantage de fruits et légumes. Le manque d'énergie est aussi dû au manque d'exercice et au manque de sommeil, à la dépendance au café et à la dépression.

Je croyais qu'il fallait éviter les graisses alimentaires. Maintenant, on nous dit que les graisses ne posent pas de problèmes et que les glucides sont mauvais. Où est la vérité ?

Lisez les informations sur les lipides et les glucides au chapitre 2. Votre régime devrait comprendre ces deux macronutriments, mais il est important de connaître les bons et les mauvais lipides, ainsi que les bonnes et les mauvaises protéines. Le régime optimal peut comprendre 30 % de calories d'origine lipidique, voire davantage s'il s'agit de graisses essentiellement monoinsaturées et fournissant suffisamment d'acides gras oméga 3. Ce régime peut également comprendre jusqu'à 60 % de calories d'origine glucidique, de préférence des aliments glucidiques à faible index glycémique comme les fruits, les légumes riches en amidons et les aliments à base de céréales complètes.

Le soja est-il conseillé en cas de cancer du sein ?

Nous manquons de preuves scientifiques dans ce domaine, aussi, je ne peux que vous donner mon opinion personnelle. Je pense que les phytoestrogènes du soja (les *isoflavones*) protègent les récepteurs œstrogéniques d'une stimulation excessive par les propres hormones de l'organisme et par des composés synthétiques analogue aux œstrogènes. Dans ces conditions, je recommande aux femmes prédisposées au cancer du sein ainsi qu'à celles qui en ont été victimes de consommer des aliments à base de soja. Vous pouvez en manger trois ou quatre fois par semaine, en choisissant de préférence les produits les moins transformés, à base de soja biologique.

Si je change de régime alimentaire, pourrais-je arrêter tous les médicaments que je prends pour mon arthrite ?

C'est possible. L'alimentation qui prévaut en Occident favorise l'inflammation. En choisissant bien vos lipides et en augmentant votre consommation d'aliments anti-inflammatoires, vous pourriez réduire naturellement les poussées inflammatoires et, au minimum, diminuer les doses de vos médicaments. Reportez-vous à la rubrique *arthrite* de l'appendice B.

Mon fils de cinq ans souffre d'asthme. Doit-il éviter certains aliments ? Mon médecin n'est apparemment pas capable de me répondre sur ce point.

Il vaudrait la peine de changer quelque peu son alimentation. En premier lieu, il faudrait éliminer le lait et tous les produits laitiers de son alimentation pendant au moins deux mois pour voir si son état s'améliore. Vous devriez consulter un naturopathe ou un praticien de la médecine traditionnelle chinoise qui vous donnera des recommandations alimentaires plus précises.

Un spécialiste de la médecine holistique m'a dit que j'étais allergique au blé. Qu'est-ce que cela signifie ? J'adore le pain et les pâtes.

La protéine du blé, le gluten, est un allergène assez courant. Mais pour savoir s'il vous affecte réellement, vous devez éliminer tous les aliments à base de blé pendant un mois ou deux pour voir si vos symptômes diminuent ou disparaissent. S'il s'avère que vous êtes sensible au blé, vous pourrez trouver dans les magasins d'alimentation naturelle du pain et des pâtes sans gluten à base de riz ou de maïs.

Si mon régime est équilibré, dois-je quand même prendre des vitamines ?

Je pense que tout le monde peut tirer profit d'une supplémentation en vitamines et en minéraux antioxydants (vitamines C et E, mélange de caroténoïdes, et sélénium), ainsi que d'un complexe de vitamines B. Bon nombre de gens auraient également intérêt à prendre une supplémentation en calcium et en vitamines D. Relisez le chapitre 2, section 5.

S'il faut que je mange davantage de fruits et légumes, dois-je m'inquiéter de la présence de pesticides ?

J'ai bien peur que oui. Relisez les pages 216-217

Je n'ai pas le temps de faire la cuisine. Comment puis-je avoir une alimentation équilibrée ?

Choisissez dans les magasins d'alimentation naturelle des aliments congelés à préparation rapide qui se conforment aux recommandations de ce livre — potages instantanés, riz et plats de haricots vendus en barquettes individuelles, etc. Par ailleurs, cherchez des restaurants qui proposent des plats sains (voir pages 296-297), et efforcez-vous de fréquenter des personnes qui mangent sainement. Enfin, venez me rendre visite sur mon site Web *Ask Dr. Weil*. Vous y trouverez de bons conseils et un groupe de soutien : *www.drweil.com*.

Mes enfants n'aiment que les macaronis et le fromage. Comment faire pour qu'ils acquièrent des habitudes alimentaires plus saines ?

Essayez de leur donner le bon exemple, car les bonnes habitudes alimentaires acquises durant l'enfance persistent toute la vie. Essayez de concocter des plats savoureux et sains, comme les desserts proposés dans la partie recettes de ce livre. Si vos enfants n'aiment pas les brocolis, peut-être aimeront-ils les pommes de terre farcies aux légumes verts, mélangées à du brocoli finement haché, du lait de soja et du parmesan (voir page 366).

J'adore le chocolat. Est-il mauvais pour moi ?

Le chocolat noir de bonne qualité n'est pas mauvais pour la santé et constitue un dessert ou une friandise très agréable. Il contient un stimulant qui peut avoir des effets nocifs chez certaines personnes, mais ses graisses ne sont pas dangereuses et il recèle des composés phytochimiques protecteurs aux effets antioxydants. Les chocolats noirs de Belgique et de France sont particulièrement bons.

La nourriture au restaurant de mon université est abominable. Comment puis-je persuader les responsables de l'améliorer ?

Cet établissement imputera probablement la responsabilité de cette situation au traiteur. Protestez ! Et regroupez-vous avec d'autres étudiants et leurs parents pour donner plus de poids à vos revendications. S'il s'agit d'un établissement public, écrivez aux responsables politiques. En attendant, emportez votre propre repas.

Pensez-vous que le sucre soit mauvais ?

Si vous ne présentez pas une sensibilité particulière aux glucides et si vous en consommez avec modération, le sucre n'est pas dangereux. La plupart des Américains consomment beaucoup trop de sucre, qui s'ajoute à la charge glycémique totale de leur régime. La consommation excessive de sucre élève les taux des triglycérides sanguins, peut favoriser l'athérosclérose et aggraver l'insulino-résistance chez les personnes prédisposées génétiquement. Enfin, une trop grande consommation de sucre favorise le développement de caries dentaires.

Les fours à micro-ondes sont-ils dangereux ?

Les fours à micro-ondes en bon état de marche n'émettent pas de rayonnement nocif. Mais les micro-ondes peuvent propulser des molécules de matière plastique dans les aliments. Dans ces conditions, n'utilisez que des récipients en verre ou en céramique pour cuire vos aliments au four à micro-ondes et jamais de récipients en plastique ou de films plastiques. Sachez également que la cuisson aux micro-ondes peut altérer la chimie de certains aliments riches en protéines et créer ainsi de nouveaux types de molécules qui pourraient être dangereuses. Utilisez ces fours uniquement pour décongeler les aliments ou les réchauffer, ou alors pour une cuisson rapide (pas plus de quelques minutes).

Les œufs sont-ils déconseillés dans une famille sujette aux maladies cardiovasculaires ?

Non, pas du tout, si vous les faites cuire de manière appropriée, c'est-à-dire sans utiliser de graisses saturées. Je vous recommande fortement les nouveaux œufs fermiers enrichis en oméga 3[1]. Les acides gras essentiels présents dans le jaune d'œuf protègent très efficacement le cœur et les artères.

---

1. Ces œufs ne sont ni produits, ni vendus en France, mais les œufs fermiers ou biologiques sont naturellement riches en acides gras oméga 3. (*N.d.T.*)

Les casseroles en aluminium sont-elles dangereuses ?

C'est possible, selon ce que vous êtes en train de préparer. Avec des aliments acides comme les tomates, l'aluminium peut pénétrer les aliments et donc votre organisme, où il n'aura probablement pas d'effets bénéfiques. Les casseroles dotées d'un revêtement extérieur en aluminium favorisant la conduction thermique, et d'un revêtement intérieur en acier inoxydable, ne posent pas de problèmes. Mais j'éviterais les casseroles dotées d'une surface de cuisson en aluminium. Je ne vois pas d'inconvénients à faire griller du poisson et d'autres aliments dans du papier d'aluminium, à recouvrir les plats de cuisson ou à conserver les aliments avec ce type de papier.

J'ai lu que les produits laitiers pouvaient être à l'origine de mes problèmes de sinus. Ne dit-on pas que le lait est l'aliment parfait ?

Reportez-vous aux pages 174-176 où j'expose mon opinion sur les problèmes liés à la consommation du lait. Si vous avez des problèmes de sinus, vous devriez éliminer le lait et tous les produits laitiers de votre alimentation pendant au moins deux mois pour voir l'évolution de votre état. La plupart des gens qui ont fait cette expérience ont vu leur état s'améliorer significativement.

Les édulcorants de synthèse sont-ils dangereux ?

Oui, sans le moindre doute. Et en plus, ils ne permettent pas de perdre du poids.

Faut-il boire de l'eau pendant les repas ?

Oui. L'eau ne dilue pas les sucs digestifs et, d'une manière générale, n'entrave pas la digestion.

Quel est le meilleur régime alimentaire pour devenir centenaire ?

Suivez toutes les recommandations alimentaires proposées dans ce livre. En particulier, mangez avec modération, réduisez au maximum votre consommation d'aliments transformés et mangez beaucoup de fruits et légumes frais.

APPENDICE D

LA POSSIBILITÉ DE SURVIVRE SANS MANGER

Peu après la fin de ma formation médicale, j'ai lu un livre merveilleux qui a éveillé en moi un intérêt pour le yoga et les philosophies religieuses de l'Inde : *Autobiographie d'un yogi* de Paramahansa Yogananda (1893-1952). Ce livre regorge de récits merveilleux, le plus extraordinaire étant l'histoire de Giri Bal, « une femme yogi qui ne mangeait jamais ». On y trouve une photo de cette femme, une petite grand-mère enveloppée dans un châle, avec cette légende : « Elle utilise une technique yogique particulière pour recharger son organisme avec l'énergie cosmique de l'éther, du soleil et de l'air. » Yogananda se rendit en 1936 au domicile de Bala dans le nord du Bengale et recueillit son histoire.

Enfant, Bala souffrait de boulimie. Elle pria pour être délivrée de ce mal et rencontra un gourou qui l'initia à une pratique ésotérique « qui libère le corps de la dépendance aux aliments grossiers des mortels ». Elle confia à Yogananda que « cette technique était fondée sur un *mantra* particulier et sur un exercice respiratoire que très peu de gens étaient capables d'effectuer. Cette technique n'impliquait ni magie, ni médecine... »

« Mère, demanda Yogananda, pour quelle raison avez-vous été choisie pour vivre par la Lumière Éternelle et non par les aliments ? »

« Pour prouver que l'homme est Esprit. Pour démontrer que la voie divine permet à l'homme d'apprendre progressivement à vivre par la Lumière Éternelle et non par les aliments. »

En dehors de ce témoignage, je n'ai jamais pu trouver une

preuve directe de l'existence de cette technique. Lorsque je vivais en Amérique du Sud, au début des années 70, j'ai rencontré par hasard un certain nombre de gens qui étaient sur la trace d'une secte de « non-mangeurs », ou supposés tels, dont le quartier général se trouvait dans un monastère secret, près des rives du lac Titicaca, où ils vivaient de l'air du temps et de l'énergie cosmique, après avoir franchi les étapes du végétarisme et du fruitarisme. Je n'ai jamais rencontré quelqu'un qui ait découvert cet endroit, mais, quelques années plus tard, j'ai appris avec amusement qu'un pseudo-gourou de cette secte avait été filmé à son insu en train de s'empiffrer de bonbons entre deux conférences.

Toutefois, les adeptes de Yan Xin, un maître de *Qigong*, qui affirment vivre sans manger, font aujourd'hui beaucoup parler d'eux. Le fait que ses disciples, en majorité chinois, soient surtout des médecins, des chercheurs, des ingénieurs vivant pour la plupart en Occident, rend leurs témoignages — certains affirment ne plus manger depuis des mois ou des années — plus convaincants. Le *Qigong* est une ancienne pratique chinoise destinée à accroître les réserves de l'énergie vitale universelle — le *qi* — dans l'organisme, à favoriser sa circulation interne afin d'améliorer la santé et la vitalité, et à la diriger vers l'extérieur à des fins thérapeutiques ou pour affecter des objets physiques. Le *Qigong* est fondé sur des exercices, des techniques respiratoires, et des disciplines mentales et spirituelles. Yan Xin est l'un des maîtres les plus étonnants de cette technique. Il est en grande partie à l'origine du regain d'intérêt que connaît aujourd'hui le *Qigong* en Chine, dû certainement aussi au déclin des idées communistes dans ce pays. Il a démontré à de nombreuses reprises la possibilité d'affecter des systèmes physiques en « émettant » du *qi*, ce qui, selon lui, requiert une énorme énergie. Yan Xin encourage l'étude scientifique de ses pouvoirs et de ses méthodes, et ses adeptes ont publié un grand nombre d'études expérimentales dans diverses revues scientifiques (voir à ce sujet les pages Web de l'*International Yan Xin Qigong Association* à l'adresse Internet suivante : http ://www.qigong.net).

Yan Xin utilise le *Qigong* pour atteindre un état physiologique altéré, le *bigu* », ou « abstinence de nourriture ». Lors de deux congrès importants à New York, en 1997 et en 1998, certains de ses adeptes, tous chinois et presque tous médecins ou titulaires d'un doctorat, décrivirent comment ils avaient atteint cet état : « Ma vision du phénomène *bigu* », « Mon vécu *bigu* », ou « Mon voyage *bigu* ». Ils affirmaient pouvoir entrer dans cet état et en sortir à volonté et être capables de s'abstenir de manger, ou de manger très peu, pendant de longues périodes.

Une des intervenantes, Jun Wang, trente-quatre ans, une informaticienne qui travaille dans une entreprise informatique du New Jersey, se trouve depuis huit ans dans cet état d'abstinence de nourriture. Voici son témoignage :

> J'ai assisté à l'une des conférences de Yan Xin au début de mes études de second cycle à l'université du Connecticut. J'avais bien sûr entendu parler du *Qigong* durant mon enfance en Chine. Yan Xin a longuement évoqué la théorie du *Qigong* et les expériences conduites pour tester ses effets, et il a également émis du *qi* durant sa conférence. Cela n'a pas eu d'effet sur moi, mais j'ai pu constater que certaines personnes avaient vécu des phénomènes de guérison spontanée. C'était hallucinant. Il a évoqué le *bigu*, et depuis, j'ai appris cette technique. On m'a dit de ne pas la révéler, mais je puis vous dire qu'elle consiste à ajuster l'esprit et la pensée, et surtout à cultiver le principe de vertu, et qu'il s'agit d'une technique qui se pratique vingt-quatre heures sur vingt-quatre.
>
> J'ai rejoint la *Yan Xin Qigong Society* de l'université du Connecticut, et j'ai commencé à pratiquer cette méthode. Les premiers stades de cette technique sont relativement simples, mais les stades avancés sont plus difficiles. J'ai cessé de m'alimenter ; je n'avais pas faim. Je buvais de l'eau, du thé ou des jus de fruits, et j'ai continué comme cela depuis lors. Je me sens parfaitement bien, j'ai beaucoup d'énergie et aucun problème de santé.
>
> Peu après être entrée dans l'état de *bigu*, je suis allée assister à un congrès durant lequel mes collègues sortirent tous les soirs pour dîner. J'ai participé à tous ces repas pendant une semaine entière, mais je me suis contentée de boire de l'eau.
>
> Je pense qu'environ un millier de personnes ont vécu une telle expérience. Certains entraient dans cet état par intermittence. Je pense que je reçois de l'énergie d'une certaine source. Cette pratique m'a aidée à recevoir et conserver l'énergie et, je pense, à développer une nouvelle source d'énergie dans mon corps.

Gardez bien à l'esprit que je ne fais que rapporter ici des informations de seconde main, que je n'ai aucune expérience directe du *bigu*, et que je ne peux me porter garant de la véracité de ces témoignages. J'aimerais beaucoup savoir si les études conduites par les adeptes de Yan Xin peuvent être reproduites par des scientifiques occidentaux impartiaux et si l'état de *bigu* existe réellement. Si c'était le cas, il s'agirait, pour le moins, d'une anomalie inexplicable par les paradigmes scientifiques et médicaux actuels.

APPENDICE E

POUR S'INFORMER ET S'APPROVISIONNER

Guide des Alternatives, France et Belgique, ouvrage collectif coordonné par Philippe Lécuyer.
Éditions du Fraysse
82230 Monclar de Quercy
Tel : 05 63 30 33 55

12 000 références et adresses — alimentation, agriculture bio, magasins et coopératives bio, marchés bio, produits de mieux-être, médecines douces, développement personnel, associations de consommateurs, loisirs et vacances, médias, revues, livres, sites Internet, etc.

Guide des Vacances Écologiques, ouvrage collectif coordonné par Philippe Lécuyer.
Éditions du Fraysse
82230 Monclar de Quercy
Tel : 05 63 30 33 55

2 000 adresses — restaurants, hébergements, vacances sportives, séjours culturels, séjours enfants, développement personnel, santé et remise en forme, etc.

Magazines :

Biocontact — mensuel gratuit disponible dans les magasins diététiques et les magasins d'alimentation naturelle.

L'Impatient, 11, rue Meslay, 75003 Paris, tél. : 01.44.54.87.00, fax : 01.44.54.87.09.

Site Internet :

Biovert : alimentation biologique diététique et naturelle. Boutique sécurisée en ligne de produits naturels. Articles divers sur votre santé, l'environnement.

http ://www.biovert.com/

Notes

Pour les références, veuillez vous référer à l'édition originale en anglais.

Remerciements

Une fois encore, je tiens à remercier l'ensemble de mon équipe : Sonny Mehta, Jonathan Segal et Paul Bogaards, des Éditions Alfred A. Knopf, et mon agent, Richard Pine, d'Arthur Pine Associates. Ils m'ont donné l'inspiration nécessaire et ont contribué à la réalisation de ce livre. Je tiens également à remercier Richard Baxter et Michele Hardin qui m'ont aidé à organiser mon travail et, ainsi, à trouver le temps d'écrire ce livre ; mon associé, le Dr Brian Becker, m'a aidé à collecter les données nécessaires à l'élaboration de ce livre et m'a également donné de précieux conseils éditoriaux. Lui et Jessica Pitluk ont collecté de nombreuses données auprès de Kathy Grant de la Faculté de pharmacie de l'université de l'Arizona, qu'ils en soient ici remerciés. Ma gratitude s'adresse également à Kathleen Johnson, Gary Nabhan, Si Reichlin, Dan Shapiro et Cyndi Thomson qui ont participé à la recherche d'informations et à la rédaction de ce livre.

Plusieurs personnes m'ont communiqué des recettes : Marilyn Abraham de Santa Fe, au Nouveau-Mexique, a élaboré un grand nombre d'entre elles. D'autres recettes m'ont été apportées par Barbara Ruth Cohen (Soupe d'asperges, Soupe de carottes au piment jaune, Soupe de courgettes au cresson) ; Debra Dubois (Pizza aux fruits) ; Elly Lewis (Pickles de carottes), Rita Rosenberg (Soupe au melon) ; et Betty Anne Sarver (Soupe d'orge aux champignons). Toutes les recettes ont été testées par Judith Berger et Suzan Gross, qui a également procédé aux analyses nutritionnelles qui suivent les recettes.

Je remercie Nina Simonds, Dan Fields et l'équipe de mon bulletin d'informations — *Self-Healing* — qui m'ont aidé à rassembler les informations de l'appendice B. Je remercie également toute l'équipe du Programme de médecine intégrative pour leur soutien et leurs encouragements, ainsi que Betty Anne et Diana pour le bonheur qu'elles m'apportent.

Andrew Weil
Tucson, Arizona
Novembre 1999

Bienêtre

7269

Achevé d'imprimer en France (Manchecourt)
par Maury-Eurolivres
le 16 février 2004.
Dépôt légal février 2004. ISBN 2-290-32655-0
1er dépôt légal dans la collection : avril 2003

Éditions J'ai lu
84, rue de Grenelle, 75007 Paris
Diffusion France et étranger : Flammarion